MERIAN *momente*

ISTRIEN
DAS NÖRDLICHE KROATIEN

IRIS SCHAPER

W0171143

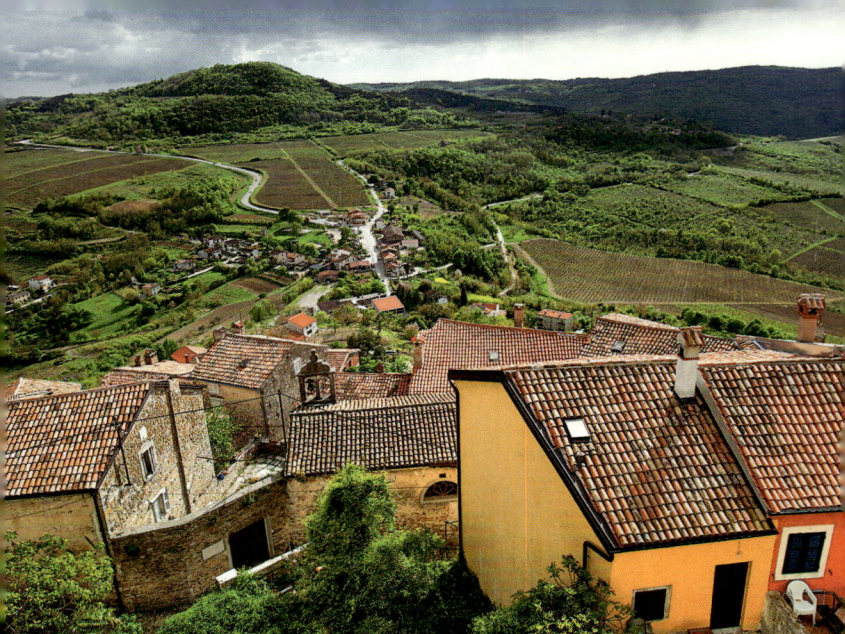

ISTRIEN ENTDECKEN 4

ISTRIEN ERLEBEN 20

ISTRIEN ERKUNDEN 56

TOUREN DURCH ISTRIEN 128

ISTRIEN ERFASSEN 136

KARTEN UND PLÄNE

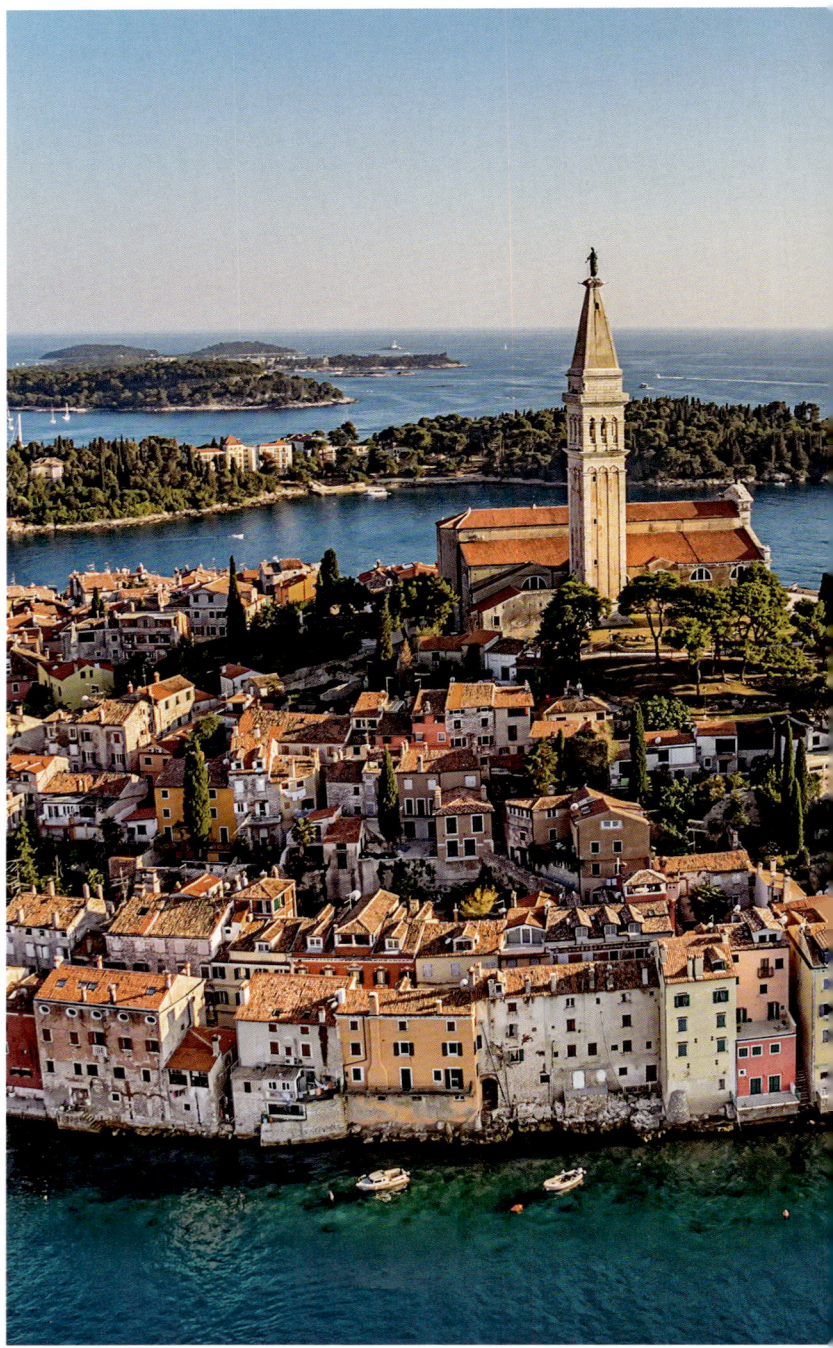

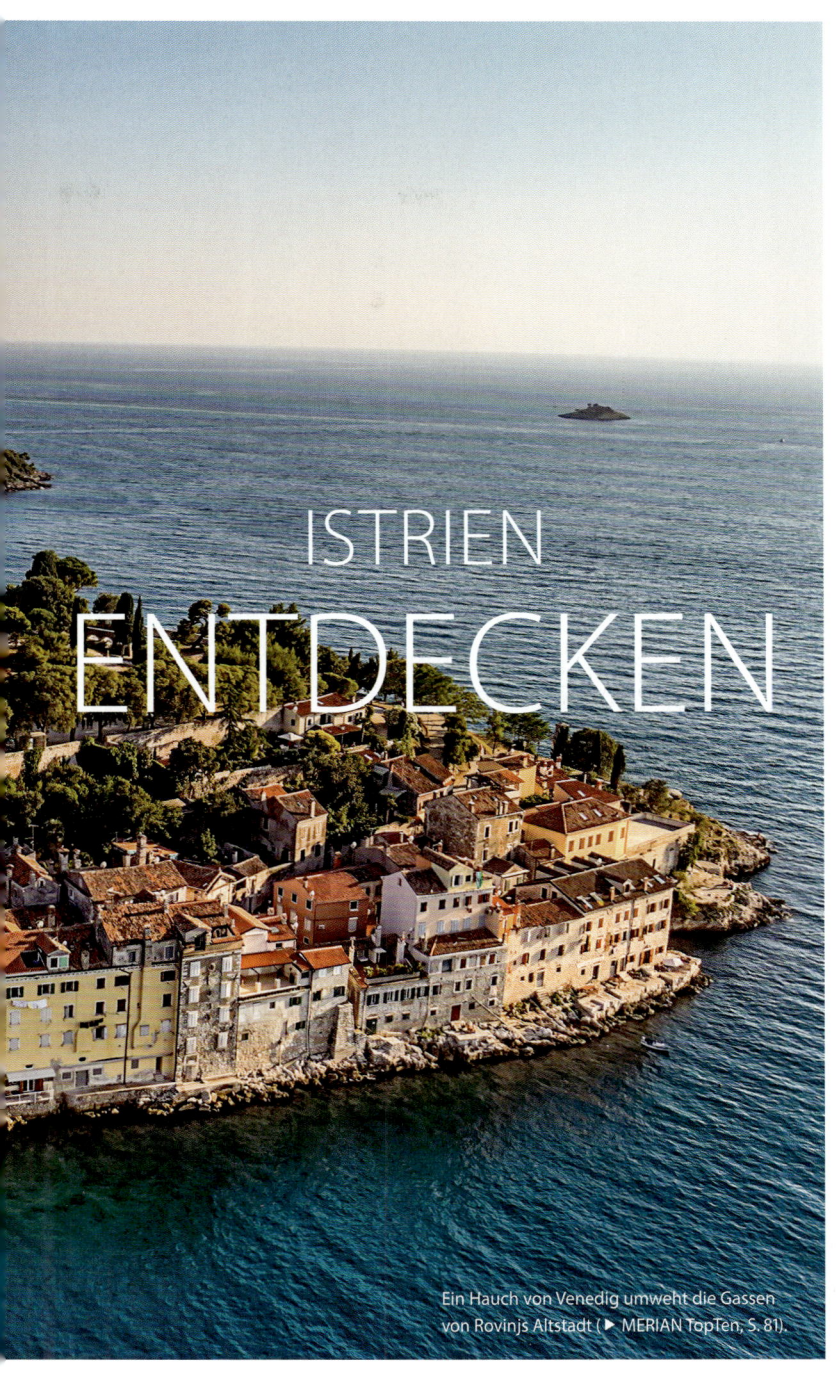

ISTRIEN
ENTDECKEN

Ein Hauch von Venedig umweht die Gassen
von Rovinjs Altstadt (▶ MERIAN TopTen, S. 81).

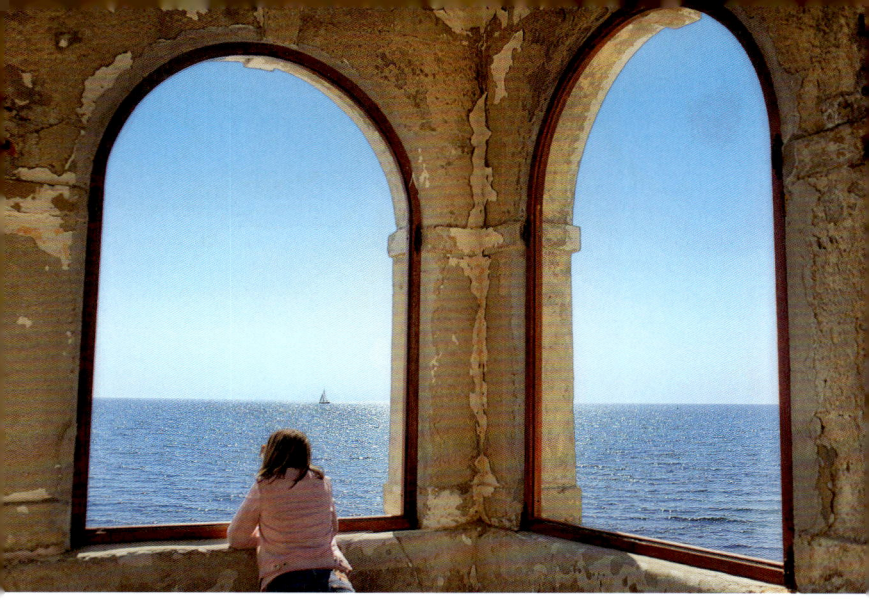

MEIN ISTRIEN

Die weißen Sand- und Kiesstrände leuchten hell am tiefblauen Meer, im Hinterland locken grüne Eichenwälder, Weinberge und mittelalterliche Städtchen. Und dann ist da noch die unvergleichliche Küche, entstanden im Schmelztiegel der Kulturen. Istrien, ein Urlaubstraum.

Was mich an Istrien so fasziniert? Anfangs, ich gebe es zu, war es vor allem die preiswerte Möglichkeit, mich am Mittelmeer in der Sonne zu aalen. Damals war Istrien noch Teil Jugoslawiens, die Brijuni-Inseln und Fažana gesperrt für alle Otto-Normalurlauber. Dort erholte sich nur Tito, empfing Hollywoodgrößen und andere Staatsoberhäupter. Gewöhnliche Sterbliche wie ich verbrachten die Nächte auf dem Campingplatz oder in einer der Betonburgen im sozialistischen Einheitsstil. Statt fein auskomponiertem Malvasier gab es überall den unglaublich süßen dalmatischen Dessertwein Prošek. Aber als Studentin war ich zufrieden, für wenig Geld gab es Sonne satt, sauberes Wasser und Urlaub von der Stange. Schon damals beeindruckte mich die Freundlichkeit, dieses scheinbar mühelose

◄ Umwerfender Ausblick auf die Adria, die
das lebendige Novigrad (► S. 72) umgibt.

Beherrschen vieler Fremdsprachen der Istrier. Im Bürgerkrieg rückte
meine Halbinsel dann plötzlich in weite Ferne.

Vielen anderen Kroaten galten die Istrier damals als feige, weil sie sich
nicht euphorisch in den Kampf stürzten, weil sie aufgrund ihrer Vergangenheit jeglichem territorialen Machtgerangel misstrauisch gegenüberstanden. Sie mussten sich schon mit den unterschiedlichsten Besatzern
arrangieren. Genau das mag ich an ihnen – deshalb fragen sie nicht: Woher kommst Du? Bist Du Serbe oder Bosnier? Hier fragt man: Wer bist
Du, was magst Du, was kannst Du? Gewiss, Istrien hat wahrscheinlich
von allen kroatischen Regionen am wenigsten unter dem Bürgerkrieg gelitten. Vielleicht sucht man deshalb den Hass hier vergebens. Man hält sich
lieber raus. Eine Halbinsel, in deren Geschichte unterschiedliche Kulturen
dominierten, kann sich wenig für Nationalismus und Allmachtsfantasien
erwärmen. Multikulti muss man hier nicht von oben verordnen. Wo alle
Schilder zweisprachig sind und so viele Menschen mehrere Sprachen fließend sprechen, wird auch die Gastfreundschaft großgeschrieben. Trotzdem, das ist nicht zu verwechseln mit echter Freundschaft. Die braucht
hier lange. Neue Bewohner müssen Geduld haben. Gerade weil die Istrier
in der Vergangenheit viele Eroberer kommen und gehen sahen, lassen sie
Fremde nicht schnell ins Herz. Dennoch begegnen sie ihnen mit einer
Freundlichkeit, die ihresgleichen sucht.

KIESELSTRÄNDE UND KRISTALLKLARES KÜHLES NASS

Aber vor allem ist da die Landschaft: Hier kann man auf eigene Faust die
Einsamkeit finden, denn heute sind auch die kleinen Buchten für alle zugänglich – ob auf den Inseln oder am Kap Kamenjak. Gleichzeitig hat Istrien heute immer noch wie schon zu sozialistischen Zeiten die gut erschlossenen Massenstrände, etwa bei Poreč und Rovinj im Westen oder
Rabac und Opatija im Osten. Nur das Sport- und Freizeitangebot ist gewachsen. Wer lange Sandstrände sucht, wird hier nicht so schnell fündig
wie auf der anderen Seite der Adria. Hier dominieren Steine, Felsen und
Kiesel. Während es für den einen heißt: »Autsch, ein Stein, oh je, ein Seeigel!«, setzt der andere seine Taucherbrille auf und beobachtet die Unterwasserwunder. Denn das Wasser ist kristallklar, ein Paradies zum Schnorcheln, zum Tauchen – oder für einen kleinen Bootsausflug mit eingebautem
Glasboden. Für die Fels- und Kiesstrände muss man sich halt rüsten, mit

Badeschuhen und Klappliege. Heute weiß ich es zu schätzen, dass nicht nach jedem Handtuchtrocknen ein Sandpeeling inklusive ist und zu Hause noch die Vermächtnisse vom Urlaub aus jedem Kinderschuh rieseln.

TRADITIONEN FÜHLEN, RIECHEN UND SCHMECKEN

Warum eigentlich so viel Strand? Auch da hat sich Istrien gemeinsam mit mir verändert. Urlaub, das heißt nicht nur faul in der Sonne zu liegen. Das heißt, durch mittelalterliche Gassen zu schlendern, in denen die Zeit stehen geblieben zu sein scheint. Durch hügelige Weinberge zu radeln und direkt beim Imker selbst gemachten Honig schlecken, beim Olivenbauern frisch gepresstes grünes Gold, aufgesogen von Weißbrot, zu genießen oder direkt beim Winzer Weine zu verkosten. Die Hügeldörfer und -städte im Hinterland sind zu meinen neuen Lieblingsorten avanciert. Hier sieht, fühlt, riecht und schmeckt man sie am intensivsten, die istrischen Traditionen. Rustikale Wirtshäuser – die Konobas – mit ihren regionalen Spezialitäten statt sozialistischer Einheitskost in Bettenburgen. Istrien hat sich weiterentwickelt: von der anspruchslosen »Hauptsache-billig«-Mentalität hin zum Ursprünglichen, dem Authentischen. Heute möchte ich den Wein genießen, das Essen soll kleine Glücksgefühle in mir auslösen. Ich möchte keine Souvenirs aus China nach Hause nehmen, sondern Dinge, die in den Händen der Menschen hier entstanden. Genau diese Veränderungen hat die kleine Halbinsel durchlaufen: Man besinnt sich auf alte Traditionen und lebt die Eigenheiten genussvoll aus. Das Hinterland mit seinen Hügeldörfern, den Weinbergen, efeuberankten Stadtmauern und rustikalen Steinhäuschen gilt heute als mindestens so romantisch wie die Toskana. Gleichzeitig haben sich einige dieser malerischen Hügelorte wie Brtonigla, Motovun/Livade, Momjan oder Buje, die einst ein touristisches Schattendasein führten, zu echten Feinschmeckerhochburgen gemausert. Junge Köche, die man andernorts als »Wilde« bezeichnen würde, prägen hier eine neue Authentizität. Sie nehmen das, was die Weiden und Äcker, die Gewässer und die Gärten bieten. Winzer und Olivenbauern besinnen sich auf die alten, heimischen Sorten und entwickeln sie in neue Geschmacksgefilde. Hinterland, das heißt heute Reisen für die Sinne.

Andere Orte wie Grožnjan bestechen mit ihrem Ambiente. Die hier angesiedelten Künstler haben die alten Häuser davor bewahrt, abgerissen zu werden, und stattdessen liebevoll renoviert. Zusammen mit den handbemalten Schildern und hübschen Schaufensterdekorationen machen sie diesen Ort zum wohl romantischsten Einkaufserlebnis in Istrien, obwohl

Rovinj ihm durchaus das Wasser reichen kann. Nur bei Letzterem, dem istrischen Venedig, hat es sich viel stärker herumgesprochen. Vor den Toren der Altstadt drängeln sie sich schon, die fliegenden Händler mit seriengefertigtem Schnickschnack, die hier mit aller Macht übernehmen wollen. Aber Rovinj wehrt sich bisher tapfer gegen eine solche Vereinnahmung. Noch sind es echte Künstler und Kunsthandwerker, die ihre Waren in den Gassen feilbieten. Trotzdem – die romantische Hafenstadt zieht die Massen an, inzwischen landen hier im Sommer täglich die Kreuzfahrtschiffe und spucken jeden Morgen ihre Insassen in die Innenstadt. Wenn man sich dann an den Menschen vorbei durch die Künstlergasse Grisia drängelt und schiebt, vergeht einem manchmal sogar die Lust auf die romantischen Fassaden und kunstvoll gefertigten Produkte.

SPRÜHENDER CHARME IN DER ABENDSONNE

Erst abends versprüht Rovinj wieder seinen Charme, im Glanz der untergehenden Sonne. Inzwischen haben sich die Immobilienpreise hier nach Dubrovnik zu den zweithöchsten in Kroatien entwickelt. Aber hier kann man noch mit Einheimischen ins Gespräch kommen, gemeinsam durch ihre Altstadt flanieren. Es genießen, an jeder Ecke anhalten zu müssen, für einen kleinen Schwatz, eine Neckerei, einen Witz. Man kennt sich. In Dubrovnik haben längst ausländische Investoren mit Geld die Einheimischen verdrängt. Dort sieht die Altstadt zwar aus wie früher, ist aber nicht mehr sie selbst. Hoffentlich kann sich Rovinj auch weiterhin seine Authentizität bewahren. Vielleicht ist das der Wermutstropfen: Wenn ich höre, wie die Grundstückspreise auch in den romantischen Hinterlanddörfern explodieren, dass wieder ein Prominenter sich hier eine Landvilla gekauft hat, dort ein Feriensitz für eine weitere hochgestellte Persönlichkeit entstanden ist. Vielleicht rennt Istrien mir dann davon? Mit Siebenmeilenstiefeln in eine reine High-End-Luxusdestination? Zum Glück kann das noch ein wenig dauern … Bis dahin werde ich es ausnutzen, meine Lieblingshalbinsel zu bereisen.

DIE AUTORIN

Das Reisevirus hat **Iris Schaper**, Jahrgang 1969, erst relativ spät infiziert – während eines Auslandssemesters. Seitdem lässt das Fernweh sie nicht mehr los: Wie sieht es anderswo aus, wie leben die Menschen? Die Reisejournalistin lebt in einer binationalen Familie, als Grenzwandlerin zwischen unterschiedlichen Kulturen und Sprachen. Das ursprüngliche Manuskript stammt von Peter Hinze.

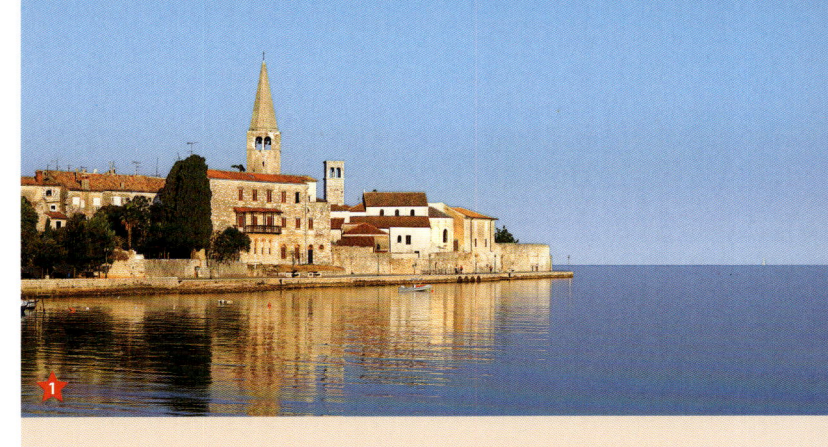

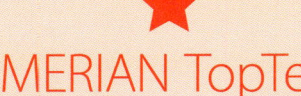

MERIAN TopTen

Diese Höhepunkte sollten Sie sich bei Ihrem Besuch auf keinen Fall entgehen lassen: Ob Grožnjan, die Altstadt von Rovinj oder die Brijuni-Inseln – MERIAN präsentiert Ihnen hier die wichtigsten Sehenswürdigkeiten Istriens.

⭐1 Euphrasius-Basilika, Poreč
Die dreischiffige Basilika aus dem 6. Jh. ist das schönste Beispiel byzantinischer Baukunst in ganz Kroatien (▶ S. 60).

⭐2 Grožnjan
Das etwas versteckt im Landesinneren gelegene, liebevoll restaurierte mittelalterliche Künstlerdorf ist jeden Umweg wert (▶ S. 69).

⭐3 Altstadt von Rovinj
Die Atmosphäre erinnert an eine Mischung aus Montmartre und Venedig – ein von Wasser umgebener Altstadthügel, in dessen Straßen sich Künstler tummeln (▶ S. 81).

⭐4 Batana-Museum, Rovinj
Was Venedig seine Gondel, ist Rovinj seine Batana. Dem kleinen Fischerboot ist ein Museum in der Altstadt gewidmet (▶ S. 85).

⭐5 Limski Fjord
Der Canyon erstreckt sich 11 km tief ins Landesinnere, umgeben von einer üppigen Karstlandschaft (▶ S. 89).

⭐6 Amphitheater, Pula
Im fünftgrößten Amphitheater der Welt verfolgten die Zuschauer schon vor 2000 Jahren Gladiatorenkämpfe. Eine geführte Tour erweckt die Zeit wieder zum Leben (▶ S. 99).

⭐ Brijuni-Inseln

Der aus 14 Inseln bestehende Archipel bildet einen Nationalpark mit einzigartiger Landschaft. Einst empfing Staatsoberhaupt Tito auf der Hauptinsel illustre Gäste, heute sind sie auch »Normalsterblichen« zugänglich (▶ S. 102).

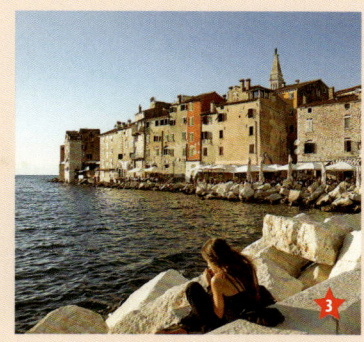

8 Lungomare, Opatija

Der Weg ist das Ziel – ein leichter und herrlicher Spaziergang zwischen Meer und Strandleben, Ruhebänken und Steineichen, an Restaurants und Cafés vorbei, Opatijas Küste entlang (▶ S. 110).

9 Punta Križa

Nach 15 Minuten Fußmarsch von Punta Križa aus erreicht man eine wildromantische Küste mit steilen, einsamen Buchten (▶ S. 122).

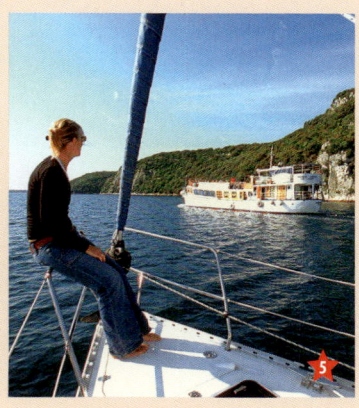

10 Istrien aufs Dach steigen

Genug von der Küste? Im Učka-Gebirge steigt man Istrien aufs Dach – eine abwechslungsreiche Tagestour, die je nach Vorliebe von leicht bis sportlich begangen werden kann (▶ S. 134).

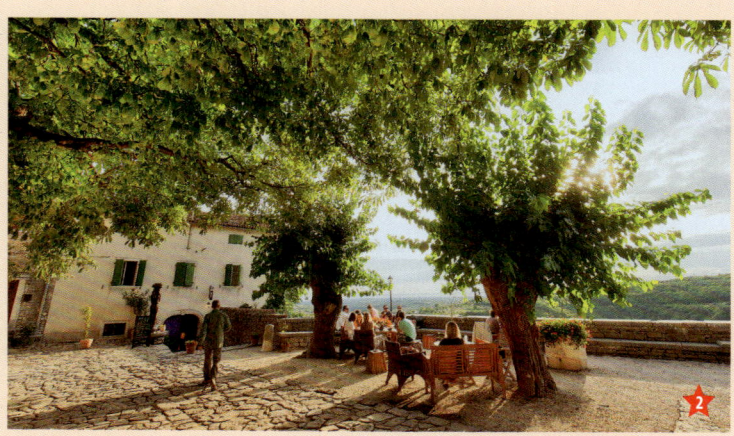

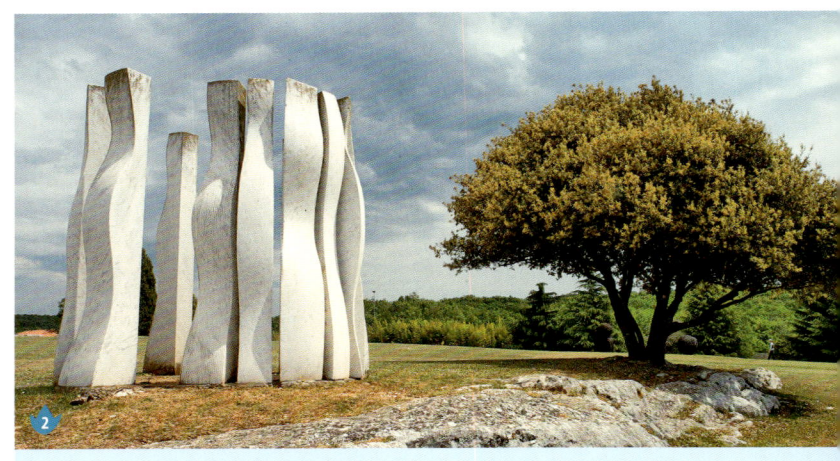

MERIAN Momente
Das kleine Glück auf Reisen

Oft sind es die kleinen Momente auf einer Reise, die am stärksten in Erinnerung bleiben – Momente, in denen Sie die leisen, feinen Seiten der Region kennenlernen. Hier geben wir Ihnen Tipps für kleine Auszeiten und neue Einblicke.

1 Abkühlen im Canyon B3

Es ist schattig, üppiges Grün wuchert am Bach Škarline. Er plätschert über das weiße Karstgestein, in das er einen Canyon hineingegraben hat. Diese Landschaft ist noch ein echter Geheimtipp, vor allem Einheimische kommen zum Naturpark Škarline, um sich im Sommer Abkühlung zu verschaffen. Der Weg dorthin ist nicht einfach zu finden: Vom Dorf Nova Ves bei Brtonigla führt der Makadam-Pfad zunächst durch die Weinberge. Nach dem Überqueren der kleinen Brücke am Eingang des Parks geht es den Abhang am See hinab – immer dem Rauschen des Baches folgend. Und dann heißt es Eintauchen in die erfrischende Welt des Canyons.

Brtonigla | Fremdenverkehrsbüro | Mlinska 2 | Tel. 0 52/77 43 07 | www.istria-brtonigla.com

2 Skulpturenpark Vrsar B5

Sie erheben sich majestätisch über den Hügel hinter Vrsar, sind aus glatt geschliffenem Stein, aus Stahl, Nägeln und Ketten oder aus Ziegeln zusammengesetzt – die Skulpturen von Dušan Džamonja. Er war einer der Lieblingskünstler des früheren jugoslawischen Staatschefs Tito. Bei Vrsar hat der Bildhauer in den 1970er-Jahren sein Atelier und einen Skulpturenpark aufgebaut. Die Werke des berühmten Künstlers stehen zwar u. a. auch im Museum of Modern Art in New York, aber warum so weit fahren, wenn das Gute doch so nah liegt? Und das Beste: Weil es nur wenige Besucher hierher verschlägt, kann man sich viel Zeit lassen und in aller Ruhe die Atmosphäre in sich aufsaugen.

Park Dušan Džamonja | Tourismusinformation Vrsar | Vrsar, Rade Končara 46 | Tel. 0 52/44 17 46 | www.infovrsar.com | Juli–Aug. Di–So 9–20, Sept.–Jun. Di–So 9–18 Uhr | Eintritt frei

③ Wenn bei Rovinj die rote Sonne im Meer versinkt ... ⚑ B5

… ist die Valentino Bar wohl einer der romantischsten Orte, um ihr dabei zuzusehen. Sie liegt am Uferfelsen der Altstadt, dort, wo sich die Häuserfassaden direkt aus dem Meer zu erheben scheinen. Während man auf einer der kleinen Felsterrassen sitzt, sinkt die

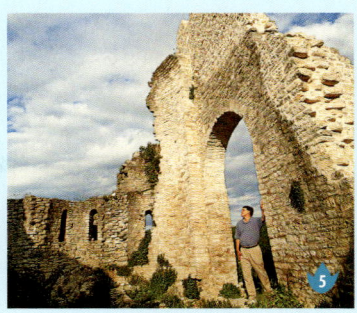

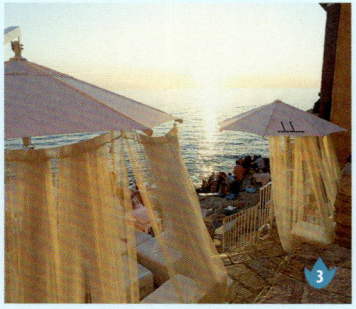

Sonne langsam gen Horizont. Ein Hauch in den Farben Rosé und Orange überzieht die Fassaden, und die Fenster spiegeln glitzernd das Abendrot zurück. Dabei ist es ganz gleich, ob Sie sich einen der kleinen Tische aussuchen oder sich auf einem der Sitzkissen direkt auf dem Fels niederlassen. Und wenn dann die Dunkelheit hereinbricht, sorgen kleine Strahler am Meeresboden für blaue Leucht-Akzente in der Adria. Am Ufer flackern Fackeln, und Kerzenschein taucht die Gesichter in ein weiches Licht. Das ist Urlaub: entspannen, genießen und die Gedanken treiben lassen. Aber Achtung: In der Hauptsaison kann es an so manchen Abenden sehr voll werden.

Valentino Bar | Rovinj, Santa Croce 28 | Tel. 0 52/83 06 83 | www.valentinorovinj.com | April–Mai tgl. 12–24, Juni–Aug. tgl. 18–1 Uhr

④ Schönste Aussichten ⚑ E4

Steinerne Torbögen, enge Gassen – das Mittelalterdorf Gračišće wirkt, als sei die Zeit stehengeblieben. Vom Platz vor der Kirche reicht der Blick weit über die istrische Hügellandschaft bis zum Učka-Gebirge. Noch mehr schöne Aussichten gibt's auf dem Rundweg des

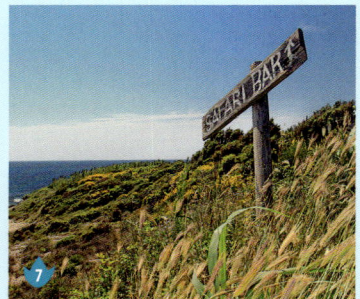

Heiligen Simeon, der an einer alten Mühle und am Bach Sopot entlangführt. Letzterer ergießt sich in einem der schönsten Wasserfälle Istriens ins Tal. Bei Trockenheit ist die mehrstündige Wanderung allerdings nicht zu empfehlen, weil der Bach zum Rinnsal wird oder sogar ganz versiegen kann. Am besten eignen sich Frühling oder Herbst, auch wegen der angenehmen Wandertemperaturen.

Gračišće | Tourismusverband Pazin | Franine i Jurine 14 | Tel. 0 52/62 24 60 | www.tzpazin.hr

5 Dämmerung in Dvigrad ⚓ C 5

Eine Extraportion Gänsehaut gefällig? Treppen, die ins Nichts führen, ein halb eingestürzter Turm, der sich düster in den Abendhimmel reckt, ein Torbogen, der über und über mit Efeu zugewuchert ist – Impressionen der Geisterstadt Dvigrad. Sie liegt auf einem Hügel im Dragatal, nur wenige Kilometer westlich von Kanfanar. Im Mittelalter war die Stadt ein Machtzentrum der Region, bis Pest und Malaria die Menschen wie die Fliegen dahinraffte. Als letzte Zeitzeugen ragen die efeuberankten Ruinen aus der Landschaft empor – und man könnte fast meinen, in der Dämmerung noch das Wispern der früheren Bewohner zu hören …

🕐 In der Dämmerung wirken die Ruinen besonders mystisch.

Dvigrad bei Kanfanar | Tourismusverband Kanfanar | Trg Marka Zelka 6 | Tel. 0 52/82 52 44 | www.istria-kanfanar.com

6 Rauschende Wasser ⚓ E 5

Die Altstadt von Labin mit ihren engen Gassen bietet nicht nur wegen der Aussicht auf die Bucht von Rabac und die Inseln Seufzermomente. Sie ist auch Ausgangspunkt für einen der schönsten Spaziergänge der Halbinsel. In nur einer Stunde geht es hinab bis Rabac – durch eine grüne Landschaft im Naturschutzgebiet. Immer wieder kreuzt der Bach Pećina den Weg, manchmal schlängelt er sich gemütlich vorbei, manchmal stürzt er in einem rauschenden Wasserfall den Berg hinab und sammelt sich türkisfarben in einem Becken aus weißem Kalkstein. Ein Rastplatz mit Steintisch lädt unterwegs zum Ausruhen ein. Der Weg überquert dabei romantische Holzbrücken und führt an Quellen mit kristallklarem Wasser vorbei – eine Feenlandschaft.

🕐 Im Mai blühen im Naturschutzgebiet überall lila- und rosafarbene Alpenveilchen.

Labin (Ausgangspunkt an der Hauptstraße nach Labin am Fuß der Altstadt) | Info: Tourismusverband | Labin, Aldo Negri 20 | Tel. 0 52/85 55 60 | www.rabac-labin.com

7 Wie im Dschungel … ⚓ D 8

… ist es hier, im Schilfgürtel des Kap Kamenjak. In der Safari-Bar schützen überall kleine Nischen aus zusammen-gebundenen Halmen oder mit Schilf bedeckte Dächer vor der Sonne. Un-zählige schnuckelige Details sorgen für eine einmalige Atmosphäre: »Dog´s Bar« steht da auf ein Stück Fels gemalt, darunter ein riesiger Wassernapf für die Vierbeiner. Ein rostiger Anker steckt hier im Boden, dort hinten eine alte Schiffsschraube. Aus grobem Holz gezimmerte Tische und Bänke laden zum Sitzen ein, alte Petroleumlampen hängen von den Bäumen und den Schilfdächern. Kommen, staunen und wohlfühlen heißt es in dieser unge-wöhnlichen Bar am Kap. Hier kann man gemütlich bei einem kühlen Bier den Ausblick auf Istriens südlichsten Leuchtturm Porer genießen und ein-fach entspannen. Kleiner Tipp: Mitten im Naturpark gibt es keine Wasserlei-tung. Besser schmecken und bekom-men einem deshalb Getränke ohne Kanisterwasser, zum Beispiel Wein, Bier oder der beliebte Sangria.

Premantura (am Südzipfel des Natur-parks Kap Kamenjak) | Tel. 0 52/57 65 13

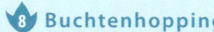 **8** **Buchtenhopping** **D 8**

Man muss nicht immer ein Schiff char-tern, um die schönsten Badebuchten ansteuern zu können. Zum Beispiel am Kap Kamenjak, dem geschützten Natur-park mit seinen grünen Oasen, Buchten und Stränden. Entlang des Kaps führt ein gekennzeichneter Radweg, auf dem man nur wenige Höhenunterschiede zu überwinden hat und der sehr ein-fach zu befahren ist. Vorbei an blühen-dem Rosmarin, Wacholder- und Gins-terbüschen geht es zu einsamen Traumplätzen. Und wenn der Körper nach Abkühlung lechzt, heißt es abtau-chen in einer der versteckten Buchten, hinein in das kristallklare Blau und Sonne tanken. Im Süden können Sie der Brandung dabei zusehen, wie sie sich in hohen Gischtfontänen an den Felsen bricht. Spätestens in den Abend-stunden lässt sich die Tour bei einem weiteren Highlight Istriens ausklingen – in der Safari Bar (▶ S. 14).

TZO Medulin | Medulin, Centar 223 | Tel. 0 52/57 71 45 | www.medulinriviera. info

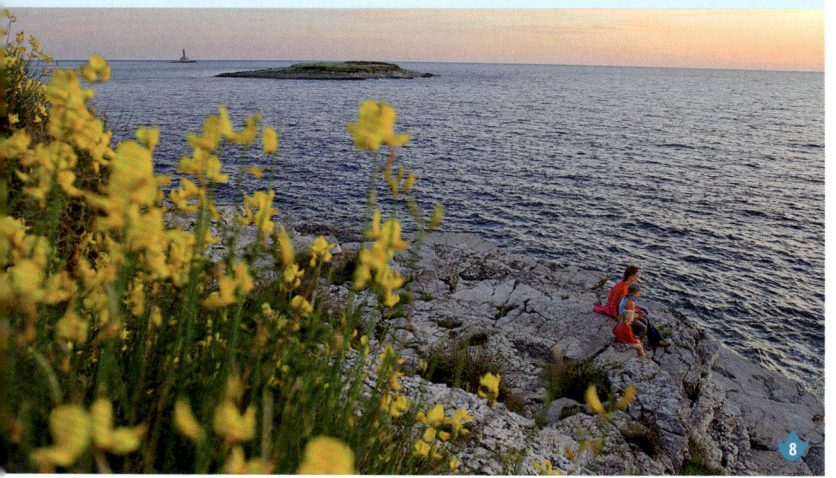

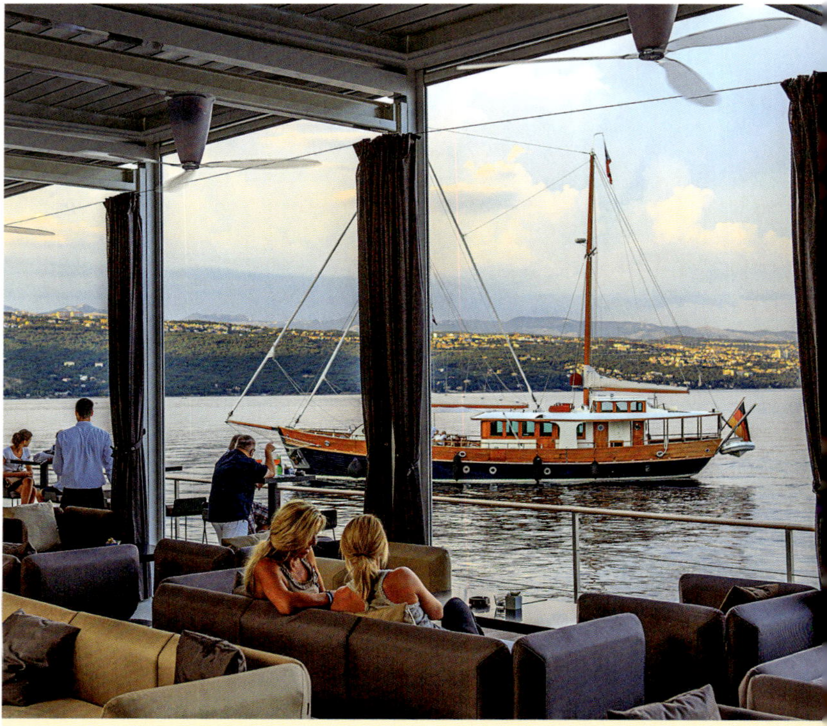

NEU ENTDECKT
Worüber man spricht

Istrien befindet sich stetig im Wandel, Sehenswürdigkeiten werden eingeweiht, Attraktionen eröffnen, die Region verändert ihr Gesicht, durch neue Museen, Restaurants und Geschäfte erlangen ganze Landstriche neue Attraktivität. Hier erfahren Sie alles über die jüngsten Entwicklungen – damit Sie keinen dieser aktuell angesagten Orte verpassen.

◄ Kleines Hotel mit übergroßer Terrasse am Meer: das puristische Bevanda (▶ S. 17).

SEHENSWERTES

Dinopark 🧒   ⚑ B 5

Eigentlich ist es naheliegend, ausgerechnet in Istrien einen Dinopark zu eröffnen. Schließlich sind im hiesigen Gestein schon viele Knochenfunde der Urzeitriesen aufgetaucht. Der erste Freizeit- und Themenpark Kroatiens soll vor allem das jüngere Publikum auf Zeitreise mitnehmen. Die lebensgroßen Dinosaurierskulpturen können ihre Glieder bewegen und Schreie ausstoßen. Außerdem ergänzen ein Streichelzoo und Karussells den neuen Freizeitpark und erfreuen damit gerade die Kleinsten. Im Eintrittspreis sind alle Shows und Fahrgeschäfte inbegriffen.
Funtana, Istarska 16 | Tel. 0 52/44 53 27 | www.dinopark.hr | Eintritt 60 Kn, Kinder 50 Kn | tgl. 10–18 Uhr

ÜBERNACHTEN

Designhotel Bevanda   ⚑ F 3

Moderne Architektur – Das erste Fünf-Sterne-Hotel der nördlichen Adria hat in Opatija seine Pforten geöffnet. Auch der Stil ist für Opatija ungewöhnlich – keine klassische, alte Gründerzeitvilla, sondern ein puristischer, moderner Bau direkt am Meer. James Joyce, Gustav Mahler, Albert Einstein, Giacomo Puccini – die Namen der Suiten und Zimmer erinnern an berühmte Urlauber, die den Kurort an der See schon genossen haben. Das angeschlossene Gourmetrestaurant mit seiner Haubenküche galt schon länger als eine der kulinarischen Top-Adressen Kroatiens, nun soll das Hotel die Designliebhaber im Top-Segment anlocken.

Opatija, Zert 8 | Tel. 0 51/49 38 88 | www.bevanda.hr | 11 Zimmer | €€€€

Hotel Flanona   ⚑ F 5

Grandiose Aussicht – Das Drei-Sterne-Hotel verdankt seinen Namen der alten römischen Bezeichnung für den Ort Plomin: Flanona. Zwar kann man von diesem Hotel aus nicht mal eben ins Meer hopsen, dafür liegt der Strand nur ein paar hundert Meter tiefer, der Weg dorthin führt mitten durch unberührte Landschaft. Mit dieser Höhenlage verbindet sich eine grandiose Aussicht über die Kvarner Bucht und ihre Inseln, am besten im Restaurant mit seiner regionalen Küche zu genießen.
Plomin, Plomin bb | Tel. 0 52/86 44 26 | www.hotel-flanona.com.hr | 10 Zimmer | €€

Hotel Vela Vrata   ⚑ D 3

In der Stadtmauer – Der Name »Vela Vrata«, zu Deutsch »Altes Tor«, hat bei diesem Boutique-Hotel seinen Grund: Es liegt direkt am historischen Stadttor

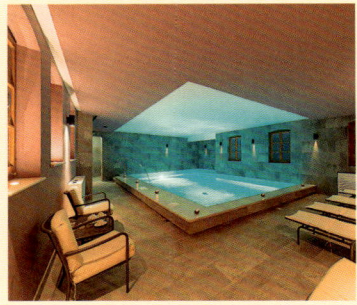

von der Burgstadt Buzet, vor der sich die Hügellandschaft des istrischen Hinterlandes ausbreitet. Ein kleiner Wellnessbereich gehört ebenfalls dazu.

Buzet, Setaliste Vladimira Gortana 7 |
Tel. 0 52/49 47 50 | www.velavrata.net |
12 Zimmer | €€

Park Plaza   D 8

Nur für Erwachsene – Das Park Plaza ist nicht neu in Medulin, wohl aber sein ungewöhnliches Konzept: Mit dem ersten »Adults-Only«-Hotel in Istrien will das Vier-Sterne-Haus eine Marktlücke füllen. Bei einem Mindestalter von 16 Jahren sollen die Gäste hier in aller Ruhe das stilvolle Ambiente, Spa- und Wellnessbehandlungen oder einfach nur die Lage am Strand von Medulin genießen.

Medulin, Osipovica 31 | Tel. 0 52/57
26 01 | www.parkplaza.com/medulin |
190 Zimmer | €€€

ESSEN UND TRINKEN

Restaurant Marina   B 3

Fantasievolle Küche – Das 2011 in der Feinschmeckerhochburg Novigrad eröffnete Lokal von Marina Gaši und Davor Buršić hat sich überraschend schnell einen guten Ruf erobert – und einen Platz nebst Haube im Gault Millau. Noch erstaunlicher, dass die Küchenchefin Marina ihr Handwerk als Autodidaktin gelernt hat, vielleicht sind ihre Kreationen gerade deshalb so fantasievoll? Fisch und Meeresfrüchte sind die Spezialität in dem neuen Restaurant nahe dem Hafen.

Novigrad, Sv. Antona 38 |
Tel. 0 99/812 12 67 | €€€

San Servolo   C 3

Regionales Bier – Eine kleine, aber feine Privatbrauerei hat in Buje neu eröffnet und ist schon auf der Überholspur gelandet: In vielen Feinschmeckerres-

taurants und Trendbars ist das Bier bereits ein Renner, also am besten einfach mal nachfragen und probieren. Statt nur fünf Tage, wie in industriellen Betrieben, darf der Gestensaft rund 60 Tage lang reifen. Die Brüder Simon und Goran Grbac haben gemeinsam mit ihrem Cousin Marko den Betrieb gegründet und sich ganz dem handwerklichen Brauen verschrieben. Noch eine Besonderheit: Das Bier füllen sie unfiltriert und ohne Pasteurisierung in die braunen Flaschen. So sollen sämtliche Vitamine und Mineralstoffe erhalten bleiben. Zwei Sorten sind derzeit erhältlich, das blonde Lager und das Premiumbier. Zum Brauhaus wird in Kürze auch ein Bierhaus mit regionalem Spezialitäten-Shop gehören.

Brauhaus San Servolo | Buje,
Momjanska 9 | Tel. 0 91/37 64 201

FESTE FEIERN

Istra Inspirit

Veranstaltungen an Schauplätzen auf der gesamten Halbinsel entführen die Gäste in die Vergangenheit und in die regionale Welt der Mythen. Damit das Eintauchen in andere Welten so authentisch wie möglich wird, gehören historische Kostüme und die entsprechende kulinarische Begleitung dazu: In Pazin erkundet man die Unterwasserwelt von Jules Vernes, in Pula erleben Kinder einen mittelalterlichen Zirkus mit Gauklern und in Medulin werden sie Zeuge einer römischen Verschwörung.

Juni–August | Tel. 0 52/88 00 88 |
www.istrainspirit.hr

Schoko- und Weinfest   B 3

Seit 2013 gibt es das neue Gourmetfestival im beschaulichen Brtonigla, das

Schoko- und Weinliebhaber an einem Ort vereinen will. Konditoren und Köche zeigen ihre süßen Schokoladenkreationen, die heimischen Winzer ergänzen das Angebot und präsentieren die Vielfalt der istrischen Önogastronomie. Außerdem kommen heimische Ölivenöl-, Käse-, Lavendel- und Honigspezialitäten auf den Tisch.

Februar | Tourismusverband Brtonigla | Brtonigla, Mlinska 2 | Tel. 0 52/77 43 07 | www.coloursofistria.com

AKTIVITÄTEN

Glavanipark ◢◢ E 6

Der neue Hochseilgarten hat 2011 eröffnet und liegt an der Straße zwischen den Ortschaften Barban und Vodnjan. Die Trainingsstrecken haben unterschiedliche Schwierigkeitsgrade: Der gelbe Parcour ist nur 2 m hoch, der blaue befindet sich auf 6 m Höhe, und die schwarze Route ist schließlich stolze 10 m hoch. Die rasanten Drahtseilrutschpartien zwischen den Olivenbäumen gehören sicher zu den Hauptattraktionen im Glavanipark.

Barban, Glavani 10 | Tel. 0 91/8 96 45 25 | www.glavanipark.com | tgl. 9–20 Uhr | Eintritt 100 Kn, Kinder 50 Kn

Pula per Doppeldecker ◢◢ D 7

»Hop-on-hop-off«: ein Ticket, 24 Stunden ein- und aussteigen an einer der sieben Haltestellen in Pula. Das ist das Prinzip des neuen roten Doppeldeckerbuses, mit dem Sie die Hafenstadt erkunden können. Wer die gesamte Tour fährt, ist etwa 50 Minuten unterwegs und kann sich während der Fahrt über das Audiosystem auf Deutsch über die Sehenswürdigkeiten informieren. Die Busse fahren im Stundentakt. Tickets gibt es beim Fahrer, aber auch schon vorab in vielen Hotels und Reisebüros.

www.pulacitytour.com | Ticket 75 Kn, Kinder frei

◢ Weitere Neuentdeckungen sind durch dieses Symbol gekennzeichnet.

Bei der »Istra Inspirit« (▶ S. 18) wird jedes Jahr aufs Neue der berüchtigte Dieb Domenico Furlan für die Zerstörung der Basilika in Poreč (▶ S. 59) im Jahr 1699 zum Tode verurteilt.

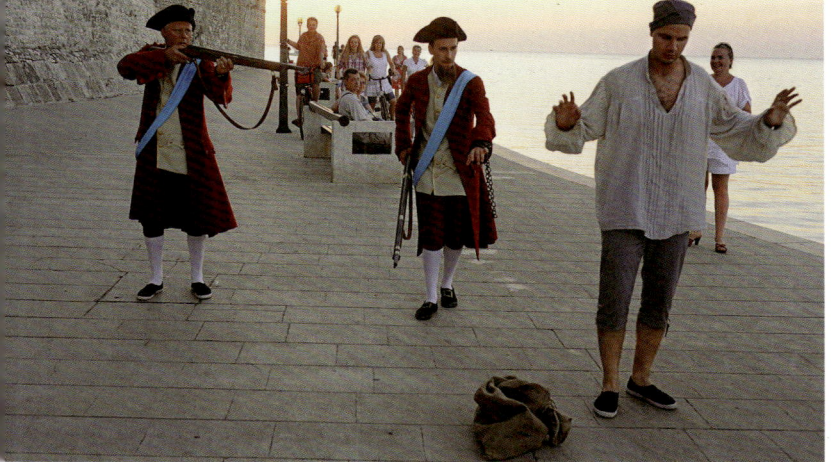

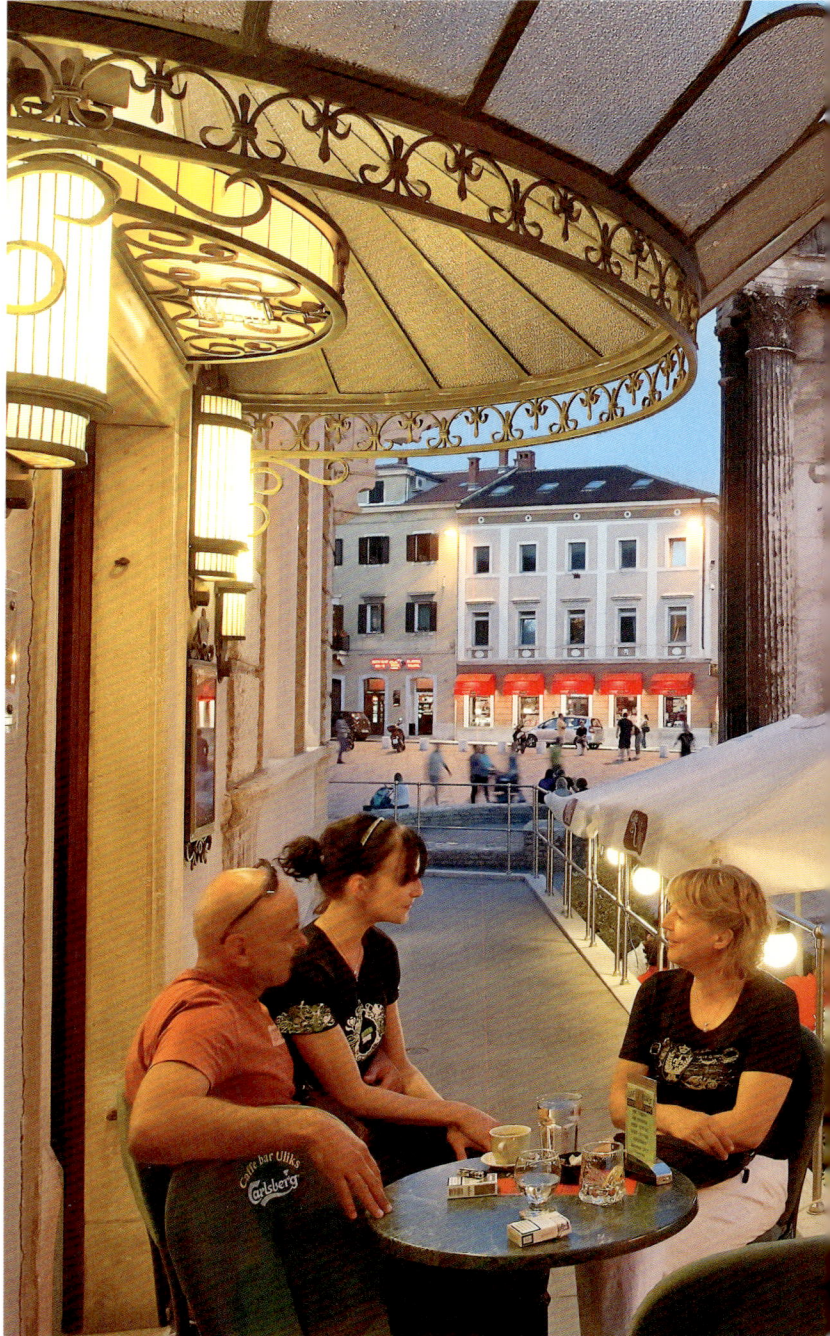

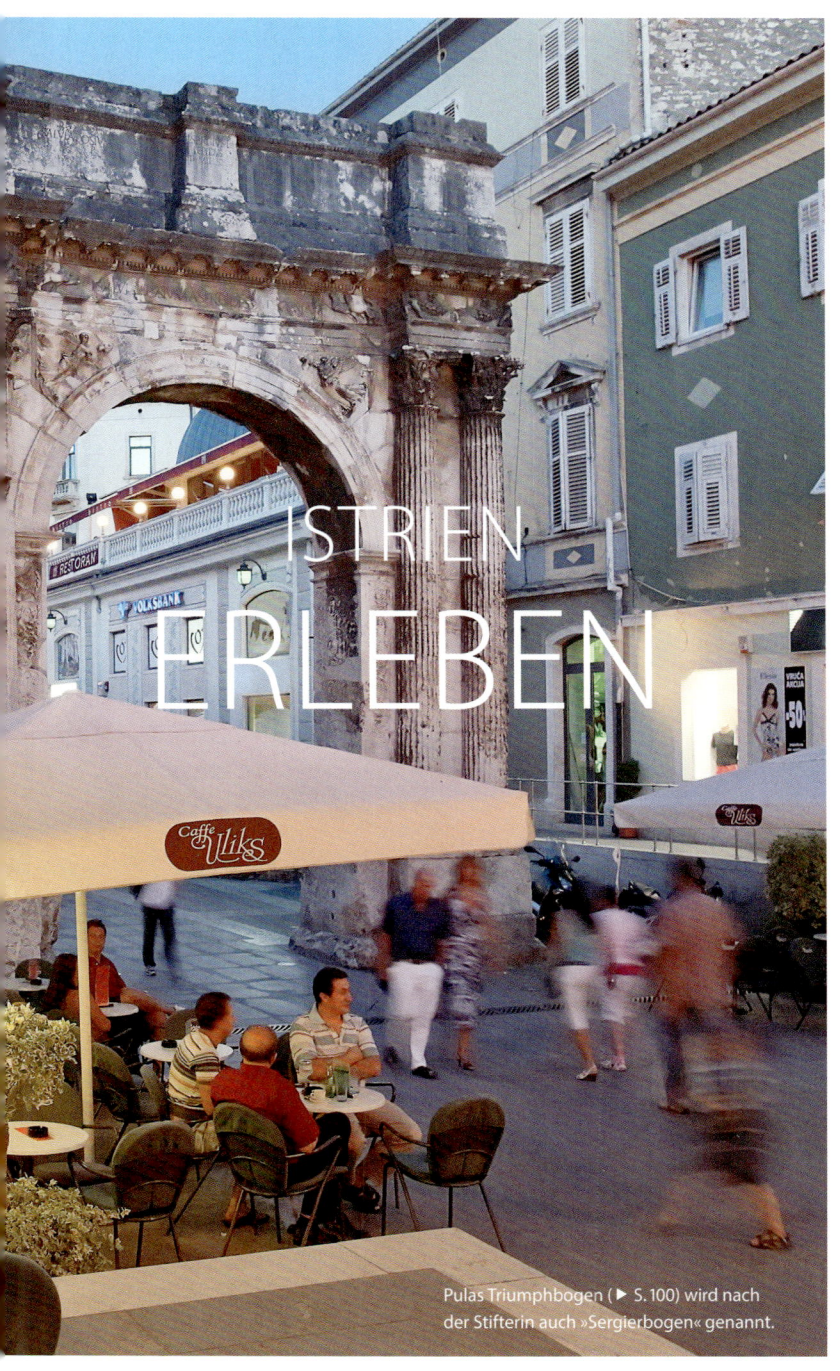

ISTRIEN
ERLEBEN

Pulas Triumphbogen (▶ S. 100) wird nach der Stifterin auch »Sergierbogen« genannt.

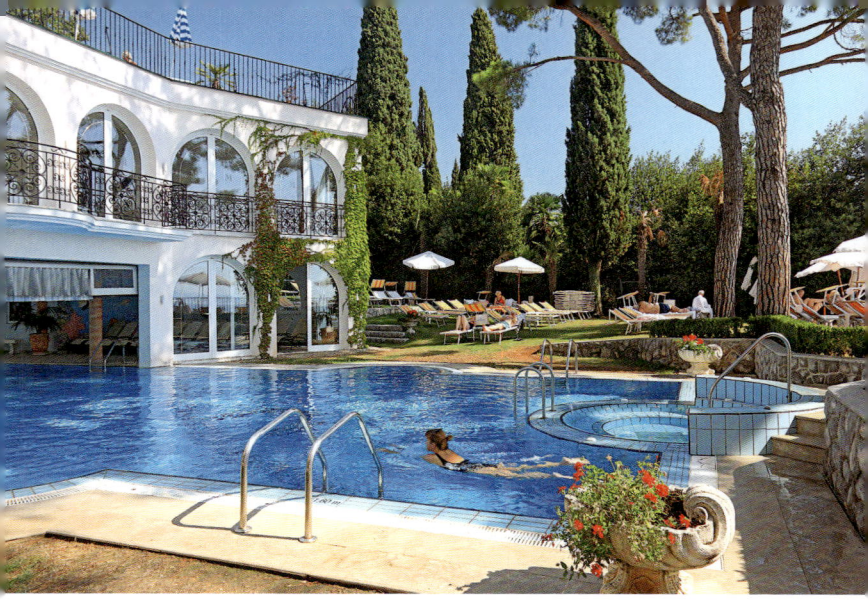

ÜBERNACHTEN

»Es hat sich viel getan« darf das Urteil über die istrische Ferien-industrie lauten. Betteten sich früher die Gäste auf Campingplätzen und in Hotels, geprägt vom Charme post-jugoslawischer Einheits-architektur, so geht es heute individueller und luxuriöser zu.

Zahlreiche internationale **Hotelgruppen** entdeckten in den letzten Jahren das Land. So hat die spanische Hotelkette Sol Meliá etwa in Umag einige Häuser übernommen. Valamar beherrscht jetzt Poreč, in Rovinj gibt Maistra den Ton an. Generell sind vor allem die Übernachtungsmöglichkeiten an der Küste durch Resortcharakter und »All-in-one«-Pakete geprägt. Auch die Hotelinsel Katarina, auf der österreichische Investoren hinter teils historischen Mauern ein 350-Betten-Haus errichteten, gehört dazu. Umag, Poreč und Rovinj sind zu Hochburgen für ausländische Besucher aufgestiegen. Die Folge: Gerade in den Sommermonaten von Juni bis September findet sich hier kaum ein freies Bett. Die klassische Reiseform der Region ist aber der **Campingurlaub**. Es gibt zahlreiche Plätze, die sich oft speziell an FKK-Gäste richten. In fast allen Touristenorten wird eine lokale Kurtaxe erhoben.

◀ Das Hotel Miramar (▶ S. 111) mit Meerwasserpool an der Küste Opatijas (▶ S. 109).

Im istrischen Hinterland beherrschen nicht die großen Hotelketten, sondern Villen und Agrotourismus mit Landhauscharakter das Bild.

KLEIN, FEIN, FAMILIÄR

Die kleineren Häuser, geführt von privaten Unternehmern, liegen inzwischen voll im Trend. Zu den gelungenen Beispielen für anspruchsvolle Unterkünfte dieser Art gehören das Hotel San Rocco in Brtonigla, das Hotel La Grisa in Bale oder etwa das Hotelprojekt Villa Astra in Lovran. Günstige, aber gute Unterkünfte sind auch unter »Istra Domus Bonus« zu finden. Für diese Anbieter von Privatzimmern, Apartments und Häusern garantiert das Istria Tourist Board (ITB) gewisse Mindeststandards. Etwa die Sauberkeit und Qualität der Zimmereinrichtung, Parkplatzangebot oder Klimaanlage und Satellitenfernsehen. Die mehrsprachige Broschüre gibt es beim Tourismusverband oder seiner Webseite (www.istra.hr). Urlaub auf dem **Bauernhof** ist ebenfalls im Kommen: Die familiäre Atmosphäre, duftende Weinkeller und Workshops zu alter Handwerkskunst oder traditionellen Gerichten locken immer mehr Gäste in das Hinterland. Mehr als 180 Anbieter finden sich auf der Liste »Istra Countryside«, die der Tourismusverband verschickt.

EINSAM IM LEUCHTTURM

An der kroatischen Mittelmeerküste mit ihren über 1000 Inseln stehen zahlreiche **Leuchttürme**. Die Regierung hat 34 von ihnen zu Hotels, Casinos oder privaten Unterkünften umgebaut. In Istrien sind je einer in Savudrija, auf der Insel vor Rovinj sowie auf Porer bei Pula im Angebot (www.lighthouses-croatia.com). Bei dieser Art Übernachtung steht allerdings das Abenteuer gegenüber dem Komfort deutlich im Vordergrund.

BESONDERE EMPFEHLUNGEN

La Casa di Matiki 🏃   ⚓ D 5

Alles selbst gemacht – Fernab von großen Bettenburgen, vom Trubel an der Küste, bietet diese kleine Pension Erholung und Genuss: Das fängt schon beim Frühstück an, mit Honig von den hauseigenen Bienenvölkern, frisch gebackenem Brot von Chefin Sonja und selbst gekochter Marmelade aus Früchten der Saison. Und natürlich stammt auch das Olivenöl hier aus eigener Produktion. Die Zimmer und Apartments im rustikal-romantischen Stil fügen einen weiteren Wohlfühl-Baustein hinzu, auf Wunsch kann man sogar im

Heu übernachten – bestes Preis-Leistungs-Verhältnis.

Žminj, Matiki 14 | Tel. 0 52/84 62 97 | www.matiki.com | 7 Zimmer bzw. Apartments | €€

Grand Hotel Palazzo 🚩 ⚓ B 4

Nicht nur für Segler – Die Lage dieses Hotels – direkt am Wasser, an der Marina von Poreč – ist zwar wie gemacht für Liebhaber des Segelsports, aber auch andere Besucher werden das im Jahr 2009 frisch renovierte Haus (ehemaliges Hotel Riviera) zu schätzen wissen: Dunkle Parkettböden und große Betten zieren den altehrwürdigen Bau aus der Zeit der k.u.k.-Monarchie, der nun im neuen Glanz erstrahlt. Positiv auch das umfangreiche Frühstücksbüffet und die zentrale Lage in der Altstadt – ideal zum Bummeln und Shoppen.

Poreč, Obala Maršala Tita 24 | Tel. 0 52/ 85 88 00 | www.hotel-palazzo.hr | 74 Zimmer und Suiten | €€€

Hotel Cittar ⚓ B 3

Zentrale Lage – Die ehemalige Inselstadt Novigrad hat sich zum Qualitäts- und Gourmet-Hotspot des Tourismus an der Westküste gemausert. Hier kann das Hotel Cittar mit der besten Lage punkten: Im historischen Zentrum, nur zwei Minuten Fußweg vom Strand und Jachthafen entfernt, das lässt sich kaum toppen. Die malerische Außenwand ist ein Abschnitt der trutzigen venezianischen Stadtmauer. Frühstück auf der Sonnenterrasse oder bei Regenwetter unter dem Glasdach direkt an der Mauer – Atmosphäre gibt es inklusive.

Novigrad, Prolaz Venecije 1 | Tel. 0 52/75 73 40 | www.cittar.hr | 14 Zimmer | €€

Hotel La Grisa ⚓ C 6

Rustikale Romantik – Im Mittelalterdorf Bale nahe Rovinj liegt das liebevoll restaurierte Hotel La Grisa. Auch diese verwinkelten Räumlichkeiten stehen unter Denkmalschutz – einen Fahrstuhl wird man daher vergeblich suchen. Aber dieses kleine Manko macht die Atmosphäre in den Wänden aus grobem Stein mehr als wett. Auch das hauseigene Restaurant lohnt sich, besonders die Rippchen vom istrischen Boškarin-Rind: mehrere Tage in Marinade gelagert, dann über Stunden bei niedriger Temperatur gegart. Das Fleisch ist so zart, dass es beim Schneiden fast auseinanderfällt.

Bale, La Grisa 23 | Tel. 0 52/82 45 01 | www.la-grisa.com | 22 Zimmer | €€€

Hotel San Rocco ⚓ B 3

Mehrfach preisgekrönt – Klein, aber fein und ein wenig abgelegen im pittoresken Hügeldörfchen Brtonigla steht das Hotel San Rocco. In den letzten sechs Jahren konnte es schon viermal den Preis für das »Beste Boutique-Hotel Kroatiens« abräumen. Auch die Küche in dem denkmalgeschützten Gemäuer ist erstklassig: Das Restaurant schaffte es in den renommierten Gastro-Führer Gault Millau – und erreichte im Istra Gourmet 2013 die höchste Punktzahl von 94. Mein persönlicher Favorit war »Cappuccino«: Serviert in einem Cocktailglas, erinnert die cremige schwarze Tintenfisch-Suppe mit weißem Topping aus pürierten Kartoffeln tatsächlich an Kaffee – bis die Würze die Geschmacknerven kitzelt.

Brtonigla, Srednja Ulica 2 | Tel. 0 52/72 50 00 | www.san-rocco.hr | 12 Zimmer | €€€

Hotel Villa Astra ⚓ F 4

Schöner Spabereich – Dieses Hotel besteht aus zwei mit viel Liebe zum Detail restaurierten Luxusvillen im venezianischen Gotikstil, der Villa Astra und Villa Astra Nova. Beide liegen eingebettet in eine romantische Parkanlage und wurden Anfang des 20. Jh. erbaut. Dazu gehört ein Gourmetrestaurant, indem man sich ein wenig in die Zeit der alten k.u.k.-Monarchie versetzt fühlt. Die eleganten Zimmer sind in sehr unterschiedlichen Farbtönen gehalten und bieten einen weiten Blick über die Inseln der Kvarner Bucht und die uralten Bäume im Park unterhalb des Hotels. Der Spabereich liegt im Untergeschoss der Villa Astra, mit Massageraum, Dampfdusche und einem mit Salzwasser gefüllten Floating Tank.
Lovran, Viktora Cara Emina 11 |
Tel. 0 51/29 44 00 | www.hotelvillaastra.
com | 11 Zimmer | €€€

Villa Ariston ⚓ F 3

Kaiserliche Nostalgie – Als die Aristokraten in Istrien Urlaub machten, war die Villa eine der besten Adressen: Noch heute lockt das Hotel mit seiner einmaligen Lage direkt an der Uferpromenade »Lungomare« und dem Blick über die Kvarner Bucht. Das Jugendstilgebäude mit den verschnörkelten Gitterbalkonen wirkt nicht nur äußerlich wie einer anderen Zeit entstiegen, auch ein Großteil des Interieurs stammt aus Zeiten der Donaumonarchie und verströmt kaiserliche Eleganz.
Opatija, Maršala Tita 179 |
Tel. 0 51/27 13 79 | www.villa-ariston.hr |
10 Zimmer | €€

Weitere empfehlenswerte Adressen finden Sie im Kapitel ISTRIEN ERKUNDEN.

Preise für ein Doppelzimmer mit Frühstück:

€€€€ ab 1000 Kn	€€€ ab 760 Kn
€€ ab 380 Kn	€ bis 380 Kn

Das Hotel Villa Astra (▶ S. 25) liegt nur fünf Gehminuten vom Zentrum Lovrans (▶ S. 113) entfernt, und von der herrlichen Parkanlage gelangt man direkt zum ruhigen Badestrand.

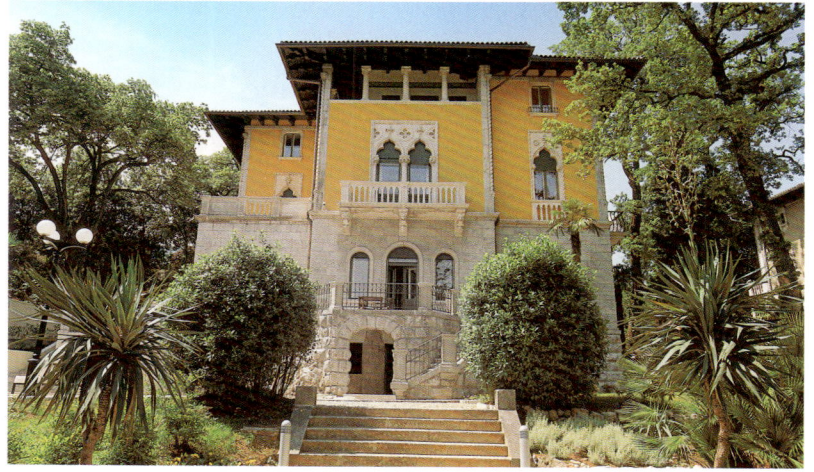

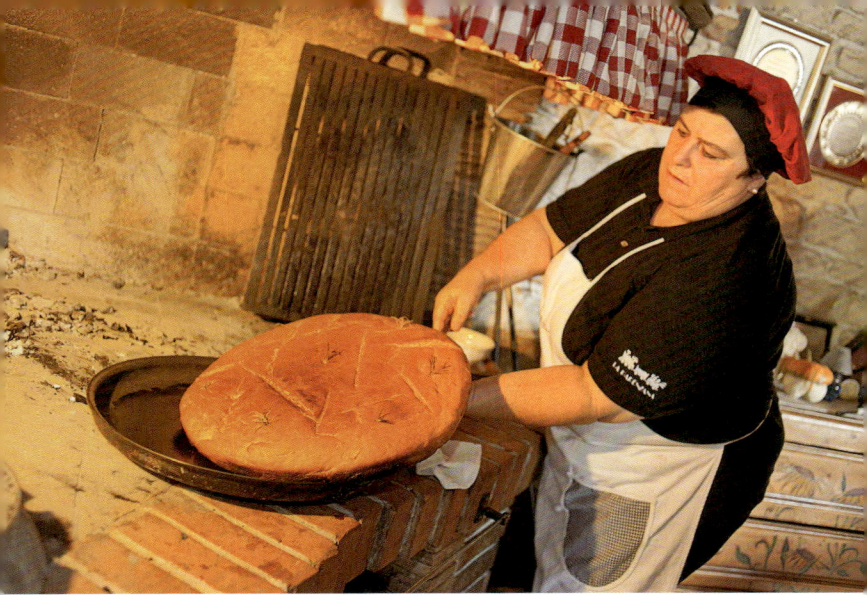

ESSEN UND TRINKEN

Kräuter verleihen den sanften Gerichten ihre feine Würze – und ohne Olivenöl geht fast nichts auf der Halbinsel. Doch auch Pizza und Pasta kommen im venezianisch geprägten Istrien auf die Tische. Die Österreicher hinterließen Wiener Schnitzel und Süßspeisen.

Genauso wenig wie bayerische Weißwurst ein deutsches Nationalgericht ist, gehört Ćevapčići heute zur typisch istrischen Küche. Diese unterscheidet sich überhaupt vom Rest Kroatiens: Während im Osten Richtung Ungarn deftig-scharfe Eintöpfe Tradition haben, ist die istrische Küche feiner. Rosmarin und Thymian verleihen der mediterranen Küche seine sanfte Würze. Jahrhundertelang regierten hier die Venezianer, hundert Jahre lang auch die Österreicher: Pasta wird deshalb in istrischen Haushalten und Restaurants genauso gegessen wie österreichische Kuchen und der Palačinke (Palatschinken).

BLAUES UND GRÜNES ISTRIEN

Auch innerhalb Istriens variiert die Küche: Am Meer, im »blauen Istrien«, stehen sehr oft **Fischgerichte** und **Meeresfrüchte** auf die Speisekarte, da-

◀ Die traditionelle Küche der Casa Romantica La Parenzana (▶ S. 66) in Buje.

runter Jakobsmuscheln oder Garnelen. Die Goldbrasse (kroat. Orada) ist sehr beliebt und wohlschmeckend. Aus dem Hinterland, dem »grünen Istrien«, kommt der beste **Rohschinken**, der sogenannte Pršut. Und auch das Fleisch vom istrischen **Rind**, dem Boškarin, ist ein Genuss. Vor allem der am offenen Feuer gegarte **Kalbsbraten**. Im Frühjahr gibt es allerorts frischen **wilden Spargel** als Gemüsebeilage und im Herbst darf man natürlich keinesfalls die aromatischen **Trüffelgerichte** verpassen, etwa die hausgemachten istrischen Nudeln, Fuži, mit cremig-würziger Trüffelsauce.

VON ATMOSPHÄRISCH RUSTIKAL BIS HAUTE CUISINE

Im »**Restoran**« geht es häufig touristisch zu, in der größtenteils familiär geführten »**Gostiona**« hingegen kocht die Frau des Hauses meist selbst. Die Auswahl der Gerichte ist wenig umfangreich, dafür stimmen aber Qualität und Atmosphäre. Wer es rustikal mag, kehrt in die istrische Version einer Taverne ein, die »**Konoba**« – meist eine sehr zuverlässige Wahl! Für Feinschmecker hat sich die Region längst vom Geheimtipp zu einer Top-Destination gemausert: Von den sechs kroatischen Restaurants, die im Gault Millau die höchste Anzahl an Hauben und Punkten gewonnen haben, befinden sich vier in Istrien.

Malerische **Weinberge** prägen die Naturlandschaft in Istrien. Einfach ein unentbehrliches Stück Trinkkultur – und das schon seit der Römerzeit. Der istrische Malvasier (»Malvazija«) gilt als die lokale Leitsorte. Dieser Weißwein passt gut zu Fisch und Meeresfrüchten. Das rote Gegenstück ist der Teran, der häufig wegen seiner dunkelroten Farbe als schwarz bezeichnet und gern zu Fleisch und Wild gereicht wird. Eine Besonderheit der Gegend (und für viele eine Geschmacksfrage) ist der lieblich-kräftige Momjanski Muskat – der gern als Aperitif oder Dessertwein gereicht wird. Weitere beliebte Sorten sind Plavac, Refosco, Peljesac (Rotweine) und Maristina, Posip, Chardonnay, Weißburgunder, Grauburgunder sowie Riesling (Weißweine). Insgesamt produzieren inzwischen mehr als 100 Winzer rund 300 000 Hektoliter pro Jahr. Drei große **Weinstraßen** ziehen sich durch Istrien. Die meisten Kellereien bieten Besichtigungen und Verkostungen an. Es empfiehlt sich jedoch zuvor eine telefonische Terminabsprache, denn nur die Großbetriebe sind täglich geöffnet. In den meisten Verkostungsstuben, wo nicht selten auch einheimischer Schinken und Bauernbrot gereicht werden, geht es aber noch eher rustikal zu. Ein »Wein-Abstecher« gehört inzwischen zum Muss für jeden Ist-rien-Urlauber. Probiertipp: Meist bieten die Winzer auch den hiesigen Trester-Brand an. Der Grappa »Biska«, der typische Magenwärmer nach dem Essen, wird für seinen einmaligen Geschmack mit Misteln und weiteren istrischen Kräutern versetzt.

BESONDERE EMPFEHLUNGEN

Damir & Ornella B 3

Mediterranes Sashimi – Fans von fangfrischem Rohfisch pilgern deswegen nach Novigrad. Seit den späten 1990ern gibt es dieses kleine Restaurant in der Altstadt nun schon. Die Spezialität im Familienbetrieb von Damir, Mattea und Ornella Beletić sind roh marinierte Fische und Meeresfrüchte. Fangfrisch werden sie am Tisch filetiert und mit Olivenöl, Zitrone sowie Meersalz und Pfeffer gewürzt. Im »Istra Gourmet«-Führer konnte das Restaurant Bestnoten einheimsen und schaffte es als zweitbestes Restaurant Kroatiens mit zwei Hauben in den Gault Millau. Bei Damir & Ornella stehen den Gästen nur sechs Tische zur Verfügung – reservieren ist daher Pflicht.

Wollen Sie's wagen?

Klar, dass Rotwein und Olivenöl schon seit der Römerzeit zur Ess- und Trinkkultur in Istrien gehören. Aber beides zusammengemixt und aufgewärmt als Suppe mit Zucker, Pfeffer und gerösteten Brotstücken? Klingt seltsam, schmeckt aber erstaunlich gut. Die Istarska Supa, die Istrische Suppe, ist eine typische regionale Spezialität, aber sicher nicht jedermanns Sache.

Novigrad, Zidine 5 | Tel. 0 52/75 81 34 | www.damirornella.com | Di–So 12–15.30, 19.30–23.30 Uhr | €€€

Kaya Energy Bar C 3

Ausruhen und Ambiente – Diese Bar ist einer der schönsten Orte in Istrien, um den Tag ausklingen zu lassen: Es ist nicht nur die Lage hoch oben über den grünen Hängen des Hinterlandes, der Blick von der mit Efeu umrankten Terrasse in das rote Licht der untergehenden Sonne oder die kreative Auswahl an Bieren und Weinen, frischen Säften, hausgemachten Limonaden, Likören oder Grappa aus eigener Herstellung. Das Ambiente dieser Bar im Künstlerdorf Grožnjan ist stylish, gemütlich, ein bisschen verrückt. Es drückt all die Kreativität aus, die sich in diesem Dorf versammelt: Sisalstränge als Raumteiler, ein zerkratzter alter Reisekoffer als Tisch vor dem gusseisernen Kaminofen, skurril geformte Lampenschirme. Ein Muss für jeden Grožnjan-Besucher.

Bei Sonnenuntergang. Grožnjan, Vinventa is kastva 2 | Tel. 0 52/77 60 51 | Sommer tgl. 9–24, Winter Sa und So 9–22 Uhr | €

Konoba Stari Podrum C 2

Versteckter Geheimtipp – Kein Schild verrät, dass das einsame Haus an der Landstraße am Fuß der Burg Momjan istrische Landhausküche vom Feinsten beherbergt. Auch das rustikale Flair lässt nicht auf kulinarische Finesse schließen, und doch: Die Qualität der Gerichte, die Mira Zrnic und ihre drei Töchter kredenzen, ist herausragend und hat sich trotz versteckter Lage herumgesprochen. Wer abends kommen will, sollte unbedingt reservieren. Mein Favorit: mit Knoblauch frittierte Steinpilze, dazu geriebener Hartkäse und Rucola. Aber am besten gar nicht erst die Karte bemühen, sondern Mira nach ihrer heutigen Empfehlung fragen. Damit liegt man immer richtig.

Momjan, Most 52 | Tel. 0 52/77 91 52 | www.staripodrum.info | Do–Di 12–22 Uhr | €€

Monte   B 5

Ausgezeichnet – Das mit drei Hauben im Gault Millau ausgezeichnete Restaurant gilt derzeit als innovativste Gourmetadresse Kroatiens. Hinzu kommt die idyllische Lage unterhalb der Basilika in der verwinkelten Altstadt von Rovinj. Daniel Đekić und seine Frau Tjitske verwöhnen hier die Gäste mit ihren fein durchkomponierten, aromatischen Kreationen. Einheimische Produkte, die frisch vom Markt in Rovinj kommen, stehen hoch im Kurs. Allerdings sollte man keine typisch kroatischen Preise erwarten: Nicht nur das kulinarische, auch das Preisniveau im Monte hat längst zu vergleichbaren Restaurants im europäischen Ausland aufgeschlossen.

Rovinj, Montalbano 75 | Tel. 0 52/ 83 02 03 | www.monte.hr | tgl. 12–14.30, 18.30–23.30 Uhr | €€€€

Weitere empfehlenswerte Adressen finden Sie im Kapitel ISTRIEN ERKUNDEN.

Preise für ein dreigängiges Menü:

€€€€ ab 380 Kn	€€€ ab 230 Kn
€€ ab 115 Kn	€ bis 115 Kn

Dem kleinen Restaurant Monte (▶ S. 29), herrlich im Herzen von Rovinjs Altstadt (▶ MERIAN TopTen, S. 81) gelegen, gelingt eine familiäre Atmosphäre bei erstklassigem Service.

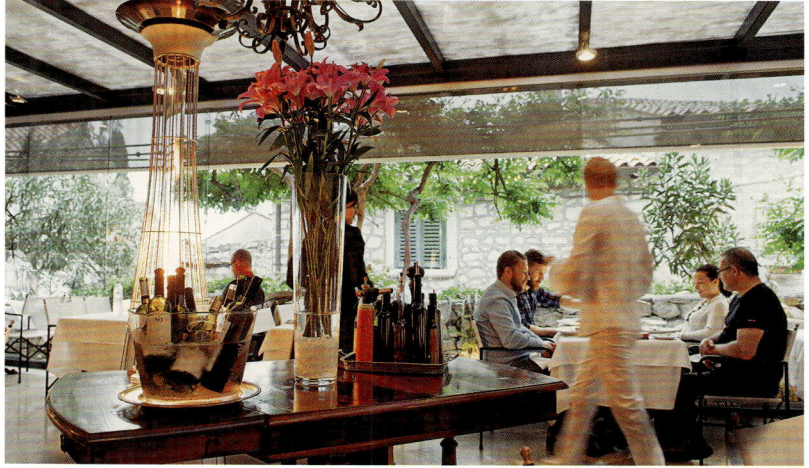

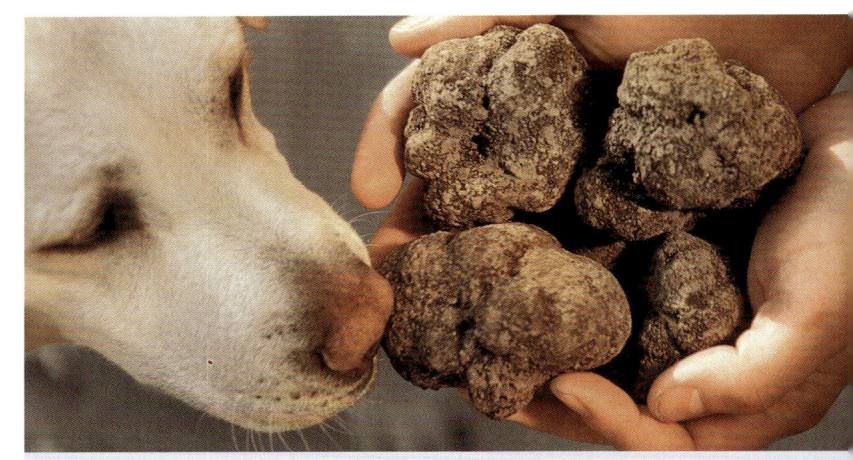

Im Fokus
Trüffel

Istrien gehört neben dem italienischen Piemont und dem französischen Périgord zu den drei großen Trüffeldestinationen. Ob schwarze oder weiße – die Liebhaber der edlen Knolle kommen voll auf ihre Kosten. Was liegt also näher, als einen Trüffelsucher zu besuchen?

Eine feuchte Hundenase drückt sich schnüffelnd aus dem Fensterschlitz ins Freie. Schließlich öffnet sich die Tür des schlammbespritzten R4, und zwei weiß-braun gescheckte Junghunde mit lockigem Fell springen heraus. »Das ist eine italienische Hunderasse, Lagotto Romagnolo«, erzählt Radmila Karlić. Früher waren dies sogenannte Wasserhunde, die in den Feuchtgebieten der Romagna die erjagten Wasservögel apportierten. Doch seit die Landschaft trockengelegt wurde, kann man dort ganz andere Leckerbissen »erjagen«: Trüffel. Und so hat sich auch der Lagotto Romagnolo zu einer beliebten Trüffelsucher-Rasse entwickelt. Genau deshalb sind die Spürnasen heute hier, vor dem Haus der Familie Karlić in Paladin.

HUNDE MIT BERUFEN

In diesem kleinen Dorf leben nur 42 Menschen – aber mehr als 100 Hunde. Fast alle hier sind von Beruf »Tartufai«, Trüffelsucher. Etwa 1500 gibt es insgesamt auf der Halbinsel. Jeder von ihnen hat eine staatliche Lizenz,

◄ Wertvoller als die edle Knolle selbst: die
ausgebildeten Hunde der Trüffelsucher.

denn ohne darf niemand in den Eichenwäldern nach den unterirdischen Schätzen suchen. Radmila Karlić hat ihr Handwerk schon als Kind von ihrem Vater gelernt, auch ihr Mann und ihr Sohn sind Tartufai. Dass heute die beiden jungen Lagottos über den Hof springen, hat einen Grund: Gerade war Radmila mit deren Herrchen und ihrer eigenen Hündin im Wald unterwegs. Neun Hunde hat sie bereits. Und die beiden Lagottos wollte sie prüfen. Haben sie das Trüffelsuchen im Blut? »Ich bin zufrieden mit den beiden,« sagt sie mit einem breiten Lächeln, »aber jetzt muss ich leider schon wieder rüber.« Während Radmila das Geschäftliche erledigt, kommt ihre Angestellte Kristina auf uns zu: »Sie können mich alles fragen, ich gehöre praktisch zur Familie«, sagt sie in fast akzentfreiem Deutsch. Irgendwie passt sie in diese manchmal grüne Hügellandschaft, genau wie die Trüffel, die auch den Beinamen Feenäpfel tragen. Kristina wirkt selbst wie eine Fee oder Elfe – wasserblaue Augen, Elfenbeinteint und dazu lange, hellblonde Haare. Sie weiß alles über Trüffel und erzählt uns von Großvater Karlić, der schon vor 40 Jahren als Tartufai in diesen Wäldern nach dem Edelpilz suchte. Und von Enkel Ivan, der mit 14 Jahren einen Joker fand.

DER JOKER MIT DEM MAXIMALGEWICHT

Trüffel gibt es in verschiedenen Größenklassen: Joker ist dabei das Maximum, danach kommen Trüffel I., II. und III. Klasse. Und das wirkt sich auch auf den Preis aus. Ivan hat sich damals ein schickes Fahrrad von dem Fund gekauft, stolze 700 Euro hat der Edelpilz eingebracht. Noch immer steht im Kühlschrank eine Schatzkiste. Darin liegen Ivans Funde, und den Verkaufserlös darf er natürlich behalten. Es duftet aus dem Kühlschrank. Kristina zeigt uns die unterschiedlichen Trüffelarten – die schwarzen Trüffel, deren Fleisch im Inneren von feinen, weißen Adern durchzogen wird. Und schließlich die Königsklasse, die weißen Trüffel, die von außen ein bisschen wie unscheinbare Kartoffeln wirken. Bei so einer Duftattacke auf die Riechzellen bleibt der Hunger nicht aus. »Mögen Sie Trüffelomelett?« Mein Begleiter Goran rät mir, unbedingt zu probieren: »Kristina macht das beste Trüffelomelett in ganz Istrien«. Viel Butter gehört dazu. »Aber nicht zu lange braten, sonst wird das Omelett trocken«, rät Goran. Und dann reibt Kristina großzügig den Edelpilz in feine Scheiben, es duftet intensiv – und schmeckt göttlich.

Radmila holt Biska aus dem Haus, den istrischen Grappa mit Misteln und anderen Kräutern. Da, ein Handschlag, das Geschäft ist besiegelt und die Familie Karlić um zwei kleine Schnüffler reicher. Und Radmila gesellt sich wieder zu uns. Sie zeigt ihren größten Schatz, gleich hinter dem Haus. Nein, diesmal kein Trüffel, sondern eine kleine Hündin, eine schwarzgelockte Promenadenmischung. »Moje malo«, sagt sie liebevoll und nimmt das Köpfchen zwischen beide Hände. »Meine Kleine« heißt das auf Deutsch. »Sie ist meine Beste«, sagt Radmila stolz. Sobald sie mit der Hündin durch den Wald stapft, ist die Kleine ganz auf ihre Aufgabe konzentriert. Die Nase ständig am Boden – bis sie plötzlich starr stehenbleibt, damit einen Fund anzeigt und dann anfängt zu buddeln. Die kostbaren weißen Trüffel findet man nur hier, in der freien Natur, und auch nur von Mitte September bis Mitte Januar. Deshalb sind sie so viel teurer als die schwarzen Verwandten und werden in eigenen Börsen gehandelt, täglich steigen und sinken die Preise. Schwarze Trüffel kann man hingegen fast das ganze Jahr über finden – andernorts ist sogar schon deren Zucht gelungen. »Wir sind die erste Familie in Istrien, die eine Eichenplantage angelegt hat«, erzählt Radmila. Die steht am Hügel unter ihrem Haus. Zwölf Jahre dauerte es, bis unter diesen Eichen die ersten Trüffel sprießen. »Wir sind wirklich gespannt, ob uns die Zucht gelingt.« Die Familie lebt übrigens nicht nur vom Verkauf der eigenen Knollen und Pilzzubereitungen: Sie sind auch Trüffelhändler, versorgen europaweit Restaurants mit der edlen Knolle. »Das größte Exemplar mit 600 Gramm Gewicht hat uns ein Trüffelsucher aus der Region zum Weiterverkauf angeliefert.« Doch mit dieser Größe ist noch nicht das Ende der Fahnenstange erreicht. Das zeigt sich weiter südlich in einem anderen Trüffelgebiet.

FULMINANTES FESTESSEN FÜR FREUNDE

Auf geht's nach Motovun. Wie ein Adlerhorst thront die mittelalterliche Stadt auf dem Berg. Zu ihren Füßen schlängelt sich der Fluss Mirna durch Eichenwald. Und in genau diesen Wäldern, nahe dem Dörfchen Livade, entdeckte vor 15 Jahren Giancarlo Zigante mit seiner Hündin Diana den größten Trüffel aller Zeiten. Noch heute steht er mit dem 1,3 Kilogramm schweren Fund im Guinness-Buch der Rekorde. Ein Mega-Joker sozusagen. Obwohl ihm damals Händler Höchstpreise für seinen Rekordpilz boten, lehnte Zigante ab: Er veranstaltete lieber ein großes Trüffel-Festessen für 100 Freunde und Bekannte. Das war 1999. Bis heute konnte ihm noch niemand den Rekord abjagen. In seinen Läden gibt es alles, was sich Liebhaber des Edelpilzes nur wünschen können: Trüffelpaste mit Steinpilzen und würziges Öl, ja sogar Marmeladen und Honig, verfeinert mit dem Geschmack der »Küchendiamanten«. Eine Gipsnachbildung des Rekordtrüffels liegt hier in Livade ebenfalls im Regal – und kaum ein Besucher lässt es sich nehmen, sich mit dem Ding abzulichten. Eine perfekt geschminkte Angestellte flötet: »Sie haben Glück, heute ist Herr Zigante persönlich vor Ort und wird sie begrüßen.« Dann kommt er, der schwarzhaarige Rekordhalter mit dem Seitenscheitel, lächelt freundlich und wirkt eher still und zurückhaltend. Das mag vielleicht manchen dazu verleiten, ihn zu unterschätzen – doch er hat es von allen Tartufai in Istrien am besten verstanden, seine Leidenschaft zu vermarkten. Ein preisgekröntes Haubenrestaurant nennt er sein eigen, auch hier thront im Eingangsbereich eine vergoldete Version seines Rekordfundes. Premiumweine baut er ebenfalls an und heimst Preise ein. Zigante handelt längst im großen Stil mit Trüffeln. Dank Rekordfund lenkt er inzwischen von Livade aus Istriens wohl größtes Feinschmeckerimperium. Noch heute denkt er mit großer Dankbarkeit an seine Hündin Diana zurück, die seinen Rekordtrüffel damals entdeckt hat. Es ist schon eine besondere Beziehung, die zwischen Tartufai und ihren klugen Schnüfflern.

INFORMATIONEN

Karlić Tartufi   D 3

Im kleinen Dorf Paladine bei Buzet hat sich diese Familie ganz dem Edelpilz verschrieben. Zum Haus gehört ein Trüffelshop mit frischen und schockgefrosteten Pilzen sowie mit Trüffelprodukten. Nach Voranmeldung kann man mit der Familie Trüffel suchen, das Omelett gehört außerdem dazu.
Buzet, Paladini 14 | Tel. 0 52/66 73 04 | www.karlictartufi.hr | Trüffelsuchen zwischen 75 und 500 Kn p. P. (je nach Gruppengröße)

Natura Tartufi   D 3

Am Ortsausgang von Buzet liegen die Trüffelmanufaktur und das Geschäft von Danijela und Marko Puh. Auch in dieser Familie hat das Trüffelsuchen schon seit Mitte des 20. Jh. Tradition.

Besucher können nach Voranmeldung bei der Trüffelsuche dabei sein.
Buzet, Srnegla 21 | Tel. 0 52/66 29 75 | www.naturatartufi.com | Trüffelsuchen zwischen 200 und 540 Kn p.P. (je nach Gruppengröße)

Zigante Tartufi   C 3

Giancarlo Zigante mit seinem Rekordfund leitet das bekannteste Trüffelunternehmen Istriens. Eine Manufaktur nebst Shop und Restaurant befinden sich in Livade. Auch hier können kleine Gruppen mit seinen Tartufai auf die Suche gehen – zwar für einen höheren Preis als bei der Konkurrenz, dafür darf man aber den Fund behalten.
Livade, Livade 7 | Tel. 0 52/66 40 30 | www.zigantetartufi.com | Suche nach schwarzen Trüffeln 1900 Kn, nach weißen Trüffeln 2700 Kn

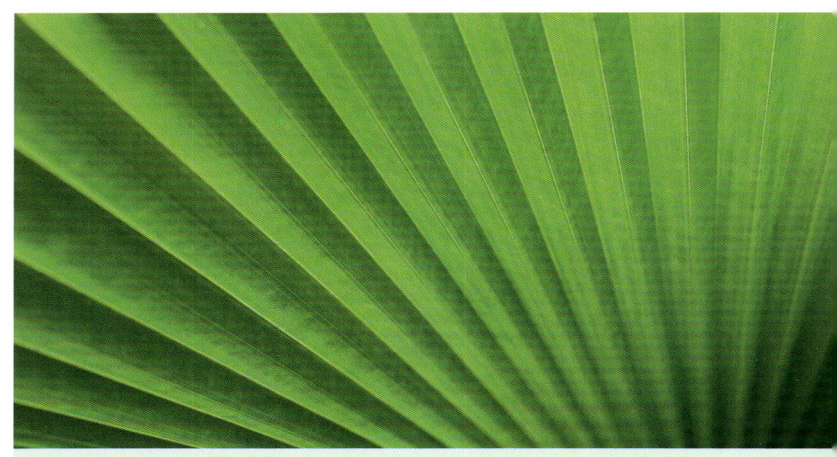

Grüner reisen
Urlaub nachhaltig genießen

Wer zu Hause umweltbewusst lebt, möchte vielleicht auch im Urlaub Menschen unterstützen, denen ein verantwortungsvoller Umgang mit der Natur am Herzen liegt. Empfehlenswerte Projekte, mit denen Sie sich und der Umwelt einen Gefallen tun können, finden Sie hier.

Ein Zukunftsmarkt erwacht aus dem Dornröschenschlaf. Das »grüne« Istrien erstreckt sich über sanfte Hügel und sanfte Weiden – und gewinnt immer mehr an Profil im Bereich Umweltverträglichkeit und Bio-Lifestyle. Kein Wunder, nach vielen Jahren sozialistischer Bevormundung, bestimmt vom Ziel hoher Produktivität und Effizienz ohne Rücksicht auf den Verbrauch von Naturressourcen und einer Verbauung der Landschaft, setzte in den letzten Jahren immer stärker ein Umdenken ein. Getragen wird der Trend vor allem von der ländlichen Bevölkerung, die ihren Traditionen und ihrem handwerklichen Geschick wieder mehr vertraut. Deshalb sind Konzepte, die Tourismus und Ökologie vereinen, besonders im istrischen Hinterland zu finden – fernab von Camping-Resorts und Hotelburgen. Weinbauern und Produzenten von Olivenöl gehen mit gutem Beispiel voran, viele kleine landwirtschaftliche Betriebe produzieren ökologisch und liefern ihren Übernachtungsgästen die eigenen Produkte frisch auf den Tisch. Agrotourismus hat sich zum Erfolgsmodell entwickelt. Auch in der Hotellerie wird mehr und mehr auf Umweltverträglichkeit und alternative Energiekonzepte geachtet, ohne jedoch die Qualität außer Acht zu lassen. Mit der Öffnung für Zielgruppen, die auch bevorzugt den kulinarischen Bereich zu schätzen wissen, baut Istrien sein ökologisch-verträgliches Angebot weiter aus. Last but not least setzen auch die Spas und Wellnesstempel immer stärker auf Naturkosmetik – und das darüber hinaus noch von heimischen Herstellern. Ambitionierte Firmen wie »Esensa Mediterana« oder »Aromatica« setzen auf die Heilkraft der istrischen Kräuter. Doch trotz aller positiven Entwicklungen: Nicht überall gelingt es, Tourismus und Umweltverträglichkeit zu vereinen. So erging es beispielsweise dem ehemals lohnenden Ausflugsziel »Eko Centar Caput Insulae Beli« auf der Insel Cres, einem Schutzzentrum für die vom Aussterben bedrohten Gänse- und Ohrengeier. Leider konnte sich dieses schöne Projekt nicht gegen zunehmende wirtschaftliche Interessen aus der Tourismusbranche durchsetzen. Das bedeutete Ende 2012 das Aus für die Vögel auf der Insel Cres. Ein neues Zentrum haben die Naturschützer in Senj auf der anderen Seite der Kvarner Bucht eröffnet.

ÜBERNACHTEN

Agroturizam San Mauro �' 🌿 C2

Gutshof mit Ausblick – Weingut, Bio-Hof und Pension in einem: Das ist der Hof der Familie Sinkovic nahe Momjan. Das Gut liegt auf einem Hügel, inmitten von Weinbergen und Eichenwäldern. Von hier oben kann man in Richtung Westen bis zum Meer schauen und die schönsten Sonnenuntergänge genießen. Es gibt Käse, Honig, Wein, Bier und Grappa aus eigener Herstellung. Die Region um Momjan gilt nicht nur als berühmtes Weinanbaugebiet, sondern auch als Hochburg der Trüffelsucher. Ein Highlight – besonders für Kinder – sind die beiden Trüffelschweine der Familie, Pepa und Gigi, die in einem zur »Schweinehütte« umfunktionierten Weinfass nächtigen. Die besonders freundliche und familiäre Atmosphäre lässt Übernachtungsgäste gern wiederkommen.
Momjan, San Mauro 157 | Tel. 0 52/77 90 33 | www.sinkovic.hr | 3 Apartments | €

EINKAUFEN

Meloto 🌿 D6

Es ist schon ein Ritterschlag, wenn man von der italienischen Olivenöl-Bibel »Flos Olei« bescheinigt bekommt, eines der 20 besten Olivenöle der Welt zu produzieren. Den Gebrüdern Belci aus dem Süden Istriens gelang mit ihrer Ölsorte »Meloto – Buža« dieses Kunststück. In der Olivenbauerfamilie wird Traditionspflege großgeschrieben, einige der 3000 Bäume sind über 400 Jahre alt. Geerntet wird Anfang Oktober. Seit im Jahr 2007 der Verkostungsraum feierlich eröffnet wurde, können nicht nur Experten, sondern auch Besucher auf der Durchreise oder vorangemeldete Gruppen die Olivenfarm besichtigen und ihre Öle probieren. Ein Besuch, der sich auf jeden Fall lohnt!

Vodnjan, Via del Mulino 7 | Tel. 0 52/51 10 35 | www.meloto.com

Wochenmärkte

Im Sommer »gastieren« die Märkte in einem festen Rhythmus in fast allen größeren Orten der Region. Die lokalen Fremdenverkehrsämter veröffentlichen die jeweiligen Zeitpläne. Primär im Angebot: Obst und Gemüse, Fisch und Fleisch, Gebäck, Weine und Olivenöl sowie diverse alkoholische Erzeugnisse mit höherer Prozentzahl.

In Pula gibt es einen sogenannten Frische-Markt, auf dem eine große Auswahl lockt, besonders die Fisch- und Meeresfrüchteabteilung ist sehenswert: Tintenfische, Goldbrassen, Garnelen oder Muscheln – alles frisch aus der Adria gefischt.

Die Wochenmärkte bieten auch deshalb eine Vielfalt an frischen Produkten, weil Kleinbauern und Privatleute ihre Ernte aus dem eigenen Garten an ihren Ständen verkaufen. Es gibt allerdings etliche Kritiker, die den teilweise ungezügelten und um sich greifenden Einsatz von chemischen Mitteln und Dünger auch in Privathaushalten beklagen. Deshalb gilt auch auf den Märkten: Sehen Sie sich die Produkte genau an und fragen Sie nach – nicht alles ist ökologisch produziert, auch wenn es »grün« aussieht. Und so manche Tomate schmeckt mehr nach holländischem Gewächshaus als nach der Erde Istriens.

AKTIVITÄTEN

Eia – Ökologie und Kunst 📖 C 6

Gemüse umweltverträglich anbauen, Kunstprojekte im Einklang mit der Natur und Bauen mit ökologischen Materialien. Das Alternativ-Projekt Eia (Eco Art Centar) hat sich viel vorgenommen, gewissermaßen Öko-Dorf, Umweltbildungsprojekt und kreativer Ort für Kunst-Workshops in einem. Das Zentrum steht für alle Naturfreunde offen, und es ist nicht auf Profit ausgerichtet, daher muss man hier auch keinen Eintritt bezahlen. Die Initiatoren wünschen sich lediglich ein Geschenk in Form einer Blüten- oder Grünpflanze. Zum Öko-Art-Zentrum gehören ein Strohhaus, eine Erdküche sowie Istriens erster Schmetterlingsgarten.

Tel. 0 52/82 43 42 | www.eia.hr | keine festen Öffnungszeiten, am besten vorher anmelden

3 km nördl. von Bale, Richtung Krmed

Höhlen von Pazin 📖 D 4

Von Dante bis Jules Verne – viele Autoren haben sich von dieser Landschaft inspirieren lassen. Die Tatsache, dass ein ganzer Fluss einfach in einem Loch im Fels verschwindet, ist einfach zu faszinierend. Für Dante war hier das Tor zur Hölle, für Höhlenforscher wohl eher das Tor zum Himmel: Das Wasser sucht sich seinen Weg durch den Untergrund des durchlöcherten Karstgesteins bis zum Tal des Flusses Raša – ein weit verzweigtes Höhlensystem. Inzwischen lässt sich auch die Höhle besichtigen, allerdings nur in Begleitung eines Höhlenforschers und nach einem Tag Voranmeldung. Aber auch allein gibt es viel zu entdecken: Ein verschlungener Lehrpfad führt durch das

Ökosystem der Schlucht des Fojba-Flusses und erklärt die Entstehung der Karstlandschaft. Über allem thront das Wahrzeichen der Stadt, die mehr als 1000 Jahre alte Mitterburg. Empfehlenswert ist der spektakuläre Blick von der Brücke aus – in die schwindelerregende Tiefe und hinauf zur Burg.

Pazinska Jama, Pazin | Tel. 0 52/62 50 40 | www.pazinska-jama.com

Meereskundezentrum Blue World   G 10

Die Organisation kümmert sich um Schutz, Beobachtung und wissenschaftliche Erforschung von Delfinen. In den letzten 15 Jahren hat die Zahl der Tiere um 40 % abgenommen, sodass ein wirksamer Schutz nötig ist. Ein Erfolg: Das Zentrum konnte 2006 die Gründung eines Schutzgebiets im Meer östlich von Lošinj und Cres erreichen.

Ein gutes Museum informiert sehr anschaulich zum Thema und zu den Delfinpopulationen in den Gewässern der Umgebung. Dreidimensionale Ausstellungsstücke, interaktive Präsentationen und multimediale Elemente ergänzen zahlreiche Fotografien. Freiwillige können die Arbeit des Adriatic Dolphin Project unterstützen. Neben Feldforschung und Datenerfassung gehören die anschließende Auswertung der Daten, aber auch alltägliche Aufgaben zu den Tätigkeiten. Wer Delfine beobachten möchte, sollte wissen: Am meisten hilft man den Tieren, wenn man Abstand zu ihnen hält.

Inzwischen ist das Projekt um einen weiteren Zweig angewachsen, dieser widmet sich den bedrohten Meeresschildkröten: Forscher erkunden die Biologie und Ökologie der Meeresschildkröten in der Adria und päppeln verletzte Tiere wieder auf. Es gibt eine enge Zusammenarbeit mit dem Naturkundemuseum in Zagreb und dem Aquarium in Pula.

Insel Lošinj, Veli Lošinj, Kaštel 24 | Tel. 0 51/60 46 66 | www.blue-world.org

Im Sommer locken auf Wochenmärkten (▶ S. 36), wie hier in Rovinj (▶ MERIAN TopTen, S. 81), frische und regionale Produkte mit ihren kräftigen Farben und betörenden Düften.

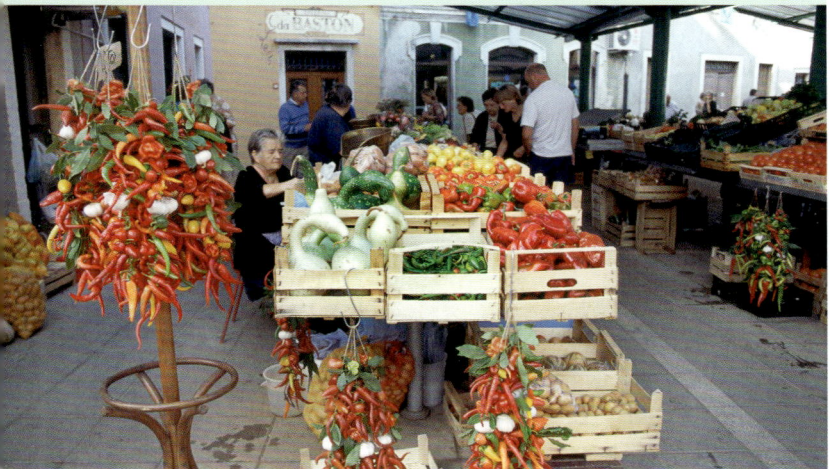

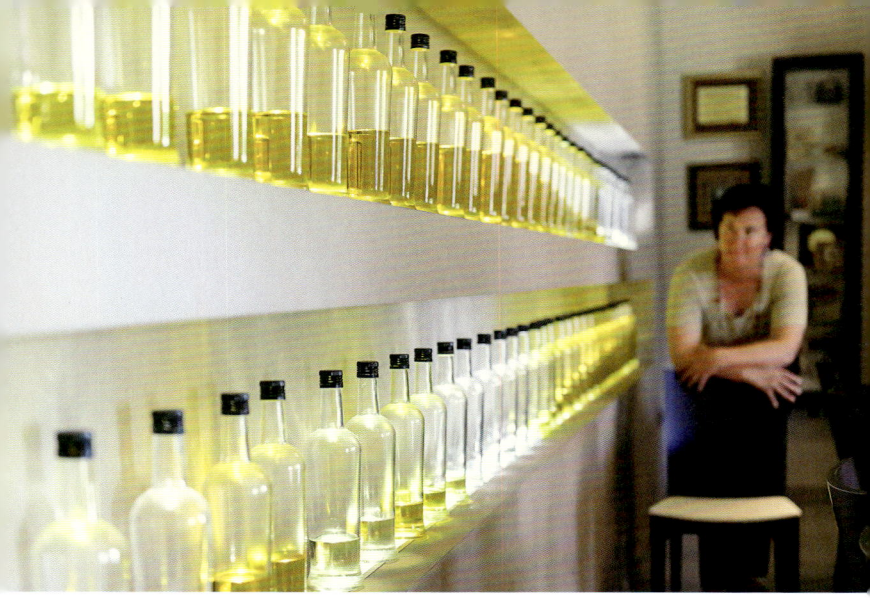

EINKAUFEN

Früher beherrschte billiger Plastik-Tand die Souvenirshops und landete als Mitbringsel im Koffer. Heute besinnen sich die Istrier auf regionale Traditionen und Produkte – da macht das Einkaufen gleich doppelt Spaß.

Sollen es Schuhe, Schmuck, Handtaschen oder Kleider von internationalen Designern sein? Die **Flanatička**, die Flaniermeile von Istriens größter Metropole Pula, bietet zweifellos Abwechslung für eine Shoppingtour. Aber eigentlich ist man im Urlaub doch auf der Suche nach authentischen Mitbringseln aus der Region … Nur was? Istrien machte es seinen Gästen lange Zeit nicht leicht, wenn es um die Frage nach authentischen Souvenirs ging! Früher beherrschte gängiger Kitsch die Promenaden und Verkaufsstände in den Touristenzentren. Noch heute findet man rund um die Bettenburgen, Campingresorts oder die Haupturlaubsorte wie Poreč oder Rovinj Stände mit den immer gleichen bedruckten T-Shirts, Lederarmbändern oder billigem Plastik-Tand. »Sag nein zum blauen Delfin« hieß daher eine Initiative in Kommunen wie Pula, Fažana oder Medulin. Augenzwinkernd nahm man damit den blauen Plastikdelfin mit Kroatien-

◄ Verkostung edler Olivenöle beim Erzeuger
Chiavalon (► S. 79) in Vodnjan (► S. 107).

aufdruck auf die Schippe, der die Souvenirshops in Massen bevölkerte. Die Kampagnen zeigten Wirkung: Heute setzen immer mehr Geschäfte auf heimische Produkte.

FÜR DEN GAUMEN

Feinschmecker sind ohnehin der Meinung, dass die besten Souvenirs aus Istrien ein Haltbarkeitsdatum haben. Wer nach der Reise keinen Wein von einem lokalen Gut, kein kalt gepresstes **Olivenöl** von einer der kleinen, feinen Farmen im Gepäck hat, muss schon sehr großes Stehvermögen gegen die kulinarischen Verlockungen mitbringen. Und dann gibt es da ja noch **Lavendelhonig**, **Trüffelpaste** mit Steinpilzen, istrischen **Ziegenkäse** oder **Trüffelöl**.

Wer sich beim Einkauf treiben und vom Angebot inspirieren lassen will, sollte einen der zahlreichen **Märkte** (»Sajam«) besuchen, die in allen Orten der Region zumindest einmal im Monat abgehalten werden. Das Angebot zielt meist auf den heimischen Markt mit Haushaltsartikeln und Bekleidung, doch lassen sich auch immer wieder Kuriositäten finden. Die lokalen Tourismusämter veröffentlichen Marktkalender mit den wichtigsten Terminen.

KUNST IM TREND

An zweiter Stelle der Souvenir-Beliebtheit stehen **Kunst und Kunsthandwerk** – und das in der ganzen Spannbreite. Filigranschmuck aus Gold und Silber hat in Kroatien eine lange Tradition. Leider begannen sich bis vor Kurzem auch in der malerischen Innenstadt von Rovinj die ersten Shops mit Billigschmuck aus Indonesien breitzumachen. Doch es gelang den Lokalpatrioten, viele Anbieter zum Umdenken zu bewegen. Heute dominieren in der Altstadt – und besonders in der **Künstlergasse Grisia** – wieder die Kreativen, die noch selbst Hand anlegen, die den malerischen, alten Gemäuern ihren ästhetischen Stempel aufdrücken. Dank ihnen kann Rovinj mit einer einmaligen Atmosphäre aufwarten. Alljährlich treffen sich etwa in der letzten Augustwoche Straßenmaler in den engen Altstadtgassen, um ihr Können zu zeigen. Auch das Dorf Grožnjan beherbergt zahlreiche Künstler, die malen und töpfern. Bedruckte Stoffe, Taschen und Goldschmiedearbeiten gehören dazu – die Übergänge zwischen Kunsthandwerk und Modedesign sind dabei oft fließend.

In vielen kleinen Orten im Landesinneren haben sich fachkundige Handwerksbetriebe niedergelassen, die immer für Überraschungen gut sind. Außerdem sehr beliebt: **Holzkunst**, oft aus dem bunt gemaserten Innenleben der Olivenbäume, und natürlich die allerorten angebotenen Duftkissen, gefüllt mit Rosmarin und Lavendel von den heimischen Feldern. Zum abendlichen Bild auf den Straßen gehören ebenso Bäuerinnen, die gehäkelte Spitzendecken, Stickereien und Klöppelarbeiten verkaufen.

BESONDERE EMPFEHLUNGEN

KULINARISCHES

Vinoteka Epvlon B 4

In dieser Vinothek beherbergt Inhaber Raivoj Stipanović eine beeindruckende Vielfalt an Sorten – Weine von mehr als 350 Produzenten finden sich in den Holzregalen. Am besten gleich zünftig mit dem würzigen Rohschinken Pršut oder istrischem Käse bei einer Weinprobe verkosten und in aller Ruhe den eigenen Favoriten auswählen. 300 Jahre ist das Gebäude in der Nähe der Euphrasius-Basilika schon alt, sein Name ist an den des alten Histrier-Königs Epulon angelehnt. Das alte Gebäude mit den steinernen Gewölben und den handgezimmerten Holzbänken hat eine besondere Atmosphäre.

Poreč, Eufrazijeva 31 | Sommer tgl. 10–13, 18–1 Uhr (Winter bis 22 Uhr)

KUNSTHANDWERK

Saša Matjašič C 7

Im Fischerdorf Fažana, gleich im alten Ortskern, hat der Holzkünstler Saša Matjašič sein Atelier zusammen mit einer Galerie eingerichtet. Kleine Handschmeichler, Schalen, Symbole aus dem glagolitischen Alphabet aus der Römerzeit, Kerzenhalter und andere kleine Mitbringsel stehen hier genauso wie große Skulpturen, Tische und andere Raumelemente. Allen ist eines gemeinsam: die herrliche Olivenholzmaserung, die jedem Kunstwerk eine einzigartige Note verleiht. Matjašič stammt ursprünglich aus der nahe gelegenen Hafenstadt Pula und eignete sich seine Kenntnisse über den Werkstoff Holz im Schiffsbau an. Heute setzt er sie auf künstlerische Weise ein und lässt sich dabei von den vorhandenen Strukturen inspirieren: Seine Schalen und Skulpturen scheinen sich an die natürlichen Kurven der Maserung anzuschmiegen. Jedes Stück ein Unikat.

Fažana, Žrtava fašizma | www.matjasic-sculptures.com | Di–Fr 10–13, 17–19, Sa und So 10–15 Uhr

SCHMUCK

Claudia Zlato D 5

Die unzähligen Schmuckfunde der Archäologen zeigen, dass die Goldschmiedekunst in Istrien eine lange Geschichte hat. Kein Wunder also, dass viele Kunsthandwerker diese Tradition wieder pflegen. Mit einer besonderen Idee hat sich Goldschmiedin Klaudija Voric im Mittelalterdorf Svetvinčenat einen Lebenstraum erfüllt: Sie fertigt Schmuck nach altem Vorbild aus der Histrierzeit oder Buchstaben aus dem alten glagolitischen Alphabet. Diese Mitbringsel sind garantiert typisch istrisch! Inzwischen organisierte Klaudija Voric auch schon Projekte und Ausstellungen gemeinsam mit dem Archäologischen Museum Istriens in Pula und hat zwei kleine Geschäfte in Pula und Žminj eröffnet. Doch der Dreh- und Angelpunkt ihrer Arbeit liegt immer noch in Svetvinčenat. Das unterschätzte Mittelalterdörfchen ist schon allein deshalb einen Abstecher wert.

Svetvinčenat, Svetvinčenat 53 | www.claudiazlato.hr | Mo–Fr 9–17, Sa 9–13 Uhr

SONNENBRILLEN
Sheriff & Cherry   B 5

Dürfen es handgearbeitete Sonnenbrillen sein? Designer Maurice Massarotto stammt ursprünglich aus Rovinj, hat aber Ausbildung und erste Karriereschritte auf dem Modemarkt in Italien absolviert. Inzwischen ist Massarotto in seine Heimatstadt zurückgekehrt. Dort hat er eine abgewickelte Brillenfabrik übernommen und aus der Not eine Tugend gemacht: Die alten Brillenformen nutzt er weiter, aber entwickelt Design und Farbspiel vollkommen neu. Heraus kommt ein Retro-Look mit einem Schuss Verrücktheit. Die handgearbeiteten, schräg-verschrobenen Sonnenbrillen aus Rovinj haben mittlerweile Kultstatus erreicht – und es in die Fotostrecken der renommierten Modemagazine wie die Vogue geschafft. Sie sind zwar mittlerweile weltweit in angesagten Boutiquen zu haben, aber direkt beim Hersteller zu kaufen, das ist schon eine einmalige Gelegenheit.

Rovinj, Carera 6 | www. sheriffandcherry.com | Sommer Mo–Sa 9–21 Uhr, So 9–14 Uhr, Winter Mo–Fr 10–16 Uhr, Sa–So 10–14 Uhr

Weitere Geschäfte und Märkte finden Sie im Kapitel ISTRIEN ERKUNDEN.

Das Künstlerdorf Grožnjan (▶ MERIAN TopTen, S. 69) vereint Tradition und Kreativität. Die schönen Ergebnisse sind althergebrachte Schmuckstücke, modern interpretiert.

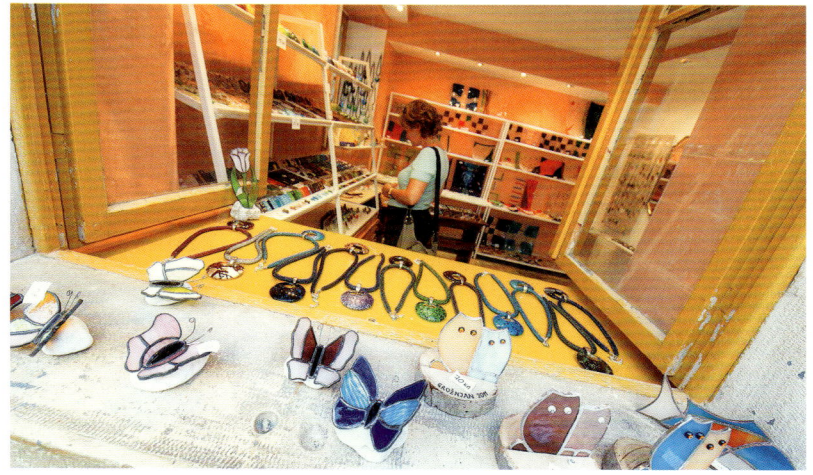

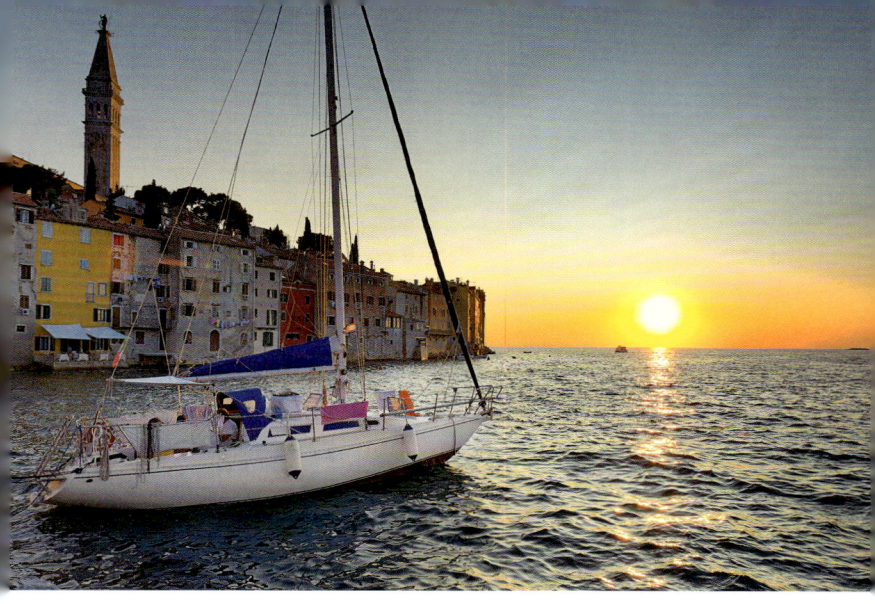

SPORT UND STRÄNDE

*An der langen Küste Istriens und den vorgelagerten Inseln spielt der
Wassersport ohne Zweifel eine Hauptrolle im Reigen der sportlichen
Aktivitäten. Aber inzwischen liegen auch Klettern im Karstgestein,
Fahrradtouren und Wandern im grünen Hinterland im Trend.*

Der Urlaubsalltag spielt sich in erster Linie an der Küste ab. In punkto
Badespaß liegt die Spannbreite zwischen hervorragend erschlossenen
Stränden in den Tourismushochburgen und stillen Buchten auf den Inseln in der Kvarner Bucht, die oftmals nur mit dem Boot zu erreichen
sind. Die Wassertemperaturen an der Küste liegen in der Hochsaison zwischen 20 und 25 °C – beste Voraussetzungen zum Schwimmen, Schnorcheln und Tauchen! Das Angebot an **Wassersportaktivitäten** ist breit ge-
fächert, und natürlich ist Kroatien als das Land der 1000 Inseln auch eine
Traumdestination für Segler – Inselhopping ist besonders beliebt.
Vor allem das Hinterland Istriens hat sich in den letzten Jahren zu einer
beliebten **Radfahrer-Destination** entwickelt: Mehr als 40 offizielle Routen mit ausführlichem und hervorragend aufbereitetem Kartenmaterial
finden sich hier – von 14 bis fast 100 km Länge, und die Beschilderung ist

◀ Vor Rovinj (▶ MERIAN TopTen, S. 81) dem Sonnenuntergang entgegensegeln.

zumeist sehr gut. Neben den eher für Mountainbiker geeigneten Schotterstrecken gibt es auch zahlreiche Straßen für Rennradfahrer. Der Schwierigkeitsgrad liegt wegen der hügeligen Region zumeist etwas höher. Vorsicht im Sommer: Es muss immer mit großer Hitze gerechnet werden, also Getränke und Sonnenschutz nicht vergessen! Das größte Fahrrad-Highlight ist sicherlich die **Parenzana** (▶ S. 135). Auf dieser ehemaligen Eisenbahnstrecke radelt man durch herrliche Landschaft vorbei an romantischen Dörfern, die auch einen längeren Aufenthalt lohnen. Vor allem im Herbst und von Frühjahr bis zum Sommeranfang tummeln sich auch mehr und mehr **Wanderer** in der abwechslungsreichen Landschaft der Adria-Halbinsel. Gerade in dieser Zeit ist das milde Mittelmeerklima bestens zum Wandern geeignet – und die hügelige Landschaft Istriens mit ihren weiten Ausblicken tut ihr Übriges, um wanderaffine Besucher anzulocken.

FREECLIMBING

Die bekannteste Kletterdestination in Istrien ist sicher das Goldkap (Zlatni rt, ▶ S. 84) bei Rovinj. Sowohl die Sportlichen unter den Felseroberern als auch die Anfänger werden hier schöne Aufstiege für ihren individuellen Schwierigkeitsgrad finden. Das Outdoorzentrum am Eingang des Parks bietet das nötige Rüstzeug dazu und das kann ausgeliehen werden. Auch der 90 m hohe Felsen über dem Heilbad Istarske Toplice hat sich zu einem beliebten Klettertreffpunkt entwickelt, genauso wie Raspadalica bei Buzet. Bisher sind insgesamt neun Klettergebiete in Istrien fürs Sportklettern eingerichtet worden, neben den oben genannten sind diese Routen beim Limski Kanal, der Ruinenstadt Dvigrad, Vranjska draga beim Tunnel Učka sowie bei Pazin, Mošćenička draga, Vintijan bei Pula und Rabac zu finden.
www.istra.hr

GOLF

Noch können Gäste im Vergleich zu anderen Mittelmeerregionen nur bedingt einlochen. Die historische 18-Loch-Anlage auf der Insel Brijuni liegt wunderschön und wird aus Rücksicht auf die Natur nicht künstlich bewässert. In Savudrija bei Umag befindet sich der 18-Loch-Golfplatz Kempinski Adriatic (www.kempinski-adriatic.com). Weitere 18-Loch-Anlagen sind in Planung bzw. kurz vor der Fertigstellung. Standorte für die Plätze sind Umag, Rovinj, Novigrad, nahe Pula, im Hinterland bei Buzet am Butoniga-See, in Pićan und in der Nähe von Labin. In Tar bei Lanterna gibt es eine Driving Range.

Golfclub Adriatic | Savudrija, Alberi 300 |
Tel. 0 52/70 71 00 | www.go f-adriatic.com
Golfclub Insel Brijuni | Nat onalpark
Brijuni | Anmeldung und Buchung:
Tel. 0 52/52 58 83 | www.brijuni.hr

RAD FAHREN

Je nach Interesse und Kondition bietet
Istrien Radwege aller Couleur: auf den
Spuren von Muskat- und Malvasier-
Weinanbaugebieten oder der alten Eisenbahnlinie Parenzana, unterwegs auf
der Orchideen-, der Feen-, der Glagoli-
ter-Route. Die Beschilderung ist in den
meisten Fällen sehr gut. Neben den
eher für Mountainbiker geeigneten
Schotterstrecken bieten zahlreiche
Straßen gute Bedingungen für Rennradfahrer. Der Schwierigkeitsgrad liegt
wegen der topografischen Beschaffen-
heit der Region (mit vielen Hügeln)
zumeist etwas höher. Vorsicht im Sommer: Sie müssen mit großer Hitze rechnen, also Getränke und Sonnenschutz
nicht vergessen.

Allgemeine Infos mit sehr guten Karten:
www.istria-bike.com

Radweg Parenzana

Die 61 km lange, mittelschwere Strecke
ist gut ausgeschildert und bietet zahlreiche Übernachtungsmöglichkeiten.
Klassischer Startpunkt ist Buje. Dann
geht es über Grožnjan (mit fast 300 m
über dem Meer der höchste Punkt),
Konstanjica, Oprtalj, Livade, Motovun,
Rakotule bis in die Nähe von Poreč.
Wer es (leistungs-)sportlich mag: Anfang Oktober findet auf der Parenzana
ein Etappen- bzw. Marathonrennen für
Mountainbiker statt, das eine besondere Mischung aus Sport und Tourismus
bietet (▶ S. 135).

SEGELN

Kroatien – das Land der 1000 Inseln.
Inselhopping durch kristallklares Wasser, vorbei an idyllischen Hafenstädten.
Da wundert es nicht, wenn Istrien für
Segler immer beliebter wird. Zumal
auch zahlreiche öffentliche Marinas
zur Verfügung stehen. Die wichtigsten
auf dem Festland sind Umag, Novigrad, Červar-Porat und Parentium (die
beiden Letztgenannten sind rund 8 km
von Poreč entfernt), Rovinj, Pula, Vrsar, Veruda und Pomer (beide nahe
Pula) sowie zwei Anlegestellen in Opatija. Eine gute Übersicht über das Angebot von 21 Anlagen bietet der Adriatic Croatia International Club (ACI).
Viele Marinas in der Kvarner Bucht
sind auch in der Broschüre »Auf den
Flügeln der Möwe« des Kvarner Tou-
rismusverbandes beschrieben.

ACI Club: Opatija, M. Tita 151 | Tel. 0 51/
27 12 88 | www.aci-club.hr | weitere
Infos: www.istra.hr, www.kvarner.hr

TAUCHEN

Die Insel Piruzi, die Sandbänke von
Gobo, Pranor und Buje empfehlen sich
besonders für Tauchanfänger. Die Er-
fahreneren schätzen die Reviere der
Insel Far, das Riff Rubini vor Rovinje
und natürlich Dutzende von Wracks,
die auf dem Meeresboden auf ihre Er-
kundung warten. Das österreichische
Passagierschiff »Baron Gautsch« sank
1914 in der verminten Zone der eigenen
Marine etwa 60 km von Rovinj entfernt. Es ist heute wegen seines guten
Zustandes ein beliebtes Tauchobjekt
und gehört zu den schönsten Wrack-
Tauchzielen im gesamten Mittelmeer
(▶ S. 54). Diverse Tauchbasen um Rovinj bieten Tagestouren an. Auch die

Küste östlich von Opatija und die In- seln der Kvarner Bucht gehören zu den schönsten Tauchregionen im Mittel- meerraum. In den letzten Jahren haben sich zahlreiche Tauchbasen etabliert (u. a. auf Cres, Lošinj und Krk). Im Grunde kann man das ganze Jahr über abtauchen, besonders geeignet ist je- doch der Zeitraum zwischen Mai und November.

Eine gute Übersicht über die besten Reviere bietet die Broschüre »Ein Tauchgenuss«, erhältlich beim Kvarner Tourismusverband (www.kvarner.hr). Auch der Tourismusverband Istriens hat die besten Tauchschulen, -reviere und Wracks in einer Broschüre zusam- mengefasst: »Istra Diving: Tauchen in Istrien« (www.istra.hr).

Scubacenter Sv. Marina

Dieses Tauchzentrum wurde von der Zeitschrift »Tauchen« mehrfach als bestes Tauchcenter im Mittelmeerraum ausgezeichnet.

Labin | Autokamp Marina | Tel. 0 52/ 87 90 52 | www.scubacenter.de

TENNIS

Die bekannteren Hotels verfügen in- zwischen über Tenniscourts, ebenso die größeren Campingplätze. DAS Tenniszentrum ist Umag mit umfang- reichen Angeboten auf 16 Courts sowie einem ATP-Turnier im Juli.

Umag Tennis Academy | Umag, Katoro bb | Tel. 0 52/70 07 00 | www.umagtennisacademy.com ATP-Turnier Croatia Open | Umag | ATP Stadium, Savudrijska cesta bb | Tel. 0 52/71 91 25 | www.croatiaopen.hr

WANDERN

Im Landesinneren erfordert die Erkun- dung des bis über 1200 m hohen Gebir- ges Ćićarija und des Učka gute Kondi-

Vorbei an hügeligen Weinreben, gekrönt von romantischen, kleinen Orten, erkundet man auf dem Fahrrad Istriens schönste Seiten, wie hier im Mirnatal.

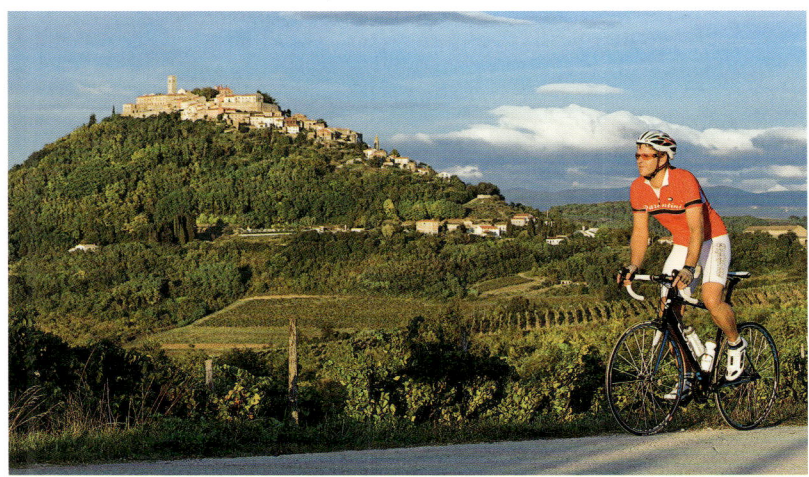

tion und Ausrüstung. 30 km westlich von Rijeka liegt der Nationalpark Risnjak. Dort führt ein markierter Wanderweg auf den 1528 m hohen Veliki Risnjak. Die Alpinschule Innsbruck (www.asi.at) organisiert Reisen mit Bergwanderungen in der Region. Der rund 12 km lange Küstenwanderweg Lungomare zwischen Volosko und Lovran ist für Familienwanderungen gut geeignet. Auch die für den Autoverkehr gesperrten Brijuni-Inseln lassen sich gut zu Fuß erkunden.

Wer es besonders ausgedehnt liebt: Für die Bergsteigerroute von Rijeka (Ausschilderung RT) benötigt man knapp eine Woche, in der alle höheren Gipfel des Gebirges hinter der Riviera bestiegen werden.

WINDSURFEN

Die Küste vor Premantura hat sich als die Top-Surfdestination Kroatiens etabliert. Die Winde Bora, Jugo und Maestral sorgen für besonders gute Surfbedingungen. Ausrüstung kann sich jeder hier und in anderen Küstenorten in den Surfschulen leihen. Jedes Jahr findet Ende Oktober, Anfang November am Strand von Stupice der Windsurf-Wettbewerb »Hallowind« statt.

🕐 Im Frühling und Herbst sind die Wellen am höchsten.

Windsurfing Center | Medulin | Hotel Belvedere Strand | Kontakt: Boris Ivančić | Pula, Zoranićeva 17 | Tel. 0 91/51 236 46 | www.windsurfing.hr

STRÄNDE

Liebhaber von Sandstränden müssen in Istrien schon ein wenig suchen. Dafür haben die felsigeren Untergründe den Vorteil, dass das kristallklare Wasser tief blicken lässt. Trotzdem gehören bei Fels, Betonplatten oder harten Kieseln Plastiksandalen zum Baden und eine feste Unterlage zum Sonnen zur Grundausstattung. Auch weil das klare Wasser es hier mit sich bringt, dass viele Seeigel das kühle Nass bevölkern.

Bijeca 👪   📖 D 8
Der Sandstrand von Medulin ist besonders Familien mit kleinen Kindern zu empfehlen: Das seichte Wasser geht nur sehr allmählich in größere Tiefen über. Außerdem gibt es eine Wasserrutsche, viele Geschäfte und Restaurants.

Cisterna   📖 C 6
Die beiden Strände an der Cisterna- und der Bačvice-Bucht gehören zu den schönsten an der Westküste, südlich von Rovinj gelegen. Schneeweißer Kieselstrand, viel Natur und ein Vogelschutzgebiet gleich in der Nähe. Allerdings ist dieser Strandbereich noch nicht erschlossen, sodass man hier auf gastronomische oder sonstige Freizeitangebote verzichten muss.

Lanterna 👪   📖 E 5
Der Kieselstrand in der Bucht von Rabac ist aufgrund des seichten Wassers gut für Familien mit Kindern geeignet, mit Wasserrutschen, Sportplätzen. Außerdem ausgezeichnet mit der Blauen Flagge, ein Abzeichen für sauberes Wasser und Umweltschutz.

Medveja   📖 F 4
Am Fuß des Učka-Gebirges und südlich von Opatija liegt dieser 2 km lange Kiesstrand. Er bietet viele Freizeitmöglichkeiten wie Kajakfahren, Tauchen oder Fallschirmsegeln.

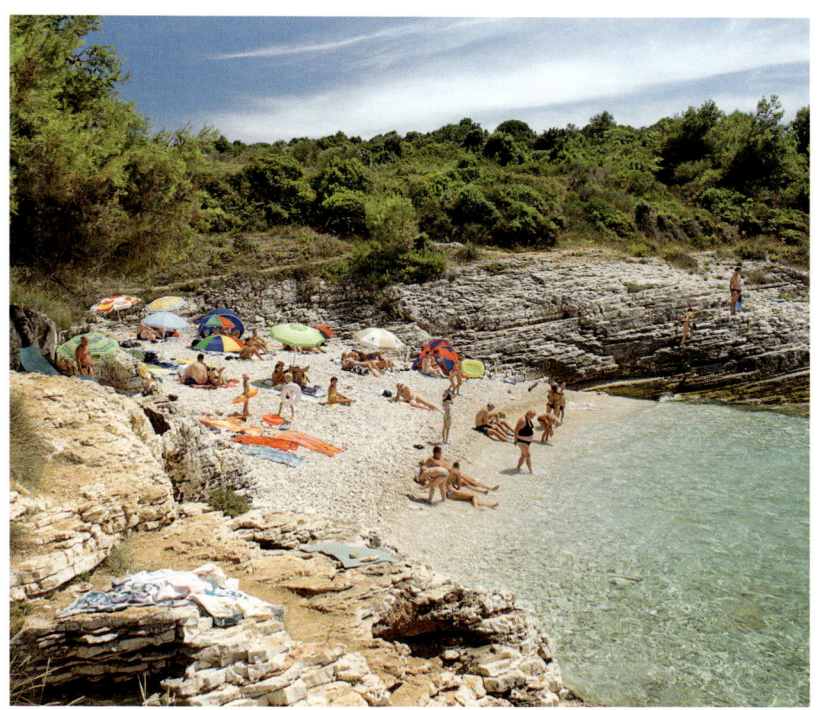

An der südlichen Spitze Istriens reihen sich landschaftliche Höhepunkte aneinander, darunter das schöne Kap Kamenjak (▶ S. 47) mit kristallklarem Wasser.

Rt Kamenjak/Kap Kamenjak D 8

Über 30 km verläuft die Küstenlinie überwiegend mit Felsstränden am Rt Kamenjak, aber auch mit einigen Sandbuchten. Das Naturschutzgebiet kann mit Einsamkeit und sauberem Wasser punkten. Aber Vorsicht im Südteil der Halbinsel, hier können tückische Meeresströmungen auftreten!

Uvala Meli Cres G 9

Einer der schönsten Strände auf Cres befindet sich im Süden der Insel: Die Bucht Meli ist ein Fest fürs Auge: unberührte Natur, türkisblaues Meer und ein langer Sand-/Kiesstrand. Am besten mit dem Boot hinfahren, denn die Bucht lässt sich per Auto nicht direkt anfahren, und der Weg zu Fuß hinab ist beschwerlich.

Zelena Laguna B 4

Die grüne Lagune (Zelena Laguna) liegt nur 5 km vom Zentrum Porečs entfernt in einer Bucht. Entsprechend üppig ist die Küstenlinie hier mit Freizeitmöglichkeiten wie Beachvolleyball, Minigolf, Tennis, aber auch Gastronomieangeboten bestückt. Ausgezeichnet mit der Blauen Flagge.

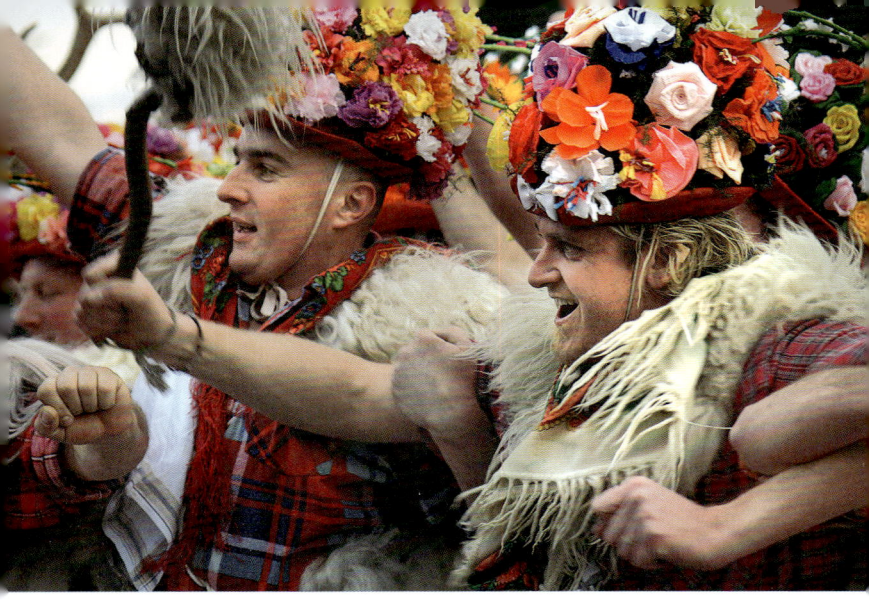

FESTE FEIERN

Die Halbinsel hat das ganze Jahr über Events zu bieten, ob nun traditionelle katholische Feierlichkeiten oder Festivals für Feinschmecker, für Musik-, Kunst- oder Sportliebhaber. Und wer würde vermuten, dass die größten Events dem Film gewidmet sind?

Im Sommer überfüllt, ansonsten »tote Hose«. Dieses Schicksal teilt Istrien zum Glück nicht mit anderen Destinationen. Aber eine Tendenz gibt es schon: Am ruhigsten ist es im Winter, wenn die stürmische Bora ihre eiskalten Fallwinde an die Adria schickt. Dann sind mehrheitlich Einheimische auf den Weihnachtsmärkten und Karnevalsumzügen zu finden.

DEM LEIBLICHEN WOHL HULDIGEN

Der Sommer ist an der langen Küstenlinie natürlich ein Selbstläufer: Badegäste finden zuhauf den Weg nach Istrien, viele Hotels sind ausgebucht. Und jedes Wochenende lockt ein anderes Event. Die Oliven-, Wein- und Trüffelernte machen den Herbst zur Schlemmersaison … ob Trüffeltage, der Wettbewerb um das beste Trüffelomelett oder Grappa- und Traubenfest. Aber auch im Frühling, wenn frischer grüner Spargel sprießt und die

◄ Der Karneval (► S. 49) ist ein alljährliches
Highlight in Rijeka und Buzet.

Weinkeller ihre Pforten öffnen, wird der Genuss großgeschrieben. Istriens größte Wein- und Gastromesse, die Vinistra, lockt ebenfalls im Frühling die Feinschmecker hierher.

Die beiden bedeutendsten Events auf der Halbinsel sind jedoch nicht im Gastro-, sondern im Kunstbereich anzusiedeln. Es sind Filmevents. Schon seit über 60 Jahren ist die Arena in Pula Schauplatz des dortigen Filmfestivals. Alljährlich wird hier die bedeutendste kroatische Auszeichnung, der »kroatische Oscar«, an die Filmschaffenden verliehen. Das Indie-Party-Gegenstück ist das Filmfestival in Motovun. Die kleine mittelalterliche Hügelstadt platzt mittlerweile fast aus allen Nähten, wenn Filmfans aus ganz Europa hier ihre Zelte aufschlagen.

FEBRUAR

Karneval, Rijeka und Buzet

Die bekanntesten und größten Karnevalsfeierlichkeiten Kroatiens finden alljährlich in Rijeka statt. Auch die Maskerade in Buzet kann sich sehen lassen. Nach den Karnevalsumzügen wird der »Pust« oder »Mesopust« verbrannt, eine überdimensionale Strohpuppe.
Februar/März | Buzet | www.tz-buzet.hr
Februar/März | Rijeka | www.rijecki-karneval.hr

Schoko- und Weinfest 🚩 ► S. 18

MÄRZ

Istrakon, Pazin

Wo wäre eine Science-Fiction-Konvention besser aufgehoben als in Pazin? Schließlich hatte der Ort auch in der Vergangenheit schon Autoren fantastischer Weltliteratur wie Jules Vernes inspiriert. Hier treffen sich die Liebhaber der paranormalen Wissenschaften und Science-Fiction-Literatur.

März | Tagungszentrum Pazin, Šetalište Pazinske gimnazije 3 | www.facebook.com/Istrakon

Istrische Spargeltage

Im Frühling sprießt der wilde Spargel. In der Zeit findet man kaum eine Familie, die diese Gelegenheit nicht nutzt, um in den Wäldern Istriens nach der grünen Delikatesse zu suchen. Viele Dörfer und Restaurants nehmen diese Zeit zum Anlass, um die »Istrischen Spargeltage« zu feiern.
Ende März bis Mitte Mai | Umag Tourist Board | Umag, Jadranska 66 | www.coloursofistria.com

APRIL/MAI

Vinistra, Poreč

Vinistra, das ist nicht nur die Vereinigung der istrischen Weinbauern und Winzer, auch die gleichnamige Ausstellung findet alljährlich in Poreč statt – und bietet den besten Überblick über das Angebot hiesiger Weine.

Ende April/Anfang Mai | Poreč | Vinistra Headquarter | Carla Huguesa 8 | Tel. 0 52/6 216 98 | www.vinistra.com

Tag des offenen Weinkellers

Knapp 100 Winzer in Istrien öffnen die Türen ihrer Güter und Weinkeller und bieten Besichtigungen, Führungen und Verkostungen an.

Letzter Sonntag im Mai | Istria Tourist Board | Poreč, Pionirska 1 | Tel. 0 52/45 27 96 | www.istra.hr

JUNI

Festival Kvarner, Opatija 🚩

Ob Mahler, Puccini oder Lehar – sie alle haben die Edel-Destination Opatija besucht. Kein Wunder also, dass hier ein Festival für klassische Musik seine neue Heimat gefunden hat. Spielorte sind die herrschaftlichen Jugendstilvillen und Konzertsäle aus der Zeit der k.u.k.-Monarchie.

Ende Juni | Opatija, Vladimira Nazora 3 (Büro Festival Kvarner) | Tel. 0 51/21 05 12 | www.festivalkvarner.com

Istra Inspirit 🚩

Veranstaltungen an Schauplätzen auf der gesamten Halbinsel entführen die Gäste in die Vergangenheit und in die regionale Welt der Mythen. Damit das Eintauchen in andere Welten so authentisch wie möglich wird, gehören historische Kostüme und die entsprechende kulinarische Begleitung dazu: In Pazin erkundet man die Unterwasserwelt von Jules Vernes, in Pula erleben Kinder einen mittelalterlichen Zirkus mit Gauklern, und in Medulin werden sie Zeuge einer römischen Verschwörung.

Juni–August | Tel. 0 52/88 00 88 | www.istrainspirit.hr

JULI

Filmfestival, Pula

Unten flimmert es auf der Leinwand, und oben leuchten die Sterne: Das Amphitheater ist aber nur einer der vielen Schauplätze in der Stadt. An diesen Tagen zeigen Filmtheater in ganz Pula zwei Wochen lang die mehr als 100 Festivalbeiträge. Hinzu kommen viele Konzerte und Ausstellungen.

Mitte bis Ende Juli | Pula, Uspon na Kaštel 2 | Tel. 0 52/39 33 21 | www.pulafilmfestival.hr

Jakovlja, Kanfanar

St. Jakob ist der Patron des Ortes Kanfanar. Das Besondere am Jakobsfest (Jakovlja) in Kanfanar sind die prächtigen Boškarin-Rinder, die im Mittelpunkt des Festumzuges und der Wettbewerbe der Ochsenschau stehen.

Letzter Samstag im Juli

Croatia Open, Umag

Das wichtigste Sportevent Istriens: Anlässlich dieses ATP-Turniers strömen internationale Tennisgrößen in den Nordwesten der Halbinsel.

Ende Juli | Umag | ATP Stadium, Savudrijska cesta bb | Tel. 0 52/71 91 25 | www.croatiaopen.hr

Motovun Film Festival

Während Pula die Filmschaffenden etwas gediegener zelebriert, gleicht Motovun in diesen verrückten fünf Tagen eher einem Woodstock: Viele Filmliebhaber campen oder schlafen im Auto, weil die mittelalterliche Hügelstadt für den Besucherstrom gar nicht genug Zimmer zur Verfügung stellen kann.

Ende Juli | www.motovunfilmfestival.com

AUGUST

Nacht von Bale

Bei diesem Volksfest gehen die Bewohner später ins Bett als sonst: Sie feiern die »Nacht von Bale« und machen selbige zum Tag – mit Konzerten, Partys und gutem Essen.

Erster Samstag im August | www.bale-valle.hr

Sardellenfest, Fažana

Zu Ehren des Heiligen Bernhard gibt es Fisch und Wein satt. Die Sardelle ist das Symbol der Fischer von Fažana. Dazu gehören Musik, Sardellengerichte, Veranstaltungen rund um die Fischereikultur und ein abschließendes Feuerwerk.

Anfang August | www.infofazana.de

Barulja, Žminj

Das größte Dorffest von Žminj zu Ehren des Heiligen Bartolo hat Tradition. Dazu gehört auch ein Viehmarkt.

Letzter Samstag im August | www.istria-zminj.com

Stadtfest Novigrad

Zu Ehren des Beschützers von Novigrad, dem Heiligen Pelasius, bietet dieses mehrtägige Fest im Stadtzentrum musikalische, sportliche und gastronomische Events. Am letzten Tag geben kroatische Künstler ein großes Konzert und bilden zusammen mit einem Feuerwerk den krönenden Abschluss.

Ende August | www.coloursofistria.com

SEPTEMBER

St. Eufemija-Tag, Rovinj

An den Tagen rund um den 16. September, dem Tag der Schutzpatronin, wird es bunt in der Altstadt und am Hafen in Rovinj: Das Programm reicht von Segelregatta über Weinfestival und Konzerte bis hin zu feierlichen Messen.

16. September | Rovinj | Tel. 0 52/80 52 05 | www.tzgrovinj.hr

Traubenfest, Buje

Schon seit mehr als 100 Jahren feiern die Winzer um Buje den Beginn der Traubenernte mit diesem Fest. Dazu gehört traditionell auch eine Prozession der Weinbauern, anschließend das Traubenstampfen und der obligatorische Umtrunk. Außerdem bietet ein Rahmenprogramm musikalische Unterhaltung u.v.m.

Mitte September | Buje | Tel. 0 52/77 33 53 | www.tzg-buje.hr

OKTOBER

Trüffeltage, Livade

Von September bis Ende November ist Trüffelzeit – mit Veranstaltungen u. a. in Buzet, Livade, Sovinjak und Oprtalj. Das größte Trüffelfest findet in Livade statt, hier wird alljährlich der Finder des größten und schönsten weißen Trüffels prämiert. Außerdem Schaukochen und eine Messe der landwirtschaftlichen Produkte inklusive Verkostung der regionalen Weine.

Anfang Oktober | www.istria-gourmet.com

NOVEMBER

Martinje, Momjan

St. Martin gilt als Beschützer des Ortes Momjan – und der Winzer. Weil Momjan das Zentrum des lieblichen Muskat ist, wird dieser Wein am St. Martinstag besonders gefeiert.

Um den 11. November | www.tzg-buje.hr

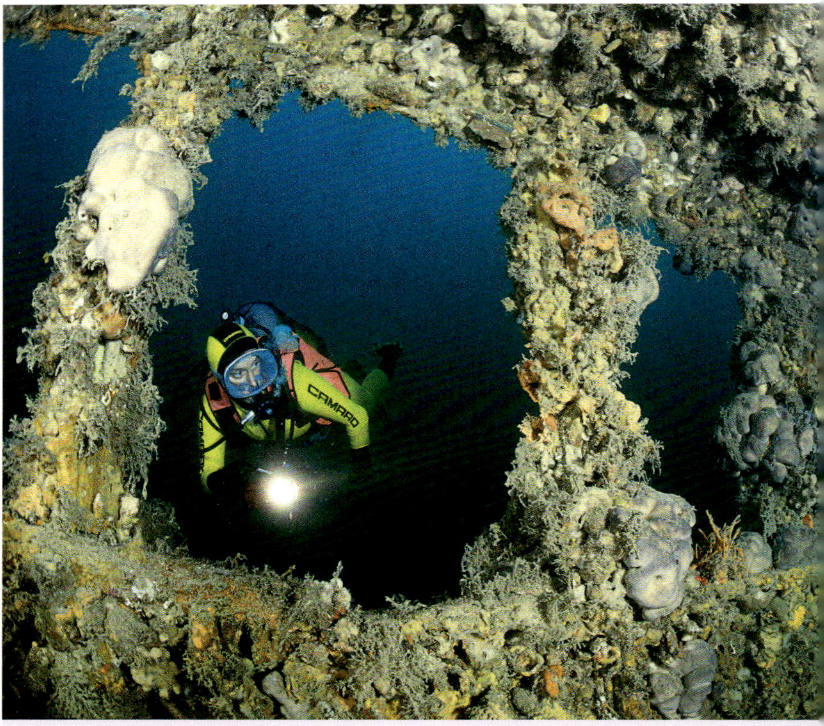

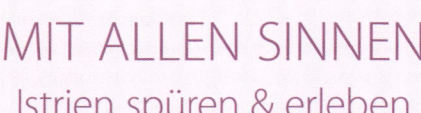

MIT ALLEN SINNEN
Istrien spüren & erleben

*Reisen – das bedeutet aufregende Gerüche und neue Geschmacks-
erlebnisse, intensive Farben, unbekannte Klänge und unerwartete
Einsichten; denn unterwegs ist Ihr Geist auf besondere Art und Weise
geschärft. Also, lassen Sie sich mit unseren Empfehlungen auf das
Leben vor Ort ein, fordern Sie Ihre Sinne heraus und erleben Sie
Inspiration. Es wird Ihnen unter die Haut gehen!*

◀ Das Wrack »Baron Gautsch« (▶ S. 54) zählt zu den 50 besten Tauchspots weltweit.

AKTIVITÄTEN

Fischpicknick

Das Fischpicknick ist nicht etwa eine Erfindung der Tourismusagenturen, sondern eine alte istrische Tradition. Viele Familien an der Küste nennen ein kleines Segelboot ihr Eigen und nutzen das Wochenende, um eine der unzähligen Inseln vor der Küste anzusteuern. Es wird gebadet, gegrillt, Wein getrunken, gelacht – einfach das Leben genossen. Viele Agenturen an der gesamten Küste bieten auch für Istrien-Besucher organisierte Fischpicknicks an. Meist wird eine Badebucht angesteuert, ein Aperitif eingenommen und natürlich auch Fisch gegrillt und Wein getrunken. Dazu muss man sich einfach in Richtung Meer begeben, ob in Opatija, Poreč, Pula, Rabac, Rovinj oder Vrsar. Die Ausflugsschiffe liegen dort in der Hauptsaison vor Anker, um die umgebenden Inseln anzusteuern. Kleiner Tipp: Lieber ein wenig mehr bezahlen und ein kleines Ausflugsboot auswählen. Sonst ist die Einsamkeit der angesteuerten Bucht schnell dahin. Besonders empfehlenswert:

Rovinjer Inseln: Tourismusverband Rovinj | Rovinj, Pina Budicina 12 | Tel. 0 52/81 15 66 | www.tzgrovinj.hr

Von Rabac zur Insel Cres: Tourismusverband Labin/Rabac | Labin | Titov Trg 2/1 | Tel. 0 52/85 55 60 | www.istria-rabac.com

Garten der Sinne 🚩   📕 C 6

Auf einem Hügel kurz vor Bale (aus Richtung Rovinj kommend) gibt es diesen noch jungen Aromagarten zu entdecken: Von Natursteinen eingefasste Beete spiegeln den Reichtum der heimischen Kräuterwelt wider. Ob Salbei, Rosmarin, Kamille oder wilder Majoran – in Istrien hat das Kräutersammeln eine lange Tradition. Rund 300 Gewürz- und Aromapflanzen zeigt diese hübsch angelegte Parkanlage. Ins

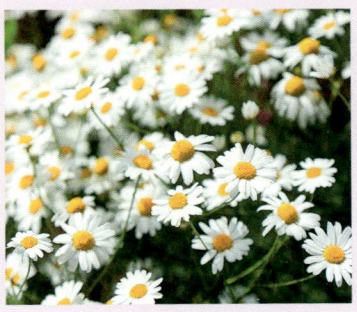

Leben gerufen hat den Garten der Naturkosmetikproduzent Bioaromatica. In Kürze wird neben »Histria Aromatica« auch ein Museum sowie ein Geschäft mit über 500 aromatischen Souvenirs das Angebot erweitern. Im Restaurant können die Gäste rund fünfzig Sorten Tee und hausgemachten Kuchen genießen. Der Panoramablick vom Hügel ist inklusive.

Histria Aromatica | Bale (Golaš/Pižanovac) | www.aromatica.hr

Geflügelte Schönheiten 📕 B 5

Vogelschwärme starten und landen, gefiederte Sänger schmettern ihr Lied, dazu quaken die Frösche. Gibt es etwas Beruhigenderes als diese Naturmusik? Istriens einziges ornithologisches Reservat Palud liegt südwestlich von Rovinj und ist ein Sumpfgebiet. Dieses hat sich in einer Landsenke entwickelt, weil sich die Bäche und Flüsse aus den umgebenden Bergen in der Tiefebene ergießen. Die Österreicher gruben während der k.u.k.-Monarchie einen Kanal in Richtung Meer, um den Salzgehalt des Wassers im Sumpf zu erhö-

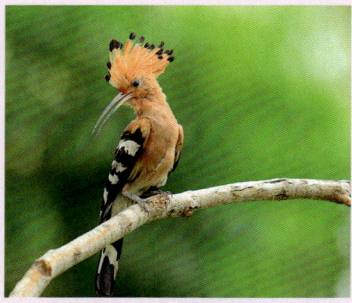

hen, der Grund: Damals gab es hier noch Malaria-Mücken. Diese Maßnahme ließ erstaunlicherweise die biologische Vielfalt in diesem Gebiet explodieren. Sowohl Süß- als auch Salzwasserbewohner fühlen sich in Palud wohl. Gleiches gilt für die Vogelwelt, die vom Wiedehopf über verschiedene Entenarten bis hin zum Strandläufer reicht. Rund 220 Vogelarten konnten die Ornithologen hier bereits entdecken. Ein Birdwatching-Rundgang inklusive Ausrüstung und unter fachkundiger Begleitung lässt sich im nahe gelegenen Rovinj buchen. Einzelbesucher zahlen keinen Eintritt. ⏱ Im September, wenn die Vogelschwärme auf dem Weg nach Süden hier Station machen.
Natura Histrica | Rovinj, Obala A. Rismondo 2 | Tel. 0 52/83 05 82 | www.natura-histrica.hr | Juni–August 9–21 Uhr | Birdwatching inkl. Ausrüstung 50 Kn

Titanic der Adria   🔖 D 7

Der abgebrochene Schornstein versinkt traurig in dem Blau der Tiefe, Fischschwärme umzucken die mit Muscheln und Schwämmen überwachsenen Säulen und das eingebrochene Dach des ehemaligen Luxus-Passagierdampfers. Eine Mine machte ihm im Ersten Weltkrieg den Garaus. Innerhalb von sieben Minuten sank das Schiff damals, und über die Hälfte der Passagiere ertrank. Von der Tragödie spürt man hier heute nichts mehr, außer der mystischen Stimmung. Vielen gilt die »Baron Gautsch« heute als das schönste Schiffswrack der Adria, und sie zählt zu den Top 50 Tauchdestinationen der Welt. Wer hier hinabtauchen möchte, kann das allerdings nur über Tauchagenturen mit staatlicher Genehmigung. Hier sei als Beispiel das Tauchzentrum von Rudi und Sabine Kniewasser empfohlen. Der Vorteil: Man spricht deutsch.
Diving Centre Puntižela | Pula, AC Puntižela 52 | Tel. 0 52/51 74 74 | www.relaxt-abgetaucht.de | Bootstauchgang zur »Baron Gautsch« (inkl. Nationalparkgebühr) 350 Kn

Überleben üben   🔖 D 7

Die eigenen Grenzen spüren und über sich selbst hinauswachsen: Beim Survival-Kurs geht es nicht nur darum, die Natur zu erleben. Wie mache ich ein Feuer ohne Streichholz? Wie reagiere ich in einer Gefahrensituation? Wo baue ich mir im Wald eine primitive Hütte für die Nacht? Und wie backe ich auf einem heißen Stein einen Brotfladen aus selbst gesammelten Pflanzen? Überleben in der Wildnis lehren und echte Abenteuer bieten, damit hat eine ungewöhnliche Agentur in Istrien großen Erfolg. Zwei Ausbilder zeigen in einem Wochenend-Crashkurs die Basics. Wer es intensiver haben möchte, kann auch andere Kurse buchen – von einfach über hart bis hin zu extrem.

Croatian Outdoor Survival School | Pula, Sisplac 05 | Tel. 0 52/49 59 32 | www.extremesurvive.com | Mo–Fr 9–17 Uhr

EINKAUFEN

Blaublütig C3

Blaue Wunder verströmen ihren intensiven Duft – Lavendel ist wie kaum eine andere mediterrane Pflanze zum Symbol für Wellness aus Istrien geworden. Und Lavendelprodukte direkt vom Bauern – wo gibt es das schon? Sandra und Danino Oklen bauen die Aromapflanzen auf ihren Feldern nun schon seit über einem Jahrzehnt ökologisch an. Ihr Shop ist ein Fest für die Sinne: Aromaöl, Duftkissen, Lavendelseife, Shampoo, sogar leckere Plätzchen und Marmelade mit Lavendelblüten gibt es hier.

🕐 Lavendel beginnt ab Mai zu blühen, am schönsten ist es zwischen den Feldern im Juni.

Lavanda Oklen | Vižinada, Vrbani 3 | Tel. 0 52/44 61 01 | Mo–Fr 10–18 Uhr

WELLNESS

Göttliche Schönheit E5

Sentona ist eine lokale Göttin der Schönheit und Fruchtbarkeit aus der Gegend um Labin, die dort schon vor 2000 Jahren verehrt wurde. In den hiesigen Wellnesszentren von Labin und Rabac steht daher Sentona im Mittelpunkt – ob bei der einstündigen »Goddess-in-Balance«-Ganzkörpermassage mit heimischem Lavendelöl oder bei der Antistressmassage »Power Goddess« mit Lorbeeröl, um nur zwei zu nennen.

Maslinica d.o.o.: Rabac | Rabac bb P.P. 2 | Tel. 0 52/88 41 50 | www.maslinica-rabac.com

Wellness ist weiter auf dem Vormarsch, und so bieten Istriens Hotels zunehmend Massagen und Schönheitsanwendungen mit entspannenden, duftenden Lavendelprodukten an.

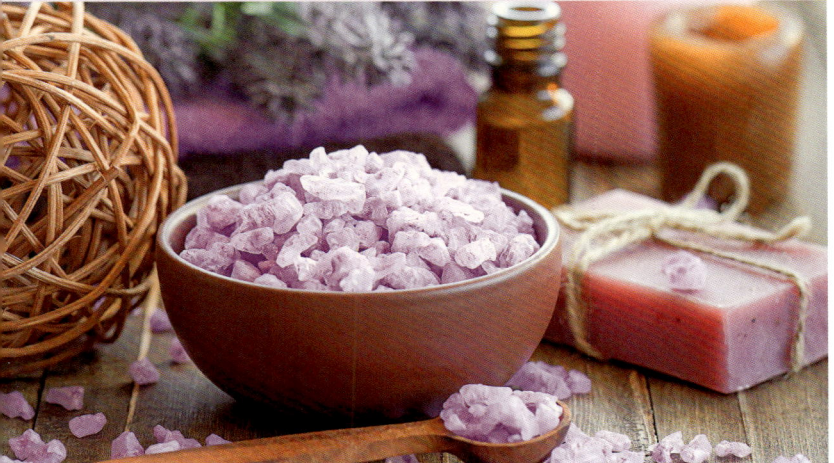

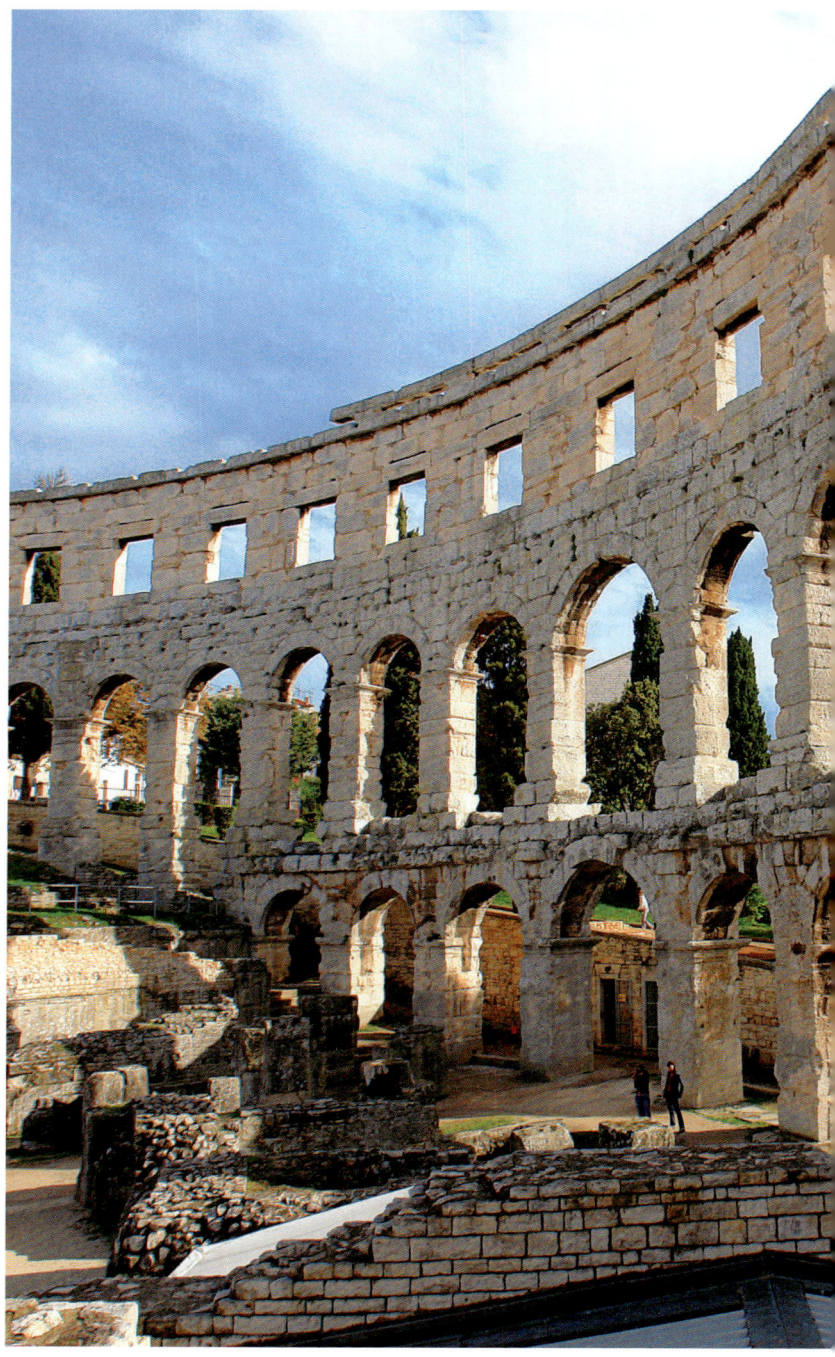

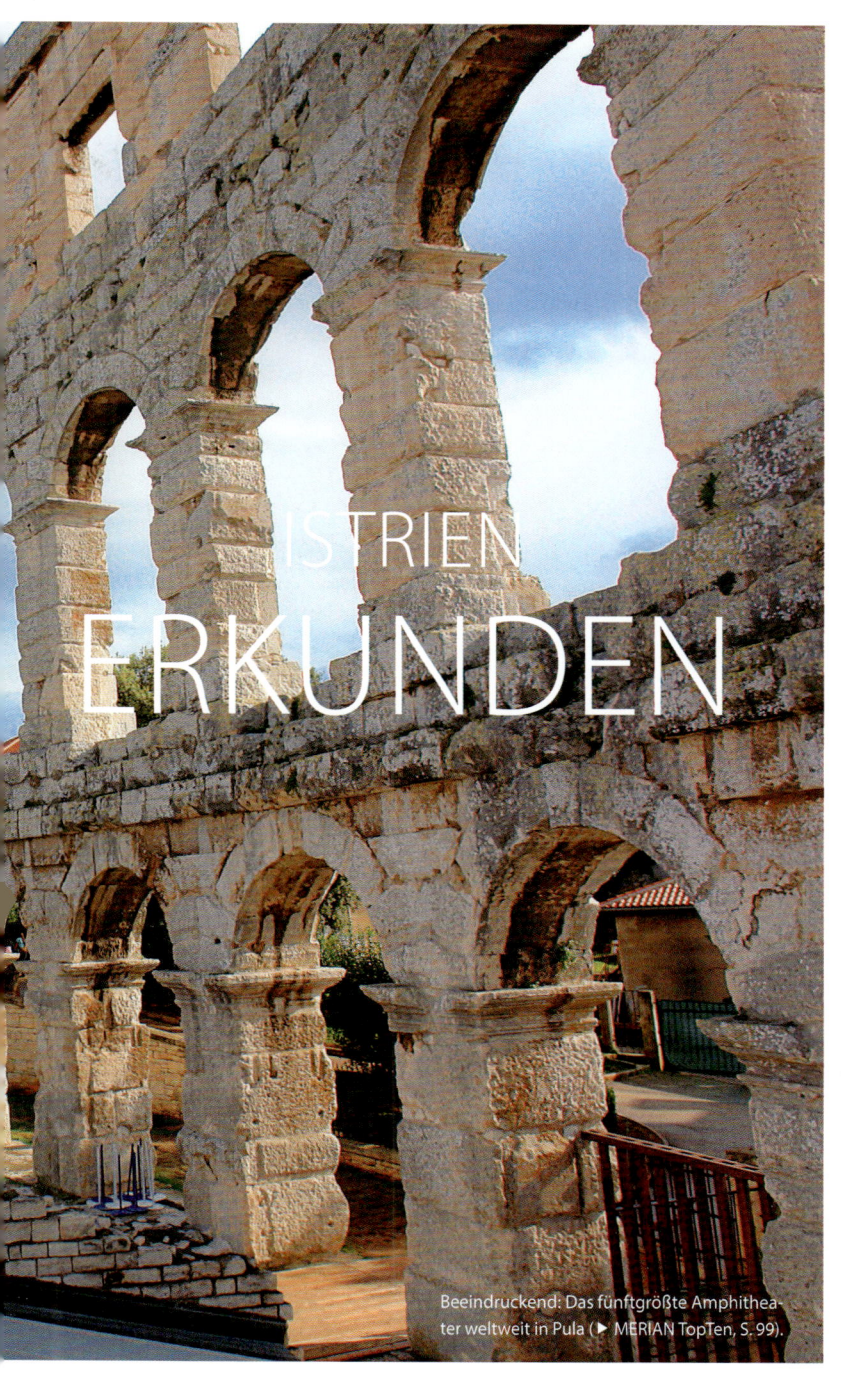

ISTRIEN
ERKUNDEN

Beeindruckend: Das fünftgrößte Amphitheater weltweit in Pula (▶ MERIAN TopTen, S. 99).

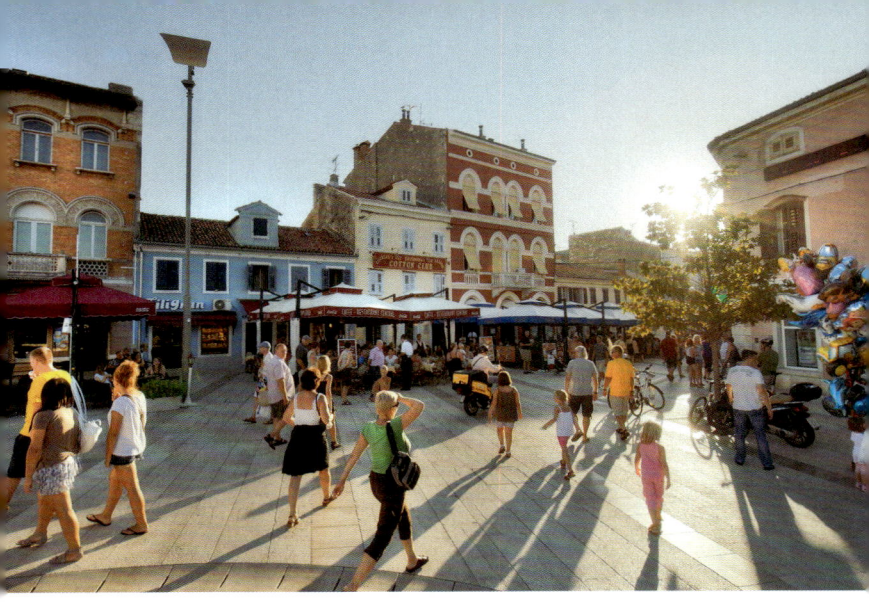

POREČ UND DER NORDEN

*Die Altstadt liegt tagsüber still im Sonnenlicht. Abends erwacht
in den Straßen das Leben. Dann strömen die Besucher der
Stadt an den Hafen und durch die engen Gassen. Im hügeligen
Umland erwarten einen Konobas und Künstlerdörfer.*

Istrien-Urlaub von seiner klassischen Seite: Tagsüber baden an lebhaften
Stränden – abends flanieren in alten Hafenstädten. Wenn Sie rund um
das UNESCO-Welterbe **Euphrasius-Basilika** jedoch vor allem Kulturrei-
sende erwarten, seien Sie gewarnt: Das hier ist nicht der Ort für Einsamkeit und Besinnlichkeit an mediterranen Gestaden! Gerade in der Hauptsaison ist die Region um **Poreč** ein sehr beliebtes Massenziel
internationaler Pauschalurlauber. Viele Campingplätze und Ferienresorts
liegen in dieser Region. Hier gibt es ihn noch, den klassischen Strandur-
laub, der sich aus der jugoslawischen Ära in die heutige Zeit hinüberge-
rettet hat. Nirgendwo sonst lassen (FKK-)Urlauber lieber die Hüllen fallen als hier. Aber zum Glück haben sich auch die Camping- und
Ferienresorts gewandelt. Sie haben ein moderneres Gesicht bekommen,
und das Spannende für Poreč-Besucher ist: Wer sich das Auto schnappt

◀ Auf Porečs zentralem Platz, Trg Marafor (▶ S. 60), tummeln sich die Besucher.

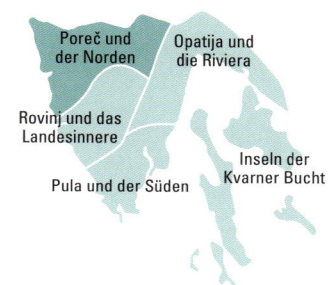

Poreč und
der Norden

Opatija und
die Riviera

Rovinj und das
Landesinnere

Inseln der
Kvarner Bucht

Pula und der Süden

und nur wenige Kilometer ins Hinterland fährt, erlebt das pure Kontrastprogramm. Dort kommen Indivudualisten voll auf ihre Kosten: Weingüter, Gourmet-Restaurants und Konobas, dazu inspirierende Künstlerdörfer. Sie machen Lust auf mehr!

FÜR GENIESSER

Ob Motovun als Trüffelzentrum der Region, ob **Buje**, **Grožnjan** oder **Brtonigla**: Im Hinterland dominieren schnuckelige Hügeldörfer aus grobem Stein, liebevoll renovierte Boutiquehotels im mediterranen Stil und Restaurants, die auch den Feinschmeckergaumen höchste Genüsse bereiten. Das Hinterland steht für Erholung und Genuss.

POREČ

▶ B 4

17 000 Einwohner
Stadtplan ▶ S. 61

Die richtige Zeit für Poreč? Kurz bevor die Sonne nach einem heißen Tag am Horizont versinkt. Denn jetzt können die Besucher noch einmal in aller Stille einen Hauch vom einstigen Flair der Stadt erleben, nun gibt es noch ruhige Winkel. Wenn sich allerdings die Hitze des Tages zurückgezogen hat, werden die Gassen zu belebten Boulevards, die an der gesamten istrischen Mittelmeerküste ihresgleichen suchen. In Restaurants, Bars und Eisdielen gibt es nun kaum mehr einen freien Platz – Besucher sollten sich darauf einstellen.

Kunst und Kitsch bestimmen das Bild auf der Hauptgasse Decumanus, deren Kopfsteinpflaster noch immer einen Hauch von römischer Geschichte wachruft: Im 2. Jh. erlebte die damalige römische Kolonie Julia Parentium ihre erste Blütezeit. Später wechselten die Herrscher beständig: Franken, Venezianer, Österreicher. Heute hat sich der Ort, Spitzname »Pore«, ganz dem Tourismus »unterworfen«. Erst am Trg Marafor – dem einstigen römischen Forum – hat der Besucher T-Shirt-Verkäufer und Postkartenhändler hinter sich gebracht. Hier lässt sich die Stille genießen, die sich auf dem Weg durch schmale Gassen fortsetzt. Tagsüber lohnt ein Ausflug auf die vorgelagerte Insel Sv. Nikola.

Am Hafen entlang der Obala Maršala Tita gewinnen das hektische Treiben und die Musik erneut die Oberhand. Doch auch hier zeigt Poreč seine Stärken: Obwohl der Ort zu den touristischen Zentren Istriens gehört, hat sich die Altstadt den Charme der Vergangenheit bewahrt. So ist der Blick vom

Turm der Euphrasius-Basilika über die roten Dächer der Innenstadt im wahrsten Sinne des Wortes ein Höhepunkt. Hier kann man für einen Moment das hektische Treiben auf den Gassen vergessen. Nur leise dringen die Stimmen der Passanten und Souvenirverkäufer nach oben. Die märchenhaften byzantinischen Mosaiken im Inneren der Kirche sind eine Top-Sehenswürdigkeit und waren für die UNESCO der Anlass, die Basilika zum Weltkulturerbe zu erklären.

Plava und Zelena Laguna (»Blaue und Grüne Lagune«) sind die beiden wichtigsten Besuchermagneten. Sie liegen weit genug weg, um tagsüber den Charme von Poreč nicht zu zerstören, und trotzdem nah genug, um mit einem gemütlichen Spaziergang erreichbar zu sein.

SEHENSWERTES

1 Aquarium Poreč

25 Aquarien unterschiedlicher Größe machen mit der Flora und Fauna der Adria vertraut.

F. Glavinića 4 | www.aquarium.hr | April, Mai, Sept. tgl. 10–18, Juni–Aug. tgl. 9–22, Okt.–März 10–16 Uhr | Eintritt 60 Kn, Kinder 30 Kn

★ Euphrasius-Basilika

Das bereits im 6. Jh. errichtete Gebäude wird zu den bedeutendsten Sakralbauten der byzantinischen Mosaikkunst in ganz Kroatien gerechnet. Der Blick wendet sich deshalb nach oben – zumindest in der Basilika: Die farbenprächtigen Mosaiken erinnern an das italienische Ravenna.

Gewidmet ist der Kirchenbau der Jungfrau Maria und dem Heiligen Maurus, der im 3. Jh. in Poreč der Christenverfolgung zum Opfer fiel. Auf diese Zeit geht auch ein Mosaikfußboden in einem Innenhof links vom Hochaltar zurück. Wahrscheinlich stand hier einst eine römische Villa. Von der ersten Basilika aus dem frühen 5. Jh. sind ebenfalls nur noch Überreste zu sehen.

Das heute zu besichtigende Bauwerk geht auf eine Initiative des Bischofs Euphrasius von Poreč zurück. Auf der rechten Seite des Atriums liegt die dreischiffige Basilika mit den hervorragenden Mosaiken der Apsis. Sie zeigen u. a. Maria mit Kind in der Mitte des Raumes auf einem Thron sitzend; daneben hält Bischof Euphrasius ein Modell seiner Kirche in Händen.

Auf der rechten Seite erkennt man u. a. den Heiligen Eleutherius, dessen sterbliche Überreste in der Basilika aufgebahrt sind. Die Wand des Triumphbogens ziert die Darstellung von Christus mit je sechs Jüngern zu beiden Seiten. Verlässt man die Basilika und orientiert sich im Atrium links, erreicht man die Taufkapelle und den aus dem 16. Jh. stammenden Glockenturm. Seine Besteigung ist ein lohnendes Muss für Poreč-Besucher und die Krönung der Besichtigung.

Sv. Eleuterija | April–Mitte Okt. tgl. 7–20 Uhr | Eintritt Kirche frei, Museum 10 Kn, Turm 10 Kn

2 Trg Marafor (Forumsplatz)

Der Platz am Ende der Hauptgeschäftsstraße Decumanus wird von den Ruinen zweier Tempel aus römischer Zeit umgeben. Im Gassengewirr der Altstadt kann man hier eine für Poreč geradezu ungewohnte Weite erleben.

Poreč | Trg Marafor

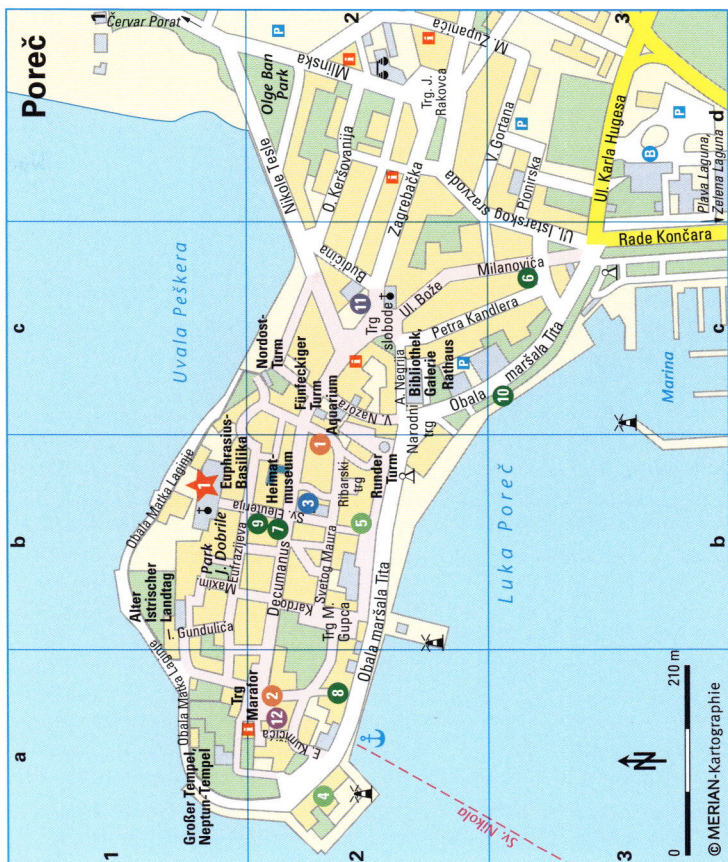

Poreč

Červar Porat

Olge Ban Park

Mlinska

Trg. J. Rakovca

V. Gortana

Zagrebačka

Uvala Peškera

Nikole Tesle

O. Keršovanija

Buldina

Ul. Istarskog razvoda

Milanovića

Ul. Karla Hugesa

Plava Laguna
Zelena Laguna d

Rade Končara

Marina

Nordost-Turm

Fünfeckiger Turm

Aquarium

Ul. Bože

Trg slobode

Narodni
Bibliothek,
Galerie
Rathaus

Petra Kandlera

Obala maršala Tita

Marina

Euphrasius-Basilika

Heimat-museum

Runder Turm

Ribarski trg

A. Negria

N. Jože

Obala

Luka Poreč

Uvala Peškera

Obala Matka Laginje

Sv. Eleuterija

Alter Istrischer Landtag

Park I. Dobrile

Decumanus

Eufrazijeva

I. Gundulića

M. Karđaga

Trg M. Gupca

Trg Svetog Maura

Obala maršala Tita

Trg Marafor

E. Kumičića

Obala Mate Baloti

Großer Tempel, Neptun-Tempel

Sv. Nikolo

210 m

0

© MERIAN-Kartographie

MUSEEN UND GALERIEN

3 Heimatmuseum

Untergebracht im sehenswerten barocken Palast Sinčić an der belebten Hauptgasse Decumanus, bietet das Heimatmuseum einen guten Einblick in die Geschichte der Region. Es wurde 1884 gegründet und ist das älteste Museum Istriens.

Decumanus 9 | www.muzejporec.hr | Mo–Fr 8–16 Uhr | Eintritt 10 Kn

ÜBERNACHTEN

4 Grand Hotel Palazzo ▶ S. 24

Hostin ▶ S. 61, südl. d 3

Ideales Abtauchen – Das Hotel mit gutem Preis-Leistungs-Verhältnis ist nur wenige Minuten vom Zentrum entfernt und zugleich in Strandnähe gelegen (70 m). Weitere Vorteile: es hat auch außerhalb der Hochsaison geöffnet und verfügt über einen Innenpool.

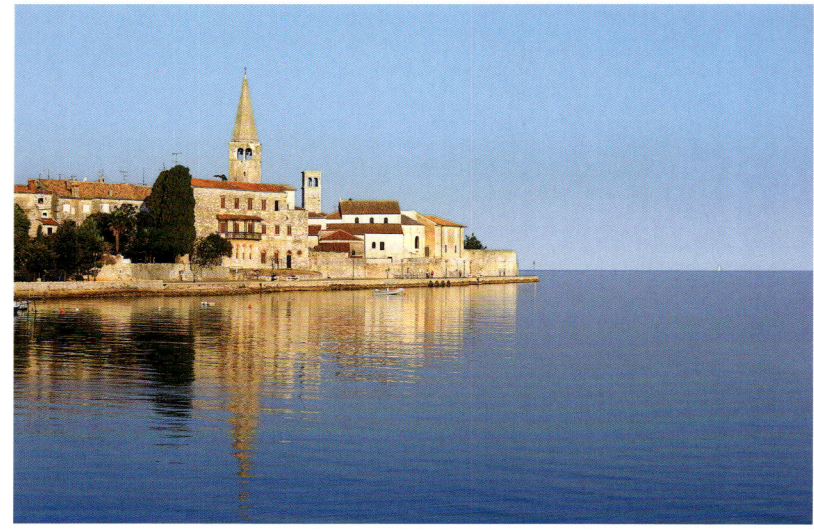

Die seit 1997 zum UNESCO-Weltkulturerbe gehörige Euphrasius-Basilika (▶ MERIAN TopTen, S. 60) überragt Poreč (▶ S. 59), das unmittelbar aus der stillen Adria zu erwachsen scheint.

Rade Končara 4 | Tel. 0 52/40 88 00 | www.hostin.hr | 39 Zimmer | €€

Hotel Delfin 👫 ▶ S. 61, südl. d 3

Der Preis stimmt – Hier findet sich eine erschwingliche Alternative für Familien, die Strandnähe suchen. Der große Komplex ist sehr pauschaltouristisch geprägt.
Zelena Laguna | Tel. 0 52/41 40 00 | www.plavalaguna.hr | 793 Zimmer | €€

5 Hotel Mauro

Klein und freundlich – Eine gute Alternative zu den großen Hotels. Privat geführt und direkt am Hafen gelegen. Jedoch sehr nahe der Partymeile, daher eher etwas fürs jüngere Publikum.
Obala Maršala Tita 15 | Tel. C 52/21 95 00 | www.hotelmauro.com | 21 Zimmer | €€€

Valamar Diamant Hotel 👫 ▶ S. 61, südl. d 4

Pauschalreise-Hotel mit Charme – Poreč wird im Hotelsektor von der Kette Valamar beherrscht. Das Diamant gehört jüngst renoviert ebenfalls dazu. In der Brulo-Bucht gelegen, sind es bis zum Zentrum gerade einmal 900 m, zum Strand nur 200 m. Auch Apartments sind buchbar.
Brulo | Tel. 0 52/46 51 20 | www.valamar.com | 244 Zimmer | €€

ESSEN UND TRINKEN

Der Park Juraj Dobrila eignet sich nach einem Spaziergang durch Poreč für eine Rast und einen Gastro-Halt, z. B. im Restaurant **Cardo** (etwas günstiger) oder im Restaurant **Gourmet** (etwas exklusiver). Hier ist es ruhiger als in der Hauptgasse.

RESTAURANTS

Hrast ▶ S. 61, nördl. d 1

Familienbetrieb – Herrlicher Blick von der Terrasse aufs Meer und die Stadt. Freundlicher Service und eine persönliche Atmosphäre.

Nikole Tesle 13 | Tel. 0 52/43 37 97 | Mo–Sa 11–23 Uhr | €€

Istarska Konoba ▶ S. 61, östl. d 3

Rustikale Bodenständigkeit – Das Brot wird selbstgebacken und die Spezialität des Hauses sind die Steakgerichte. 4 km außerhalb von Poreč auf dem Weg nach Žbandaj.

Buići 30 | Tel. 0 52/46 00 20 | tgl. 12–23 Uhr | €€

6 Istra

Fischers frische Fische – Der Tagesfang lecker zubereitet, entweder aus dem Backofen oder pikant gegart.

B. Milanovica 30 | Tel. 0 52/43 46 36 | €€

7 Pizzeria Peterokutna Kula

Historisches Ambiente – Preisgekrönte Architektur in den modern renovierten Gemäuern des fünfeckigen Stadtturmes. Der schönste Sitzplatz ist auf der Terrasse oberhalb des lärmenden Decumanus. Auch Fischspezialitäten stehen auf der Karte.

Decumanus 1 | Tel. 0 52/45 13 78 | www.kula-porec.com.hr | €€

8 Sveti Nikola

Gehobene Mittelmeerküche – Einer der Spitzenplätze, wenn es um die Küche und Location geht, gebührt dem Sveti Nikola. Eine erlebenswerte Kombination, die allerdings ihren Preis hat.

Obala Maršala Tita 23 | Tel. 0 52/42 30 18 | www.svnikola.com | €€€

9 Ulixes

Frischer Fisch – Ein Klassiker, am Anfang der Fußgängerzone gelegen; der schöne Innenhof bietet eine kleine Ruheoase inmitten des Trubels.

Decumanus 2 | Tel. 0 52/45 11 32 | www.ulixesporec.com | tgl. 12–24 Uhr | €€€

BARS

10 Epoca

Eine herrliche Anlaufstelle am Hafen, auch tagsüber. Leckere kleine Gerichte und gute Cocktails.

Obala Maršala Tita 24 | Tel. 0 98/27 61 67 | www.epoca.hr | tgl. 8–2 Uhr

EINKAUFEN

KULINARISCHES

11 Enoteca per Bacco

Alles rund um den Genuss – vor allem gute lokale Weine, aber auch istrische Olivenöle, Marmeladen, Honig und Trüffelpasten sowie Weingläser und Keramik.

Trg Slobode 10 | Tel. 0 52/45 16 00 | Mo–Sa 8–24, So 9–24 Uhr

Vinoteka Epvlon ▶ S. 40

KULTUR UND UNTERHALTUNG

Stimmungsvoll ist der Trg Marafor mit diversen Cocktailbars, etwa dem **Comitium**. Schön auch die Bar **Torre Rotonda**: Cocktails in den mittelalterlichen Mauern und auf dem Dach des runden Turms am Narodni Trg.

MUSIK

12 Old Time

Klassiker aus der Rockgeschichte hören und dabei an einer urigen Holztheke auf einem Barhocker sitzen: Im Old Time gibt es fast täglich Livemusik.

Trg Marafor 12 | Tel. 0 52/45 33 40 |
März–Dez. 18–2 Uhr

SERVICE

AUSKUNFT

Tourismusverband Poreč ▶ S. 61, d 2

Zagrebačka 9 | Tel. 0 52/45 14 58 |
www.istria-porec.com | tgl. 8–22 Uhr

Ziele in der Umgebung

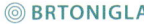 **BRTONIGLA** B 3

1600 Einwohner

Die Häuser der beschaulichen Ortschaft auf einem kleinen Hügel im
Hinterland drängen sich um die Pfarrkirche des Heiligen Zenon, die im Jahr
1862 erbaut wurde. Der Glockenturm
stammt jedoch noch aus dem ausge-
henden 15. Jh. »In aller Munde« ist Brtonigla allerdings erst seit einigen Jahren: Gute Restaurants und eine Reihe
bester Weingüter wie Lupi d. o. o., Cat-
tunar Franco oder Bruno Ferneti drängen sich hier auf engstem Raum aneinander und machen den Abstecher ins
Hinterland (zumeist von Umag oder
Poreč aus) zu einem Höhepunkt –
nicht nur für Gourmets.

24 km nördl. von Poreč

ÜBERNACHTEN

Hotel San Rocco ▶ S. 24

Abkühlen im Canyon

Der schattige und von üppigem
Grün umgebene Bach Škarline plätschert über das weiße Karstgestein,
in das er einen Canyon hineingegraben hat. Diese unberührte Landschaft ist noch ein echter Geheimtipp (▶ S. 12).

ESSEN UND TRINKEN

RESTAURANTS

Istarska Konoba

Einfach und gut – Eine echte Alternative zu den etwas teureren unten genannten Restaurants ist die Istarska
Konoba. Hier werden saisonale Gerichte landestypisch zubereitet.

Trg. Sv. Zenona 7 | Tel. 0 52/77 43 90 |
tgl. 12–23 Uhr, im Winter Mi geschl. | €

Konoba Astarea

Gemütliche Stube – Spezialität ist
Lammfleisch aus der »peka« (eine Art
gusseiserne Bratpfanne). Dazu ein
schöner Wein und zum Nachtisch Ap-
felstrudel.

Ronkova 6 | Tel. 0 52/77 43 84 |
www.konoba-astarea-brtonigla.com |
tgl. 11–23 Uhr | €€€

Konoba Morgan

Haubenküche – Ein weiteres preisgekröntes Restaurant in der Feinschmeckerhochburg Brtonigla. Wild ist hier
die Spezialität, von Reh über Hirsch bis
zum Wildschwein.

Bracanija 1 | Tel. 0 52/77 45 20 |
www.konoba-morgan.eu | tgl. außer Di
12–22 Uhr | €€€

KULTUR UND UNTERHALTUNG

Schoko- und Weinfest

Seit 2013 gibt es das neue Gourmetfestival in Brtonigla, das Schoko- und
Weinliebhaber an einem Ort vereinen
will. Konditoren und Köche zeigen ihre
süßen Schokoladenkreationen, die heimischen Winzer präsentieren die Vielfalt der istrischen Önogastronomie.
Außerdem kommen heimische Ölivenö-
öl-, Käse-, Lavendel- und Honigspezialitäten auf den Tisch.

Februar | Tourismusverband Brtonigla | Mlinska 2 | Tel. 0 52/77 43 07 | www.coloursofistria.com

SERVICE
AUSKUNFT
Tourismusverband Brtonigla
Mlinska 2 | Tel. 0 52/77 43 07 | www.istria-brtonigla.com

◎ BUJE   ⚑ C3
5200 Einwohner

Die Ursprünge des kleinen Orts gehen etwa auf das Jahr 1000 v. Chr. zurück. Das beschauliche Zentrum ist geprägt von einigen schönen Patrizierhäusern, der Pfarrkirche Sv. Servolo und dem gotischen Palast am Stadtplatz aus dem 15. Jh., in dessen Nähe sich zur Einkehr die Konoba Pod Voltom (Tel. 0 52/77 22 32) empfiehlt.

Ihre wahren Reize zeigt die Region Buje allerdings im Umland. Radrouten, Weinstraßen und Restaurants verleihen der Gegend ihre spezielle Attraktivität. Gefragt ist auch Agrotourismus. Betriebe wie Konoba Kotlić nahe Roc, Lambada in Senj bei Buzet oder auch Poljanice im gleichnamigen Dorf bei Cerovlje bieten nicht nur eigene landwirtschaftliche Produkte, sondern auch Weine aus lokalem Anbau, selbst gebackenes Brot und teilweise einfache Übernachtungsmöglichkeiten.

Für einen Abstecher lohnt sich auch Momjan – nicht nur wegen bester Restaurants wie dem Marino oder der Konoba Stari Podrum (▶ S. 28), sondern auch wegen des Wein-Festivals (zumeist Anfang November) mit einer Art »Tag der offenen Tür« (▶ S. 51).

31 km nördl. von Poreč

Malerisch fügen sich die Patrizierhäuser des kleinen Ortes Buje (▶ S. 63) in die von Olivenbäumen und Weinreben geprägte, sattgrüne Landschaft.

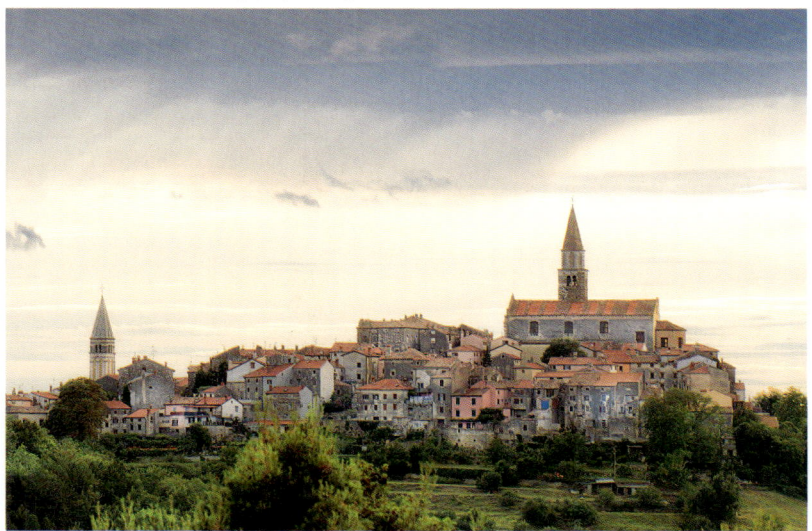

ÜBERNACHTEN

Casa Romantica La Parenzana

Für stille Genießer – Eine vorzügliche Adresse, um das Hinterland von einer stilvollen Adresse aus zu entdecken. Schlicht, aber geschmackvoll eingerichtete Zimmer. Der Besitzer, ein gebürtiger Salzburger, kennt sich hervorragend aus und gibt gerne Tipps. Sehr gutes Restaurant mit authentischer Küche, in dem man auch Kochkurse buchen kann.

Volpia 3 | Tel. 0 52/77 74 60 | www.parenzana.com.hr | 16 Zimmer | €€

ESSEN UND TRINKEN

RESTAURANTS

Konoba Malo Selo

Rustikal – Das Konoba Malo Selo ist in einem schönen alten Steinhaus untergebracht. Es befindet sich an der Straße, die von Buje nach Portorož führt (Grenze). Am Wochenende ist es sehr beliebt bei Italienern.

Fratrija 1 | Tel. 0 52/77 73 32 | tgl. 12–22 Uhr, im Winter Mi geschl. | €€
5 km nördl. von Buje

Konoba Rino

Richtig einheimisch – Die Besitzer sind Winzer und haben ihre Kellerschenke zu einem rustikalen Restaurant umgebaut. Bei den Speisen, die aus ihrer deftig-bodenständigen Küche kommen, zählen Wild- und Fleischgerichte zu den Spezialitäten.

Momjan, Dolinja Vas 23 | Tel. 0 52/77 91 70 | www.prelac.hr | Mi–Mo 12–22 Uhr | €
7 km nördl. von Buje

Konoba Stari Podrum ▶ S. 28

Restaurant Marino

Perfekte Stimmung – Am offenen Feuer dreht sich das Spanferkel. Ein urgemütliches Restaurant mit ausgezeichneter Küche. Es kann auch in einem der vier Gästezimmer genächtigt werden.

Momjan, Kremenje 96 | Tel. 0 52/77 90 47 | www.konoba-marino-kremenje. hr | Di–So 12–22 Uhr | €€€
7 km nördl. von Buje

BRAUEREI

San Servolo

Regionales Bier – Eine kleine, aber feine Privatbrauerei hat in Buje neu eröffnet und ist schon auf der Überholspur gelandet: In vielen Feinschmeckerrestaurants und Trendbars ist das Bier bereits ein Renner. Statt nur fünf Tage, wie in industriellen Betrieben, darf der Gerstensaft rund 60 Tage lang reifen. Die Brüder Simon und Goran Grbac haben gemeinsam mit ihrem Cousin Marko den Betrieb gegründet und sich ganz dem handwerklichen Brauen verschrieben. Noch eine Besonderheit: Das Bier füllen sie unfiltriert und ohne Pasteurisierung in die braunen Flaschen. So sollen sämtliche Vitamine und Mineralstoffe erhalten bleiben. Zwei Sorten sind derzeit erhältlich, das blonde Lager und das Premiumbier. Zum Brauhaus wird in Kürze auch ein Bierhaus mit regionalem Spezialitäten-Shop gehören.

Brauhaus San Servolo | Momjanska 9 | Tel. 0 91/37 64 201

SERVICE

AUSKUNFT

Tourismusverband Buje

1. Svibnja 2 | Tel. 0 52/77 33 53 | www.tzg-buje.hr

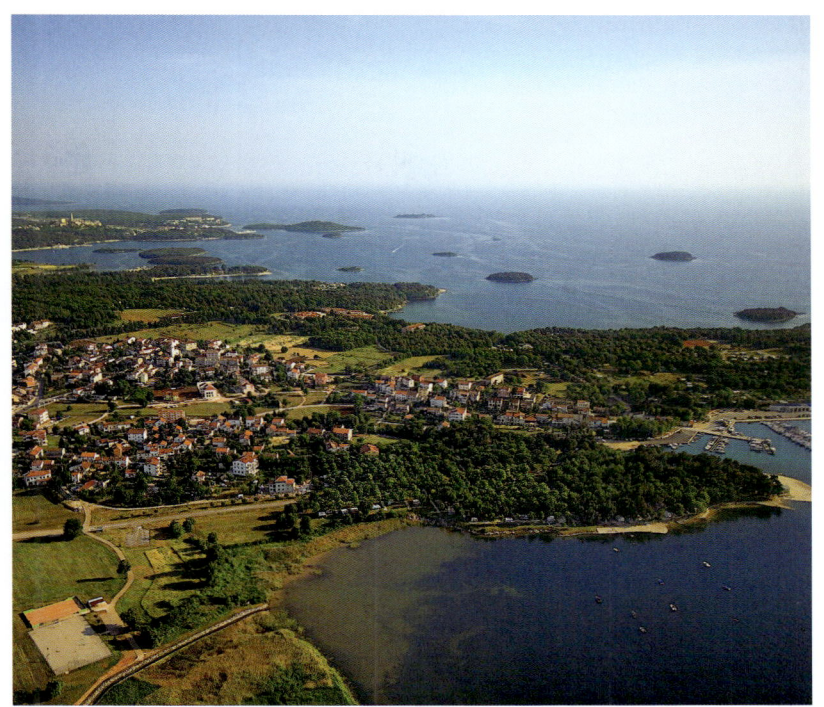

Von zerklüfteten Küsten und versteckten Buchten umrahmt liegt Funtana (▶ S. 68), deren Name nahegelegenen Quellen entstammt, wunderschön und unweit von Poreč entfernt.

◎ BUZET ⚑ D 3
6100 Einwohner

Am Ćićarija-Berg thront der Ort auf einem Hügel. Seine Ursprünge verweisen auf die Römerzeit. Heute legen Besucher meist nur einen kurzen Stopp ein. Die neuen Stärken der Gegend liegen im gastronomischen Bereich sowie entlang der hier verlaufenden Weinstraße.

52 km nordöstl. von Poreč

ÜBERNACHTEN
Hotel Vela Vrata ⚑

In der Stadtmauer – Der Name »Vela Vrata«, zu Deutsch »Altes Tor«, hat bei diesem Boutique-Hotel seinen Grund: Es liegt direkt am historischen Stadttor von der Burgstadt Buzet, vor der sich die Hügellandschaft des istrischen Hinterlandes ausbreitet. Ein kleiner Wellnessbereich gehört ebenfalls dazu.

Setaliste Vladimira Gortana 7 | Tel. 0 52/49 47 50 | www.velavrata.net | 12 Zimmer | €€

ESSEN UND TRINKEN
RESTAURANTS
Konoba Valter – Kolinasi

Authentische Konoba – Nehmen Sie Platz neben den Einheimischen und genießen Sie frittierten Käse, Gnocchi oder Ravioli mit Hühnerfleisch und Gemüse aus dem Garten nebenan; direkt in Roč.

Roč, Kolinasi 13/1 | Tel. 0 52/66 66 24 | Mi–Mo 12–22 Uhr | €
10 km östl. von Buzet

Restoran Toklarija

Nur mit Reservierung – Das Lokal gilt zu Recht als eines der besten (und sicher auch teuersten) Restaurants landesweit. Sehr stilvoll wurde das Restoran Toklarija in einer Ölmühle aus dem 14. Jh. untergebracht. Es gibt keine Speisekarte, denn hier goutiert der Gast das Menü des Tages. Ohne Reservierung kein Einlass!

Sovinjsko Polje 11 | Tel. 0 91/9 26 67 69 | Mi–Mo 13–22 Uhr | €€€€
10 km südöstl. von Buzet

SERVICE

AUSKUNFT

Tourismusverband Buzet

Šetalište Vladimira Gortana 9 | Tel. 0 52/66 23 43 | www.istria-buzet.com

◎ **FUNTANA** ⚑ B 5

900 Einwohner

Der Ort liegt eingebettet in Weingärten und Olivenhaine, unterhalb erstreckt sich eine schöne Küste mit zahlreichen kleinen Inseln. Allerdings sind die Bausünden der Vergangenheit leider nicht zu übersehen. Im Zentrum ragt die Kirche des Heiligen Bernhard auf (im Jahr 1621 errichtet, 1941 umgebaut). Heute bietet sich Funtana für einen kulinarischen Zwischenstopp an. Einige kleine Strände sind ebenfalls einen Besuch wert.

6 km südl. von Poreč

Der Künstlerort Grožnjan (▶ MERIAN TopTen, S. 69) konnte seinen dörflichen Charme erhalten. Im Sommer ist er Treffpunkt für Musiker und andere Kreative aus aller Welt.

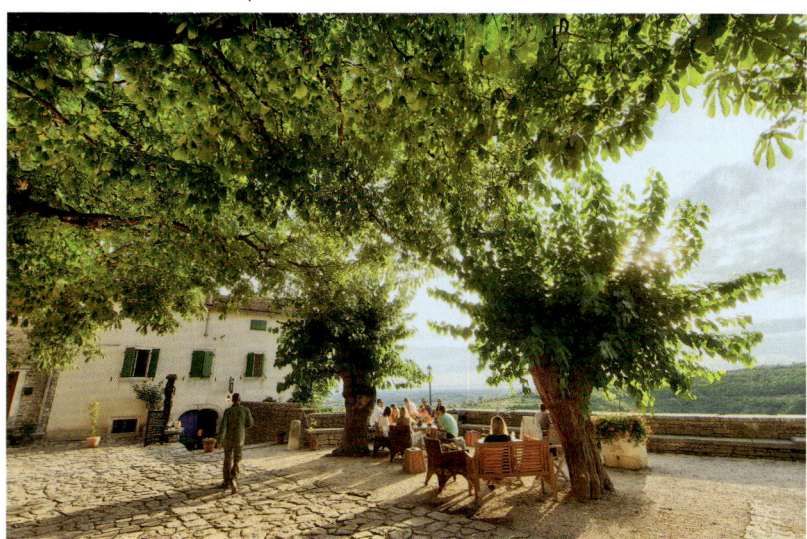

SEHENSWERTES

Dinopark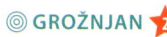

Eigentlich ist es naheliegend, ausgerechnet in Istrien einen Dinopark zu eröffnen. Schließlich sind im hiesigen Gestein schon viele Knochenfunde der Urzeitriesen aufgetaucht. Der erste Freizeit- und Themenpark Kroatiens soll vor allem das jüngere Publikum auf Zeitreise mitnehmen. Die lebensgroßen Dinosaurierskulpturen können ihre Glieder bewegen und Schreie ausstoßen. Außerdem ergänzen ein Streichelzoo und Karussells den neuen Freizeitpark und erfreuen damit gerade die Kleinsten. Im Eintrittspreis sind alle Shows und Fahrgeschäfte inbegriffen.

Istarska 16 │ Tel. 0 52/44 53 27 │ www.dinopark.hr │ Eintritt 60 Kn, Kinder 50 Kn │ tgl. 10–18 Uhr

ESSEN UND TRINKEN

More

Maritime Vielfalt – Alles, was das Meer hergibt, täglich frisch. Spezialitäten sind Fisch in Salzkruste und Bandnudeln mit Hummer.

Gašparini 3 │ Tel. 0 52/44 51 03 │ tgl. 12–24 Uhr │ €€

SERVICE

AUSKUNFT

Tourismusverband Funtana

Bernarda Borisija 2 │ Tel. 0 52/44 51 19 │ www.istria-funtana.com

◎ GROŽNJAN   C3

300 Einwohner (im Sommer)

Klein, nicht ganz leicht auf der Landkarte zu finden – doch gerade deshalb ein istrischer Höhepunkt. Die einstige Festungsanlage der Venezianer aus dem 14. Jh. thront auf einem Hügel

nahe Buje und bietet ein herrliches Panorama mit der Küste am Horizont. Die Pfarrkirche mit ihrem schlanken Turm aus dem 17. Jh., das alte Kastell sowie einige Stadtpaläste sind schnell erkundet. Klingt nicht allzu spektakulär, doch Grožnjan ist ein absolutes Muss jeder Istrien-Reise – auch für Familien!

Seit den 1960er-Jahren haben sich etwa zwei Dutzend Galerien in dem Künstlerdorf angesiedelt. Die Atmosphäre an einem lauen Sommerabend ist traumhaft. In der Toskana wäre das Dorf ein die allermeiste Zeit überlaufener touristischer Renner. Hier im Norden Istriens dagegen lässt sich der überaus liebevoll restaurierte Ort mit seinem nahezu perfekten mittelalterlichen Charme in aller Stille erkunden.

Noch fehlt allerdings ein Spitzenrestaurant, um die Idylle komplett zu machen – doch auch dies wird sich sicherlich in nicht allzu ferner Zeit ändern.

33 km nordöstl. von Poreč

ESSEN UND TRINKEN

In Grožnjan selbst ist das Angebot eher bescheiden, doch dafür bietet die Umgebung reichlich Alternativen. Insbesondere die Empfehlungen für Buje lassen sich mit einem Besuch von Grožnjan hervorragend verbinden. Ein Sonnenuntergang im Künstlerdorf und anschließend ein Glas istrischer Rotwein bei Danko und Mira, den Besitzern der Konoba Malo Selo in Fratrija (▶ S. 66) – schöner kann man einen Urlaubstag nicht ausklingen lassen.

RESTAURANTS

Dešković

Wie Urlaub auf dem Bauernhof – Nur am Wochenende geöffnet, dann aber

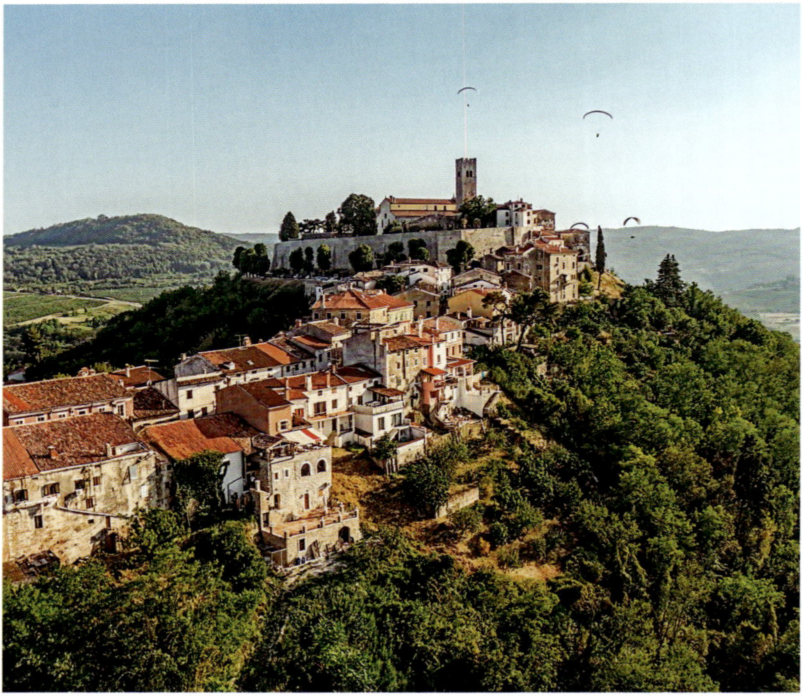

Die Lage am Mirnatal und der Blick auf den kleinen Ort Motovun (▶ S. 71) bleiben malerisch verträumt, auch wenn der Touristenmagnet merkliche Veränderungen durchlaufen hat.

häufig Ausflugsziel italienischer Gäste. Hier ist Hausgemachtes Trumpf – vom Schinken über Olivenöl bis hin zum Wein. Abzweigung bei Portoportone Richtung Konstanjica.

Kostanjica 58 | Tel. 0 52/77 63 15 | www. vina-deskovic.hr | Fr–So 13–24 Uhr | €

Kaya Energy Bar ▶ S. 28

SERVICE
AUSKUNFT
Tourismusverband Grožnjan
Umberto Gorjan 3 | Tel. 0 52/77 61 31 | www.istra.hr/groznjan

◎ LIVADE C3
200 Einwohner

Dieser kleine, beschauliche Ort bietet wenig Geschichtliches, liegt jedoch sehr schön inmitten einer ursprünglichen Natur. Seit im Jahr 1999 unweit von Livade der mit 1,3 kg größte Trüffelpilz der Welt gefunden wurde, stehen die Ortschaft und der glückliche Finder Giancarlo Zigante (▶ S. 32) – speziell zur Trüffelsaison im Frühjahr (schwarze Trüffel) und November (weiße Trüffel) – ganz im Zeichen der wertvollen Knolle.

33 km nordöstl. von Poreč

ESSEN UND TRINKEN
RESTAURANTS
Enoteca Zigante
Trüffel-Volltreffer – Das Restaurant stieg zu den Spitzenadressen Istriens auf. Unter Erfolg und ambitionierten Preisen leiden jedoch zeitweise das Ambiente und die Qualität. Zur Trüffelsaison im Herbst ist eine Reservierung ratsam.

Livade 7 | Tel. 0 52/66 40 30 | www.zigantetartufi.com | tgl. 12–23, im Winter 11–22 Uhr | €€€€

Konoba Loggia
Alles frisch – Wild, Gemüse, Olivenöl und Eier vom Hof nebenan. Die Küste liegt am Horizont, das Glück jedoch hier, direkt am Marktplatz, und so bleibt es selten bei einem Glas Wein! Zur Not findet sich auch eine einfache Unterkunft jenseits der Straße hinter historischen Mauern.

Oprtalj-Portole | Tel. 0 52/64 42 19 | Mi–Mo 10–21 Uhr | €€
6 km nördl. von Livade

EINKAUFEN
KULINARISCHES
Zigante Tartufi
Hier dreht sich alles um die Trüffel – Saucen, Trüffelöl, -pasten und -honig oder frische Produkte. Außerdem ein gutes Weinsortiment. Ein lohnender Abstecher (mit preisgekröntem Feinschmeckerrestaurant ▶ S. 71).

Livade 7 | Tel. 0 52/66 43 02 | tgl. 10–18 Uhr

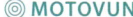 **MOTOVUN**   C3
600 Einwohner

Ein Besuch Motovuns darf bei einer Reise durchs Landesinnere nicht fehlen, daran gab es in der Vergangenheit keinen Zweifel. Doch die Zeiten haben sich geändert: Motovun ist ein Beispiel, wie der Charme eines einst idyllischen Dorfes im Ansturm der Gäste untergehen kann. Take-away-Küche und Souvenir-Kitsch haben sich ausgebreitet. Wer sich vom ersten Anblick nicht abschrecken lässt: Im Mittelpunkt des 288 m hoch gelegenen Ortes ragt die Pfarrkirche Sv. Stefan auf. Oberhalb der bis zu 15 m hohen und gut erhaltenen Stadtmauer gibt es einige Cafés. Das mächtige, breite Bauwerk ist außerdem begehbar. Der Rundgang lohnt sich nicht nur wegen der herrlichen Aussicht ins Mirnatal, auch in die Hinterhöfe kann man von hier oben nette Einblicke erhaschen. Das Dorf ist für den Autoverkehr gesperrt. Am besten parkt man bereits auf dem ersten der nummerierten Parkplätze. Ansonsten kann es vor den engen Gassen schnell zu Rangierproblemen kommen.

Während der Saison werden Besuchern auf der Straße häufig »frische« Trüffeln angeboten. Sie riechen gut, aber schmecken später bisweilen eher fade. Kenner raten vom Kauf ab, zumal die frischen Knollen bei unsachgemäßer Lagerung schnell an Geschmack verlieren.

Nach dem Rundgang lässt es sich im Café Montona Gallery, gleich hinter dem Stadttor, mit Blick auf die Umgebung und hinunter ins Mirnatal bestens entspannen.

Während des Motovun Film Festivals (▶ S. 50) ist im ganzen Dorf kaum ein Schlafplatz zu finden. Im Mittelpunkt der fünftägigen Veranstaltung, die jährlich Ende Juli stattfindet, stehen unabhängige Arbeiten, oftmals auch aus »cineastischen Entwicklungsländern«. Die meisten der über 50 000 Besucher schlafen auf Campingplätzen oder im eigenen Auto (www.motovun filmfestival.com).

28 km nordöstl. von Poreč

ÜBERNACHTEN

Agroturizam Tikel

Bauernhof-Flair – Urig wie bei Muttern, was auch auf das Essen zutrifft.

Karojba, Špinovci 88 | Tel. 0 52/68 34 04 | 3 Apartments | €€
10 km südwestlich von Motovun

Kaštel

Luxuriös – Übernachten in Motovun, ganz ehrlich, muss nicht unbedingt sein, dazu hat der Ort zu viel von seinem Charme verloren. Wer dennoch bleiben möchte, bettet sich hier sehr komfortabel.

Trg Andrea Antico 7 | Tel. 0 52/68 16 07 | www.hotel-kastel-motovun.h˙ | 29 Zimmer | €€€

ESSEN UND TRINKEN

RESTAURANTS

Barbacan

Ländliche Leichtigkeit – Wein und Trüffel in rustikal-gemütlicher Atmosphäre; am Aufstieg in den Ort nahe den Parkplätzen.

Barbacan 1 | Tel. 0 52/68 17 91 | tgl. 12.30–15.30, 18.30–21.30 Uhr | €€€

Pod Napun

Schöne Aussicht – In der Gasse Richtung Bergdorf gelegen, hat man von hier einen schönen Blick auf das Mirnatal. Zum Restaurant gehört ein eher kitschiger Souvenirladen.

Gradizol 33 | Tel. 0 52/68 17 67 | www.antique-motovun.com.hr | €

CAFÉS

Caffè Bar Mure

Dieses hüttenartige Café auf der Stadtmauer wirkt wie ein Provisorium, ist aber eine feste Institution in Motovun. Am besten die Aussicht bei Sonnenuntergang genießen.

Mure 7 | Tel. 98/1 91 07 58 | tgl. 9–21 Uhr | €

SERVICE

AUSKUNFT

Tourismusverband Motovun

Trg. Andrea Antico 1 | Tel. 0 52/61 74 80 | www.istria-motovun.com

◎ NOVIGRAD   B3

2600 Einwohner

Entstehung und Aufstieg verdankt das antike Emonia seinem geschützten Hafen, den die Römer unter dem Namen »Civitas Novum« befestigten. Die Seefahrer vergangener Zeiten sind längst nicht mehr, erhalten blieb jedoch die mittelalterliche Stimmung. Das abendliche Treiben spielt sich insbesondere am Hafen und unterhalb der sehenswerten Pfarrkirche ab.

Unbedingt einplanen sollte man einen Besuch im Museum Lapidarium mit Grabstelen und Kindermuseum (Veliki trg 8A, www.muzej-lapidarium.hr). Für Sternengucker lohnt der Abstecher zum Observatorium ins knapp 18 km entfernte Višnjan (Termine nach Absprache: Tel. 0 52/44 92 12; in der Vor- und Nachsaison gibt es auch feste Besichtigungstermine an den Wochenenden). Novigrad hat sich in den letzten Jahren zu einer Feinschmeckerdestination gemausert, einige der besten Restaurants Kroatiens sind hier zu finden.

16 km nördl. von Poreč

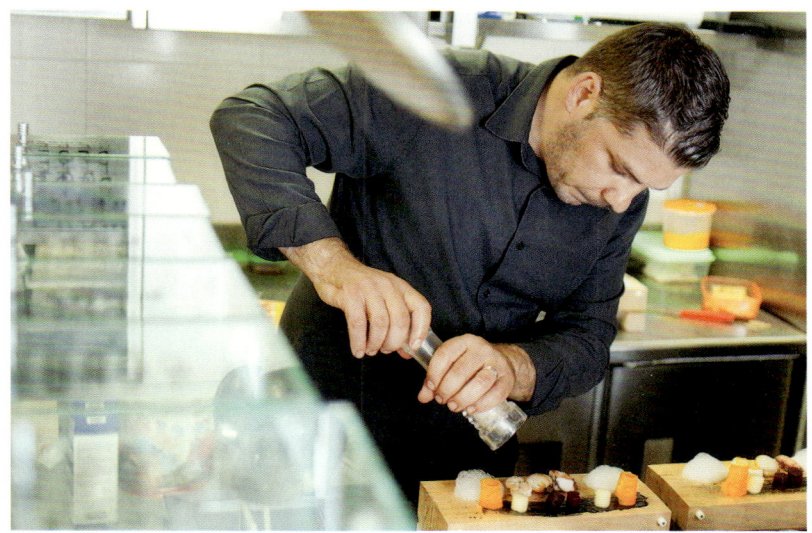

Unter den Fingern des Meisterkochs Marin Rendić entstehen grafisch-elegante Gerichte, die seinem Restaurant Pepenero (▶ S. 73) zu Recht zum Erfolg verhelfen.

ÜBERNACHTEN
Hotel Cittar ▶ S. 24

Hotel Nautica
Ankerplatz mit Charme – Nicht nur für Segler eine perfekte Anlaufstelle: cool, gute Bar, schöner Pool.
Sv. Anton 15 | Tel. 0 52/60 04 80 | www. nauticahotels.com | 38 Zimmer | €€€€

ESSEN UND TRINKEN
RESTAURANTS
Damir & Ornella ▶ S. 28

Konoba Čok
Für Gäste und Einheimische – Frischer Fisch und Meeresfrüchte, Steaks und Trüffel, dazu ein gutes Angebot lokaler Weine.
Sv. Antona 2 | Tel. 0 52/75 76 43 | Do–Di 12–15, 18–23 Uhr | €€€

Pepenero
Senkrechtstarter – Seit das Pepenero vor wenigen Jahren seine Pforten direkt am Meer öffnete, konnte es schon viele Lorbeeren einheimsen – auch dank der verspielt-kreativen Küche von Chef Marin Rendić. Man sollte unbedingt reservieren!
Porporela bb | Tel. 0 52/757 706 | www.pepenero.hr | tgl. 12–15, 18.30–23 Uhr | €€€

Restaurant Marina
Fantasievolle Küche – Das 2011 in der Feinschmeckerhochburg Novigrad eröffnete Lokal von Marina Gaši und Davor Buršić hat sich überraschend schnell einen guten Ruf erobert – und einen Platz nebst Haube im Gault Millau. Noch erstaunlicher, dass die Küchenchefin Marina ihr Handwerk als

Autodidaktin gelernt hat, vielleicht sind ihre Kreationen gerade deshalb so fantasievoll? Fisch und Meeresfrüchte sind die Spezialität in dem neuen Restaurant nahe dem Hafen.

Sv. Antona 38 | Tel. 0 99/812 12 67 | €€€

BARS
Bar Vitriol
Ideal für einen abendlichen Drink. Herrliche Terrasse mit Blick auf die Promenade und das Meer.

Ribarnička 6 | Tel. 0 52/75 82 70 | tgl. 8–24 Uhr | €

SERVICE
AUSKUNFT
Tourismusverband Novigrad
Mandrač 29a | Tel. 0 52/75 70 75 | www.novigrad-cittanova.hr

 UMAG ⚓ B 2
7300 Einwohner

Der geschichtsträchtige Hafen, dessen Ursprünge in die Römerzeit zurückreichen, liegt im Norden Istriens und gehört zu den wichtigsten Touristenzentren der Region. Allerdings fehlt ihm der Charme vieler anderer Küstenorte. Sehenswert ist dennoch die auf einer Halbinsel gelegene Altstadt. Im Mittelpunkt stehen die beiden Kirchen Mariä Himmelfahrt und die des Heiligen Pelegrin. Mittlerweile avanciert Umag mit seinen Vier-Sterne-Häusern in Sachen Hotellerie zum istrischen Aushängeschild. Newcomer im Bereich Wellness: Gerade in den Hotels der Sol-Gruppe steht seit Kurzem ein breites Angebot bereit, um sich verwöhnen zu lassen. Führend ist dabei das Sol Umag (▶ S. 74).

Einen guten Ruf haben die Weine aus der Umgebung. Am stimmungsvollsten genießt man sie in einer der Weinstuben der Altstadt. Die wichtigen Urlauberzentren Punta, Stella Maris und Katoro liegen alle nördlich der Stadt.

Im Frühjahr und Herbst bestimmen Tennisspieler das Bild, die zu Hunderten mit ihren Clubs Umag als Trainingsgelände nutzen – sicherlich nicht jedermanns Geschmack. Positiv hingegen: Jogger finden hier zahlreiche gut ausgeschilderte Trainingsstrecken. Architektonisch misslungen und stark von der Optik eines Busbahnhofs geprägt, präsentiert sich der zentrale Platz vor der Kirche mitten in der Altstadt.

Wem es in Umag zu touristisch und zu lebhaft zugeht, für den gibt es mit dem nahe gelegenen Savudrija eine stillere Alternative.

31 km nördl. von Poreč

ÜBERNACHTEN
Kempinski Hotel Adriatic
Highlight im nördlichsten Istrien – Ein schöner Ort (Savudrija), ein luxuriöses Hotel mit Spa und 18-Loch-Golfkurs. Sehr stilvoll, aber auch sehr ambitioniert. In dieser Kombination eine Neuheit für Istrien.

Savudrija, Alberi 300A | Tel. 0 52/70 70 00 | www.kempinski-adriatic.com | 186 Zimmer | €€€
10 km nördl. von Umag

Sol Umag
Relax-Tempel – Modernes Hotel mit großem Wellness- und Badebereich; ein gutes Beispiel für das neue Qualitätsbewusstsein der Hotellerie.

Jadranska bb | Tel. 0 52/71 40 00 | www.melia.com | 217 Zimmer | ♿ | €€€€

ESSEN UND TRINKEN
RESTAURANTS
Konoba Bušcina

Der Weg lohnt sich – Eine erschwingliche Gastro-Alternative östlich von Umag, die mit regionalen Zutaten kocht. Herrliches Ambiente, das die 5 km lange Anfahrt lohnt.

Marija na Krasu, Bušcina 18 | Tel. 0 52/73 20 88 | www.konoba-buscina.hr | Mi–Mo 12–24 Uhr | €
5 km östl. von Umag

Konoba Cipi

Fisch mit Finesse – Gepflegtes Lokal mit frischem Fisch und Meeresfrüchten. Die Spezialität des Hauses ist das Risotto mit Spargel und Scampi.

Donji Picudo 50 a | Tel. 0 52/73 03 76 | tgl. 11–22 Uhr | €€

SERVICE
AUSKUNFT
Tourismusverband Umag
Trgovačka 6 | Tel. 0 52/74 13 63 | www.istria-umag.com

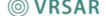 VRSAR ⚑ B 5
1700 Einwohner

In der Antike war der Ort unter dem Namen »Ursera« bekannt. Über dem Ort liegt die Pfarrkirche des Heiligen Martin, die man mit mediterraner Gemütlichkeit errichtete: Die Bauzeit erstreckte sich über 130 Jahre von 1804 bis 1935 – und der Glockenturm wurde erst vor kurzer Zeit fertiggestellt. Unweit davon befinden sich die Überreste des ehemaligen Kastells. Früher betrat man die Stadt durch zahlreiche Tore. Heute sind von diesem Stück Geschichte nur das kleine Tor und das Hauptstadttor erhalten geblieben, in dessen Nachbarschaft auch die Kirche der Heiligen Foška liegt.

Die neue Marina hat Vrsar weiteren Zulauf gebracht – zumal hier die Liegegebühren etwas niedriger sind als in den bekannteren Nachbarorten.

Für junge Leute ist das Angebot eher spärlich. Leider hat auch das bislang beste Restaurant am Hafen, Kod Ilva (Obala M. Tita 1a, Tel. 0 52/44 51 97), angebaut und so viel von seinem Charme verloren. Dagegen gehört die Konoba Petra zu den lohnenden Gewinnern (Tel. 0 52/44 23 66, außerhalb von Vrsar und etwas schwer zu finden; zuvor besser anrufen).

10 km südl. von Poreč

ESSEN UND TRINKEN
Trošt

Klassiker – Ein zuverlässiger Gastrotipp im Ortskern. Das Trošt punktet mit gutem Service und schöner Terrasse mit Blick über den Hafen.

Obala Maršala Tita 1a | Tel. 0 52/44 51 97 | www.restoran-trost.hr | €€

SERVICE
AUSKUNFT
Tourismusverband Vrsar
Rade Končara 46 | Tel. 0 52/44 17 46 | www.istria-vrsar.com

Skulpturenpark Vrsar

Sie erheben sich majestätisch über den Hügel hinter Vrsar, sind aus glatt geschliffenem Stein, aus Stahl, Nägeln und Ketten oder aus Ziegeln zusammengesetzt – die Skulpturen von Titos Lieblingskünstler Dušan Džamonja (▶ S. 12).

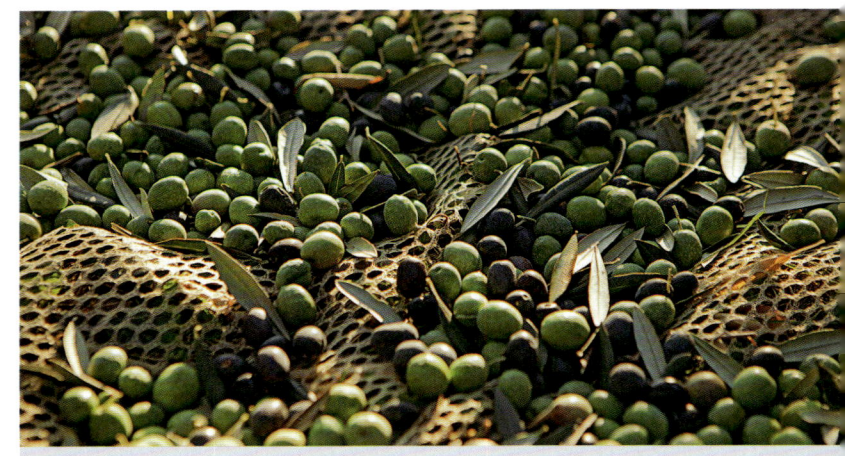

Im Fokus
Oliven

Istriens Olivenbauern gehen neue Wege und besinnen sich dabei auf Altbewährtes: mehr regionale Sorten und ökologische Landwirtschaft. Oma Jola ist eine von ihnen. Eine kulinarische Begegnung im istrischen Hinterland.

Knorrige Bäume mit silbrigen Blättern stehen am Wegrand, zu ihren Füßen verströmt ein lilafarbener Lavendelteppich seinen Duft. Auf dem sanft gerundeten Hügel dahinter leuchtet ein weißes Herrenhaus. Der Ruhesitz von Jolanta und Alojzije Pavlović. Eigentlich. Aber Ruhe auf einer Olivenplantage? Damit ist es für das Rentnerpaar nicht weit her. Als Jolanta Pavlović uns am Hauseingang begrüßt, ist der erste Gedanke: Sie ähnelt so überhaupt nicht dem stilisierten Konterfei auf den Olivenölflaschen, der Oma Jola mit Dutt. Stattdessen steht dort eine schlanke dunkelhaarige Frau, sorgfältig frisiert, mit Perlenkette und dezentem Make-up. Jolanta Pavlović strahlt eine Eleganz aus, die nicht so recht zum Bild der Olivenbäuerin passen will. »Eigentlich habe ich früher nie etwas mit Landwirtschaft zu tun gehabt«, gibt sie zu. Istrien war die Ferienregion der Familie, ein Reiseziel, und doch auch eine Art Heimat. Die fehlte der Familie lange Zeit. Der Ehemann der gebürtigen Polin stammt zwar aus Kroatien, war aber zunächst als Handelsreisender, später als Diplomat ständig in der Welt

◀ Oliven und ihre erstklassigen Erzeugnisse –
Istriens kulinarische Wiederentdeckung.

unterwegs. Istrien, der wohltuende Gegenpol zum Leben aus dem Koffer. Und so kam es, dass sich die Familie später hier niederließ, auch wenn Alojzije eigentlich aus dem Osten Kroatiens stammt, aus Slawonien. Das ist auch unschwer an der Eingangshalle zu erkennen: An der Decke hängen slawonischer Schinken und die würzige Paprikawurst Kulen. Leckereien, mit denen die Familie ihre Besucher gern bewirtet. Und natürlich darf dabei auch Oma Jolas Olivenöl nicht fehlen, dazu Brot zum Eintunken.

EINE LEBENSAUFGABE

»Ich habe den Olivenanbau anfangs auch nur als Hobby betrieben«, beginnt Jolanta. Sie wollte zwar zur Ruhe kommen, Wurzeln schlagen, aber auch kein ereignisloses Leben ohne Aufgabe führen. Mit Grauen erinnert sie sich an ihre eigene Großmutter, die apathisch in der Ecke saß und beklagte, auf sie warte nur noch der Tod. Das Bild blieb Jolanta Pavlović immer als Warnung im Kopf: »So etwas wollte ich nicht für mich, wenn ich einmal alt bin.« Dass sie aber einmal Olivenbäuerin werden sollte, war nicht geplant. »In meinem Leben ergeben sich viele Dinge aus der Situation heraus.« Zum Beispiel die Entscheidung, eine Plantage zu kaufen. Der Olivenanbau in Istrien hat zwar schon seit der Römerzeit Tradition, war aber besonders in der zweiten Hälfte des 20. Jh. fast in Vergessenheit geraten: Landflucht, die Einführung von neuen Sorten für einen schnelleren Ertrag, die Industrialisierung. Viele der kleinen, traditionellen Olivenpflanzungen waren verkommen oder gänzlich verwildert. Erst seit einem guten Jahrzehnt hat der Olivenanbau in Istrien eine Renaissance erlebt, und zwar eine rasante. Alte Methoden und Olivensorten werden mit neuem Verständnis und neuen Techniken kombiniert. Dies hat die Qualität des Öls so positiv beeinflusst, dass es viele Produzenten in den weltweit renommiertesten Olivenölführer, den »Flos Olei«, geschafft haben.

Auch auf der ehemaligen Plantage des Grafen Francesca war vor gut einem Jahrzehnt alles verwildert, von den jahrhundertealten Bäumen die meisten erfroren, nur wenige waren geblieben. Trotzdem fühlte sich Jolanta Pavlović wie magisch von diesem Ort angezogen: »Besonders ein Baum war wie ein Magnet, als würde er sagen: Komm zu mir, ich bin anders«, erzählt sie und strahlt. »Seine Rinde war nicht so rau gerieffelt wie die der anderen Bäume, sondern weich und glatt wie Seide.« Niemand schien diese Olivenart zu kennen, nicht einmal der Olivenexperte Professor Benčić von der Universität Zagreb. Der gab eine genetische Analyse in Auftrag, und heraus kam eine große Überraschung: Jolanta hatte eine uralte Sorte entdeckt, die noch nicht registriert war. Mit ihrer Entdeckung kam der Stein ins Rollen, und die neue Olivenplantage nahm Gestalt an. Junge Bäume wurden gepflanzt, 2000 an der Zahl. Anfangs zogen die Kinder sie mit Gesängen auf: »Oma Jola hat 'ne Farm«. Doch das störte Jolanta nicht, im Gegenteil – so entstand schließlich der Markenname Oma Jolas.

ÖKOLOGIE UND OLIVENBLÄTTERTEE

Neben den alten Bäumen, den Überbleibseln von früher, stehen heute junge Gewächse in Reih und Glied auf den über 10 ha Land. Mit Wein gefüllte Plastikflaschen hängen in den Bäumen – gut gegen Olivenfliegen. »Später, wenn die ersten kleinen Oliven da sind, kommen auch Sardellen in die Flaschen, den Geruch mögen die Schädlinge nämlich nicht.« Jolanta Pavlović betreibt ökologische Landwirtschaft. Auch sie experimentiert wie viele ihrer Kollegen mit neuen und alten Anbaumethoden. Längst verkauft sie auf der Plantage nicht nur Öl, sondern auch Olivenblättertee, dem eine antibiotische und blutdrucksenkende Wirkung nachgesagt wird. Drei bis fünf Jahre müssen die Blätter wachsen, bevor sie sich für Tee eignen. Zudem findet alles, was nicht mehr gebraucht wird, seinen Weg zurück in den natürlichen Kreislauf: Die Reste werden kompostiert, um die Olivenbäume zu düngen. Besucher sind immer willkommen, zur Erntesaison und zu jeder anderen Jahreszeit in dem offenen Haus von Oma Jola. Die nimmt sich viel Zeit, um die Menschen herumzuführen: »Wir haben nichts zu verbergen und zeigen unsere Plantage gern.«
Allein die Geschichten aus ihrem bewegten Leben sind einen Abstecher wert: vom Reisen, 260 Tage im Jahr. Von ihrer Zeit in München, als sie und ihr Mann ihr hervorragendes Deutsch gelernt und ihren Sohn Michael groß gezogen haben. Lachend erzählt sie, wie der Kleine den anderen Menschen immer erklärte: »Ich bin halb Pole, halb Kroate und halb Deutscher.« Von der thailändischen Prinzessin, der sie gezeigt haben, wie man Oliven anbaut. Man möchte Stunden zuhören, wenn sie erzählen. Vom Leben aus dem Koffer, aber auch von der Sehnsucht nach einem echten Heim. Das haben sie nun hier in Istrien gefunden (Farma Jola, Savudrija, Franceskija bb, Tel. 0 52/73 70 45, www.omajolas.com).

OLIVENANBAU IN ISTRIEN

Lange lag die Tradition rund ums Olivenöl brach, in Windeseile hat der Anbau in Istrien jedoch eine Renaissance erfahren und den internationalen Anschluss geschafft. »Flos Olei«, der renommierte italienische Olivenölführer, zählt Istriens Olivenbauern inzwischen zur weltweiten Spitze, auf dem zweiten Platz im Ranking der Regionen gleich nach der Toskana. Vor allem im Norden rund um Umag, Buje und Oprtalj leben alte Traditionen wieder auf. Viele Top-Produzenten bieten Besichtigungen und Direktverkauf. Die Produkte zeichnen sich durch ein sehr gutes Preis-Leistungs-Verhältnis aus. Eine kostenlose Anbieterliste vertreibt der Tourismusverband Istrien in seiner Broschüre »Istra Gourmet«. Die Betriebsgrößen reichen von 120 (Valentić in Buje) bis zu 65 000 Bäumen (Agrolaguna in Poreč). Und wer es geschichtlich mag: Unter dem Amphitheater in Pula unterhält das Museum für istrische Archäologie eine Ausstellung mit dem Titel »Wein- und Olivenanbau im antiken Istrien«. Dort stehen originale Amphoren und Behältnisse, mit denen von hier aus istrische Weine und Öle in das gesamte Römische Reich verschifft wurden.

ISTRIENS OLIVENÖLSTRASSEN – PURER GENUSS

Es gibt rund ein Dutzend Ölmühlen, die sich zusammengeschlossen haben, um sich über die »Olivenölstraßen in Istrien« gemeinsam zu vermarkten. Zahlreiche Erzeuger bieten Verkostungen an oder betreiben gar eine Konoba oder ein Restaurant. Diese Ausflüge in Istriens Hinterland leben vom Sich-treiben-lassen und von den kleinen kulinarischen Begegnungen und Überraschungen am Wegesrand. Im Mittelpunkt steht das Olivenöl. Es gibt über die ganze Region verteilte und vielerorts auch ausgeschilderte Routen zu diesem Thema. Etliche Produzenten kommen aus der Region rund um Vodnjan. Wenn Sie in Rovinj oder in der Region Pula Ihren Urlaub verbringen, ist die Kleinstadt nur einen kurzen Abstecher entfernt. Aber auch andernorts können Sie den »Ölspuren« folgen. Was die erwähnten Ölmühlen gemeinsam haben? Sie stehen alle mit Auszeichnung im »Flos Olei«, dem Bewertungswerk, wenn es um Ölqualität geht. Öle der genannten Erzeuger sind meist Spitzenprodukte, die es nicht im Supermarkt um die Ecke gibt. Das hat seinen Preis – mit bis zu 10 Euro pro Liter.

INFORMATIONEN

Agroprodukt 〰️ D 6
Vodnjan, Zeljeznicka 15 | Tel. 0 52/54 35 19 | www.agroprodukt-pula.hr

Chiavalon 〰️ D 6
Vodnjan, Vladimira Nazora 16 | Tel. 0 52/51 19 06 | www.chiavalon.hr

Brist Olive 〰️ D 7
Pula, Prilaz Cerella 23 | Tel. 0 52/53 52 20 | www.brist-olive.hr

Škabe 〰️ D 7
Pula, Muntić 32a | Tel. 0 52/55 02 60 | www.skabe.net

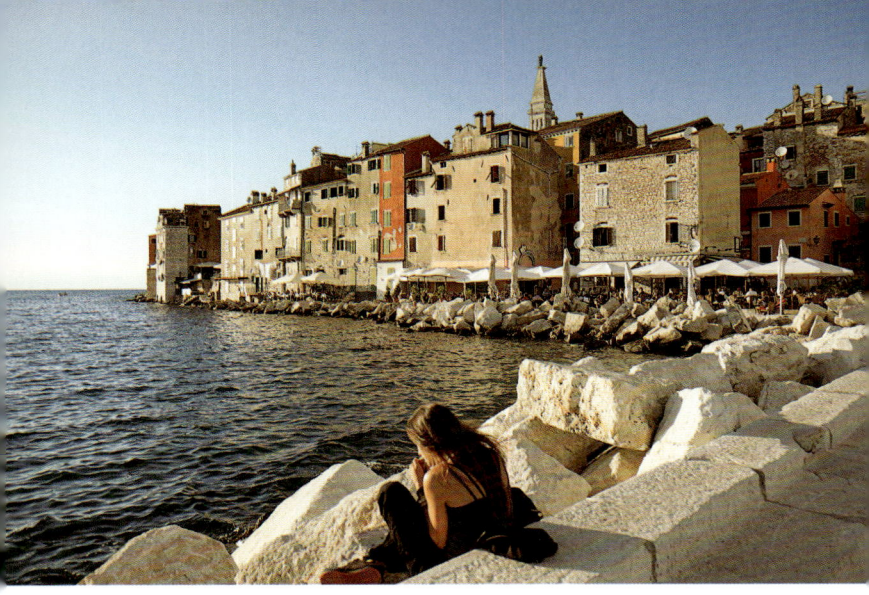

ROVINJ
UND DAS LANDESINNERE

Die Altstadt thront auf einem Hügel, vor der Küste liegen Inseln mit herrlichen Stränden, die auf Kayaks selbst angesteuert werden können. Aber auch in der Umgebung warten zahlreiche Höhepunkte auf ihre Entdeckung.

Die Zeiten haben sich geändert – in **Rovinj** 3 zeigt sich das neue Gesicht des istrischen Tourismus. Während Poreč mehr auf die Klientel der Pauschalurlauber ausgerichtet ist, versucht sich Rovinj verstärkt im gehobenen Bereich zu positionieren. Vor allem die Hotelgruppe Maistra forciert diesen Trend mit luxuriösen Hotels. Längst haben auch die Häuserpreise angezogen, Rovinj wurde zum zweitteuersten Immobilienstandort Kroatiens. Die Folge: Das Preisniveau liegt höher als in anderen Touristenorten.

INSELFREUDEN

Die vorgelagerten Inseln laden zu einem Besuch mit erfrischender Abkühlung ein: **Sv. Katarina** liegt zwar zum Greifen nahe, doch schöner ist

◀ An der Hafenmole den Blick auf Rovinjs Altstadt (▶ MERIAN TopTen, S. 81) genießen.

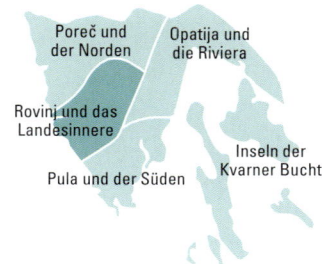

Sv. Andrija, die »Rote Insel«, mit dem mittelalterlichen Benediktinerkloster und der angebundenen FKK-Insel Maškin: Beide sind mit der Fähre problemlos zu erreichen.

AB IN DIE NATUR

Wenig touristisch erschlossen und deshalb stiller sind die kleineren Inseln wie **Banjol**, **Sturag** oder **Revera**: Wer diesen Teil des Adriatischen Meeres selbst erkunden will – und nicht mit einem eigenen Boot angereist ist –, der versucht sein Glück im Hafen von Rovinj: Hier finden sich immer Bootsleute und Fischer, die Gäste auf die Insel der Wahl hinausschippern. Der Preis ist Verhandlungssache, genauso wie der Termin für die Rückkehr. Und wieder an Land, auf jeden Fall – entweder zu Fuß oder mit einem geliehenen Fahrrad – einen Abstecher auf die Landspitze **Zlatni rt** (»Goldkap«) unternehmen. Dieses schöne Waldgebiet gilt als eines der wichtigsten seiner Art in ganz Kroatien und bietet Natur zwischen weiten Kiefernwäldern, Steineichen, Zypressen und schönen Stränden. Auch das Landesinnere muss sich längst nicht mehr hinter Hügeln und Weinreben verstecken: Ferien im Landhaus gehören zu den attraktiven Highlights der Region, die vor allem Familien mit Kindern faszinieren.

ROVINJ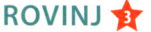

14 000 Einwohner

Stadtplan ▶ Klappe hinten

Das Meer, der Hafen, die Bar, der Wein: Rovinj mit seiner Altstadt bietet die schönste Symbiose für das Urlaubsglück. Steil führen die schmalen Gassen hinauf zur Kirche der Heiligen Eufemija, deren Turm beim ersten Anblick an den Campanile im gar nicht weit entfernten Venedig erinnert. Ein Hauch Italien umgibt die Altstadt von Rovinj. Dass sich außerdem die Häuser auf der ehemaligen Insel direkt aus dem Wasser zu erheben scheinen, hat der idyllischen Stadt den Beinamen »Venedig von Istrien« eingebracht. Aber es sind auch das heitere Lebensgefühl und die zahlreichen Künstler, die Rovinj zu einem attraktiven Ziel für Urlaubsgäste machen. Kein Autolärm, kein hektisches Treiben plagt den Besucher der Altstadt, deren Ursprünge bis ins 3. Jh. zurückreichen. Die Halbinsel selbst gehört aber erst seit 230 Jahren zu Rovinj: Mitte des 18. Jh. wurde das Eiland durch einen künstlichen Damm mit dem Festland verbunden.

Gemütlich schlendert man von Galerie zu Galerie. In versteckten Innenhöfen und auf schattigen Terrassen kann man Künstlern, die schon seit vielen Jahren Rovinj während der Sommermonate zu ihrer Heimat erklärt haben, bei der Arbeit zuschauen. Dazwischen laden kleine Cafés und Restaurants zum Verweilen ein, ehe der Besucher den Kirchenhügel erreicht.

Von hier aus bietet sich nicht nur ein herrlicher Blick über die Altstadt, sondern auch auf die Küste. 22 vorgelagerte Inseln machen Rovinj zum idealen Ausgangsort für einen Boots- oder Badeausflug. Und sogar direkt an den Mauern der Stadt bietet sich eine gute Möglichkeit zum Baden: Unterhalb des Hotels Rovinj führen einige Stufen zwischen den Felsen hindurch ins Wasser. Eine verdiente Abkühlung nach dem kräftezehrenden Anstieg!

Da sich tagsüber viele Besucher in die schattigen Gassen des Hügelstädtchens zurückziehen, geht es am Hafen eher ruhig zu. Das ändert sich, wenn die Sonne im Meer versinkt: Dann nämlich bekommt man schon bald keinen Platz mehr in den netten Cafés rund um den zentralen Trg Gradski oder in einer der zahlreichen Eisdielen direkt am Hafenbecken.

SEHENSWERTES

1 Aquarium

Seit über 100 Jahren erhält man hier einen interessanten Einblick in die Artenvielfalt der nördlichen Adria. Doch ehrlicherweise sollte man sagen: Es gibt schönere und artgerechtere Aquarien.
Obala G. Paliage 5 | Ostern–Juli tgl. 9–20, Juli, Aug. 9–21, Sept., Okt. 9–20 Uhr | Eintritt 20 Kn, Kinder 10 Kn

2 Inseltour

Rovinj, Brijuni Nationalpark oder Limski Fjord? Wer aus eigener Kraft und in aller Ruhe das Meer entdecken möchte, sollte sich ein Kanu mieten – oder bei einem der Törnanbieter, die mittlerweile die Küste fest im Griff haben, »anheuern«. Istrian Kayak Adventures ermöglicht auf Tages- oder Wochenexkursionen besondere Momente auf ruhigen Gewässern. Der Kunde kann zwischen Tagestouren oder Wochentrips wählen. Die Boote sind in gutem Zustand und technisch für jedermann zu beherrschen.
Istrian Kayak Adventures | Karera 69 | Tel. 0 95/8 38 37 97 | www.kayak.com.hr

3 Stadtumrundung

Im Sommer lässt sich im Batana-Museum (▶ S. 85) eine maritime Stadtumrundung auf dem traditionellen Holzboot buchen. Informationen und Preise erhält man im Museum. Die Fahrten werden nur wenige Monate im Jahr angeboten – und dies auch eher unregelmäßig. Trotzdem: Man sollte sein Glück versuchen, bereuen wird man es auf keinen Fall. Ein wahrhaft einmaliges Erlebnis.
Obala Pina Budicina 2 | Tel. 0 52/81 25 93 | www.batana.org | Juni–Sept. 9–13 und 19–22 Uhr

Sv. Andrija (Crveni otok/ »Rote Insel«)   ▶ Klappe hinten, südl. a 6

Wem die oben erwähnte Tour zu aufwändig ist, der sollte auf jeden Fall Sv. Andrija besuchen: Die Insel bietet Kultur und Badespaß in einer ausgewogenen Mischung. Das Benediktinerkloster wurde im 6. Jh. gegründet und im 15. Jh. von den Franziskanern erwei-

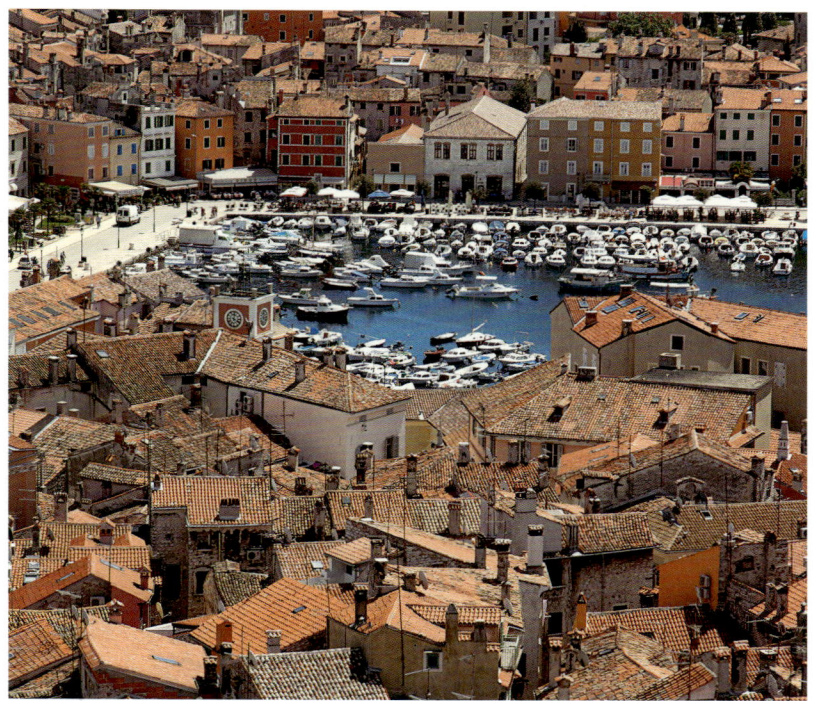

Ein Blick über Rovinjs von Künstlern und ihrem Lebensgefühl geprägte Altstadt (▶ MERIAN TopTen, S. 81) bietet sich nach dem Erklimmen der 60 m hohen Eufemija-Kirche (▶ S. 83).

tert. Heute befindet sich in den alten Gemäuern ein privates Hotel. Besucher, die nur zum Flanieren oder Baden mit der Fähre übersetzen, kommen voll auf ihre Kosten. Der Trip ist geradezu ein Muss, vor allem gegen Abend. Die Schifftaxis verkehren vom Hafen aus von 6 bis 24 Uhr jeweils alle 15 Minuten. Eine Vorabbuchung ist in der Regel nicht nötig.

④ Sv. Eufemija

Die Kirche der Heiligen Eufemija wurde im 18. Jh. auf den Überresten zweier verfallener Kirchen errichtet. Mitte des

19. Jh. erhielt der Bau sein heutiges Aussehen: Damals wurde die Frontseite im Stil des venezianischen Barock umgestaltet. Der knapp 60 m hohe Glockenturm aus dem 17. Jh. trägt auf seiner Spitze eine Kupferskulptur der Heiligen Eufemija.

Ihren Ruhm verdankt Eufemija einer Erscheinung in der Gewitternacht des 13. Juli 800: Nachdem ein Sarkophag an die Küste geschwemmt worden war, konnten die Bewohner der Stadt das ungewöhnliche Strandgut nicht an Land ziehen. Da erschien die Heilige einem Jungen, der später mit zwei Seilen – und wundersamen Kräften – den Sarkophag ganz allein aus dem Meer zog. Die sterblichen Überreste Eufemijas ruhen nun in besagtem Behältnis im Inneren der Kirche – und sie selbst ist längst zur wichtigsten Schutzheiligen in Rovinj und Teilen Istriens aufgestiegen.

Petra Stankovića | Sommer tgl. 10–18.30 Uhr

Zlatni rt ▶ Klappe hinten, südl. a 6

Auch in puncto Natur bietet die Umgebung von Rovinj Sehenswertes: Das sogenannte Goldkap glänzt mit seinen parkähnlichen Waldflächen. Rund 1000 verschiedene Pflanzen wachsen in dem Gebiet, darunter allein zehn Zypressenarten.

Am besten entdeckt man die Gegend mit dem Fahrrad oder bei einem Spaziergang. Starten sollten Sie im Sommer wegen der extremen Temperaturen allerdings erst in den späten Nachmittagsstunden.

Das Gebiet ist ideal für Jogger am frühen Morgen. Wer später kommt, mietet sich ein Fahrrad am Hafen oder am Parkeingang (halber Tag ab 40 Kn, ganzer Tag ab 70 Kn) und tritt zu einer der schönsten Küsten-Radtouren der Region in die Pedale. Mittlerweile haben entlang der Route einige Cafés bzw. kleine Restaurants eröffnet.

Vergessen Sie die Badesachen nicht, denn immer wieder tauchen kleine, meist felsige Strandabschnitte auf. Insgesamt ein herrlicher Tagesausflug. Und für Freeclimber gibt es unweit vom Parkeingang einen guten Übungsfelsen (▶ S. 43).

2,5 km südl. der Altstadt von Rovinj

Immer wieder eröffnen sich dem Besucher des Waldparks Zlatni rt (▶ S. 84) hübsche Badebuchten. Für Botanikfreunde ist die vielfältige Flora allein Grund genug für einen Besuch.

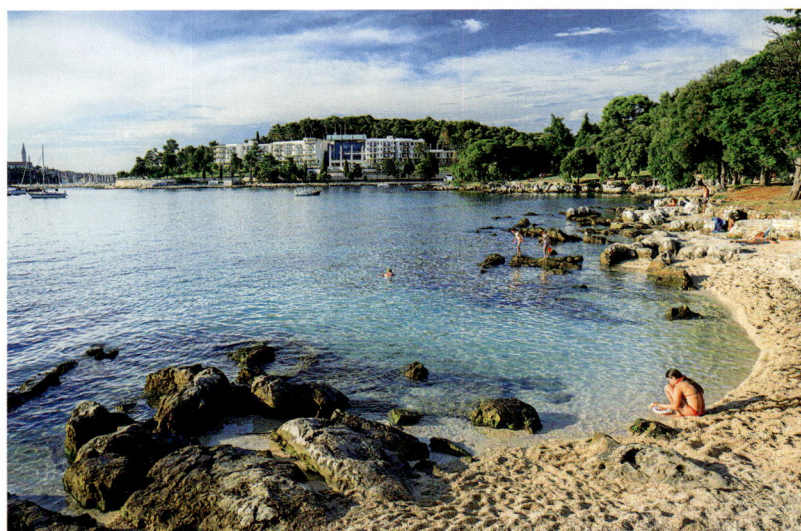

MUSEEN UND GALERIEN

 Batana-Museum

Die kleinen Holzboote erhielten ihren Namen nach dem italienischen Verb »battere« (schlagen, stoßen), und die Ursprünge gehen bis ins 14. Jh. zurück. Eine Besonderheit: Der »Schlagmann« steht im Boot. Heute sind die 241 zugelassenen Boote die markanten Wahrzeichen der Stadt Rovinj. Und das Museum, das mit seinem modernen Ausstellungskonzept und seiner ökologischen Ausrichtung diesem traditionellen Fischerboot huldigt, beherbergt ohne Zweifel eine der interessantesten Sammlungen im ganzen Land.

Obala Pina Budicina 2 | Tel. 0 52/81 25 93 | www.batana.org | Juni–Sept. tgl. 9–13, 19–22, Okt.–Dez. und März–Mai Di–So 10–13, 15–17 Uhr, Jan., Feb. nur nach Anmeldung

5 Heimatmuseum

Archäologische Funde aus der Römerzeit, eine Sammlung alter Meister vom 15. bis 19. Jh., daneben eine umfangreiche Buchsammlung der Bibliothek »Stancoviciana« sowie zeitgenössische kroatische Kunst. Außerdem widmet sich eine Ausstellung der Schifffahrts- und Fischereitradition in Rovinj. Jedes Jahr im Juli findet hier die »Rovinjer Kolonie der bildenden Künste« statt.

Palast Califfi/Trg Maršala Tita 11 | Tel. 0 52/81 67 20 | www.muzej-rovinj.com | Sommer Di–Fr 9–12, 19–22, Sa und So 10–14, 19–22, Winter Di–Sa 10–13 Uhr | Eintritt 15 Kn, Kinder 10 Kn

ÜBERNACHTEN

6 Casa Garzotto

Liebevoll renoviert – Dieses Boutique-Hotel bietet Leben im Herzen der Altstadt in den original erhaltenen Steinmauern, mit alten Dielenfußböden und Holzdecken. Die Zimmer bzw. Studio-Apartments und Suiten befinden sich in unterschiedlichen Gebäuden im historischen Zentrum.

Via Garzotto 8 | Tel. 0 52/81 18 84 | www.casa-garzotto.com | 12 Zimmer/ Suiten/Apartments | €€

Istra   ▶ Klappe hinten, südl. a 6

Für Ruhesuchende – Vor Rovinj auf der »Roten Insel« gelegen. Dazu gehören vier Restaurants, drei Hotelbars und drei Swimmingpools. Kiesel- und Felsstrände erwarten die Gäste direkt am Hotel und auf der benachbarten FKK-Insel Maškin. Fährverbindungen nach Rovinj.

Sv. Andrija | Tel. 0 52/80 25 00 | www.maistra.com | 326 Zimmer und Suiten | ♿ | €€€

7 Hotel Adriatic

Zentrale Lage – Wer mittendrin sein will und dazu noch etwas sozialistische Nostalgie erleben möchte, bettet sich hier richtig: direkt am Hauptplatz! Kuschelig und still? Das gibt es anderswo.

Trg Maršala Tita 5 | Tel. 0 52/80 02 50 | www.maistra.com | 27 Zimmer | €€

Hotel Lone 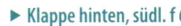 ▶ Klappe hinten, südl. f 6

Top-Adresse – Istriens erstes Design-Hotel und gleich eine der besten Adressen Kroatiens. Ein ebenso schneller wie verdienter Aufstieg: coole Zimmer, Restaurants und Spa, herrliche Lage am Park Zlatni rt und in Strandnähe. Etwas außerhalb des Zentrums direkt neben dem mondänen Hotel Mulini gelegen – aber hier ist es um einiges entspannter!

A. Smareglia bb │ Tel. 0 52/63 20 00 │ www.lonehotel.com/de │ 236 Zimmer, 12 Suiten │ €€€

ESSEN UND TRINKEN

Rovinj hat neben Pula das umfangreichste kulinarische Angebot Istriens. Doch nur, wenn Sie kurz vor dem Verhungern sind, suchen Sie eines der typischen Hafenrestaurants auf, denn diese sind teuer und bieten oft einen schlechten Service. Ein wenig abseits gibt es definitiv schönere und bessere Alternativen.

RESTAURANTS

8 Konoba Kantinon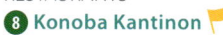

Ursprüngliches Ambiente – Seit dem Frühjahr 2013 gibt es hier einen neuen Chef – den Sterne- und TV-Koch Tomislav Gretić. Dieser verwöhnte bereits in Rovinjs Hotel Monte Mulini die Gaumen der Gäste. In der traditionsreichen Konoba Kantinon kredenzt der Chef allerdings nicht, wie bisher, internationale Haute Cuisine, sondern bodenständige istrische Gerichte – passend zur Tradition des ehemaligen Fischerlokals.

Obala Aldo Rismondo │ Tel. 0 52/81 60 75 │ www.maistra.com   €€

Wenn bei Rovinj die rote Sonne im Meer versinkt … ③

Die Valentino Bar liegt am felsigen Ufer der Altstadt, dort, wo sich die Häuserfassaden direkt aus dem Meer zu erheben scheinen, und ist wohl einer der romantischsten Orte überhaupt, um einen Sonnenuntergang zu genießen (▶ S. 13).

---

9 Konoba Veli Jože

Urige Tradition – Eine lokale Wirtschaft, wie der Urlaubsgast sie sich wünscht, mit guten, deftigen Speisen. Es gibt viel zu sehen in der bunt gewürfelten Deko aus alten Seefahrer-Utensilien, Schwarz-Weiß-Fotos, Küchenmörsern und Grappaflaschen …

Sv. Križa 1 │ Tel. 0 52/81 63 37 │ tgl. 11–24 Uhr │ €€€

Maestral ▶ Klappe hinten, östl. f 3

Am Grill – Ein schöner Platz mit offenem Grill und wunderbarem Blick auf die Altstadt. Hier kommt vor allem Fisch auf die Holztische, die im Sommer immer gut besucht sind. Wenn Sie Kinder haben, können diese hier an der Hafenmole spielen.

Obala V. Nazora bb │ Tel. 0 52/83 05 65 │ €€

10 Mali Raj

Klassiker für die ganze Familie – Man sitzt unter der Weinlaube – oder wartet auf der Gasse, bis ein Tisch frei wird. Abends immer sehr gut besucht. Keine kulinarischen Wunder, aber das erwarten die Gäste hier auch nicht.

Trevisol 48 │ Tel. 0 52/81 62 42 │ tgl. 11–15, 18–1 Uhr, Okt.–Mitte April geschl. │ €

11 Monte ▶ S. 29

BARS

12 Zanzibar

Am großen Hafenvorplatz gleich neben dem Tourismusbüro; Motto beim Cocktail-Schlürfen in Lounge-Atmosphäre: sehen und gesehen werden. Zumeist junges Publikum.

Obala Pina Budičina │ Tel. 0 52/81 32 06 │ tgl. 9–1 Uhr (nur im Sommer)

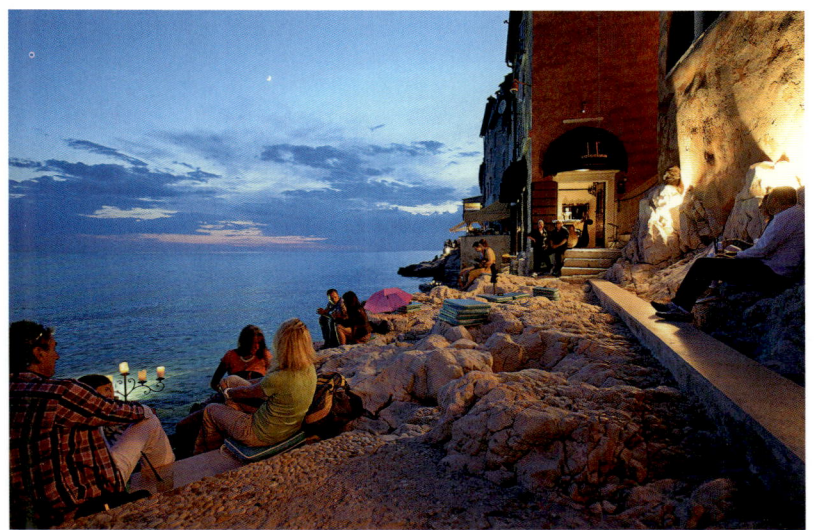

Unweigerlich kommen in der Bar Valentino (▶ S. 13) bei Abendstimmung Urlaubsgefühle auf. Schon ein Drink hier an Rovinjs (▶ MERIAN TopTen, S. 81) Küste ist die Anreise wert.

ENOTHEKEN

🟢 Enoteca Al Castaldo

Einer der urgemütlichen Orte, wo man gar nicht wieder weg möchte. Hervorragende Weinauswahl. Perfekt an kalten Herbsttagen nach einer Segeltour.

Iza Kasarne 14 | Tel. 0 52/81 41 09 | tgl. 11–15, 18–24 Uhr | €€€

EINKAUFEN

Die Grisia, Istriens schönste Shopping-Meile, ist eine herrliche Gasse, die vom Hafen zur Kirche hinaufführt. Hier leben im Sommer zahlreiche Künstler; es wird gemalt, geschmiedet, genäht und getöpfert. Aber auch in den Nebengassen der Altstadt bietet so mancher Kreative seine Werke an.

Lust auf einen Abstecher? Dann ab nach Italien – vielleicht auch zum Shopping. Mehrmals wöchentlich gibt es Bootsfahrten nach Venedig (Dauer ab 2 Stunden 30 Minuten, ab 500 Kn; Infos unter Tel. 0 52/81 15 66).

KULINARISCHES

🟢 Nature

Zahlreiche istrische Spezialitäten wie Öle und Weine.

Grisia 18 (nahe Hafen) | Tel. 0 91/7 94 46 91

KUNST

🟢 Atelier Sottomuro

Gemälde und kunstvoll gefertigte Schmuckunikate: Die gibt es in der Galerie von Jan Ejsymontt. Sie liegt gleich unter der Porta Sottomuro, einem der sieben Stadttore von Rovinj.

Vrata pod idom 2 | www.atelier sottomuro.com | Mai–Nov. 10–14, 19–22.30 Uhr

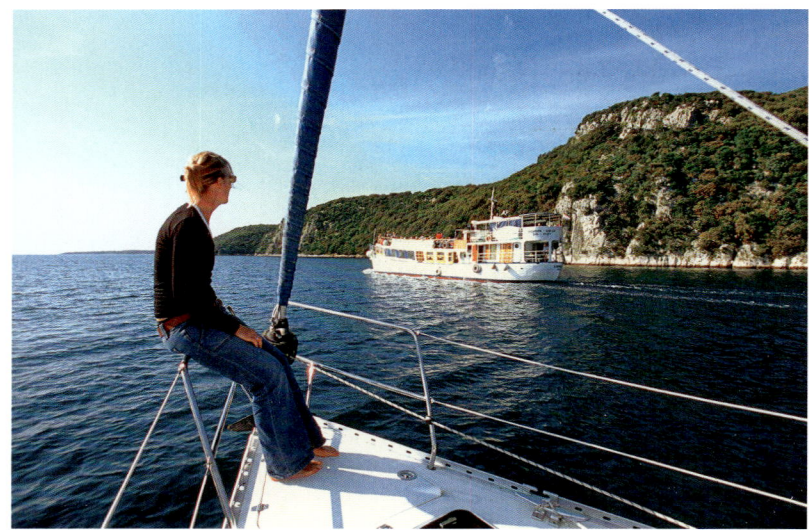

Zu Wasser erkundet man den Limski Fjord (▶ MERIAN TopTen, S. 89) und seine vielfältige Natur zweifelsohne am einsamsten und entspanntesten – wenn nicht ein paar Delfine »stören«.

MODE
Sheriff & Cherry ▶ S. 41

KULTUR UND UNTERHALTUNG
NACHTLEBEN
Monvi Center ▶ Klappe hinten, südl. f 6

Das Zentrum der Unterhaltung liegt knapp 2 km südöstlich der Altstadt: Das Monvi Center ist der beste Ort zum Abtanzen in Rovinj. Zahlreiche Restaurants gehören zu dem Komplex, ebenso wie Cocktailbars und Themen-Diskotheken von Balkan-Pop bis Rock und Cabaret.
Ulica Luja Adamovića bb │ Tel. 0 52/54 51 17 │ www.monvicenter.com │ tgl. 11–5 Uhr (Sommer) │ Eintritt ab 80 Kn

Valentino ▶ Klappe hinten, südl. a 6
Romantischer Ort für den Abend: die Disco Valentino auf der »Roten Insel«.

Nicht verwechseln mit der gleichnamigen Bar in der Altstadt!
Im Hotel Istra │ Sv. Andrija │ Tel. 0 52/80 25 00 │ www.maistra.com

SERVICE
AUSKUNFT
Tourismusverband Rovinj
▶ Klappe hinten, d 5
Obala Pina Budičina 12 │
Tel. 0 52/81 15 66 │ www.tzgrovinj.hr

INTERNET
Internetclub A-mar
Laut wegen Videospielen, aber online.
Karera 26/Ecke Pekarska │
Tel. 0 52/84 12 11 │ tgl. 9–23 Uhr

KREUZFAHRTEN
Kreuzfahrten auf einheimischen Motorseglern werden immer beliebter.

Rovinj ist dabei ein idealer Ausgangs-hafen. Private Vermieter, aber auch Reisebüros bieten ein großes Spektrum an – von Tagestrips bis hin zu zweiwö-chigen Törns. Auf den Schiffen geht es dabei in der Regel sehr leger zu. Eine große Flotte und eine sehr schöne Kombinationsreise aus Segeltörn und Wanderurlaub im Gebiet um die Kvar-ner Inseln hat auch der Kroatien-Spe-zialist I. D. Riva Tours (www.idriva.de) im Programm.

Ziele in der Umgebung

 BALE ⚓ C 6
1100 Einwohner

Der kleine Ort liegt im Landesinneren. Die mittelalterliche Ansiedlung zieht sich in engen Gassen über einen Hügel. Eindrucksvoll ist die Atmosphäre in der Abendstimmung. Sehenswert sind der Palast Bembo und die Pfarrkirche des Heiligen Julian.

14 km südwestl. von Rovinj

ÜBERNACHTEN

Hotel La Grisa ▶ S. 24

ESSEN UND TRINKEN

Konoba Mali Bože

Klein und gemütlich – Wer aus Bale kommt und die Hauptstraße Richtung Meer verlassen will, sollte in Mandriol wegen dieser kleinen Konona einen Halt einlegen.

Mandriol 107a | Tel. 0 52/52 85 05 | Mo geschl. | €

SERVICE

AUSKUNFT
Tourismusverband Bale

Rovinjska 1 | Tel. 0 52/82 42 70 | www.istria-bale.com

 LIMSKI FJORD ⭐ ⚓ B/C 5

Die einen lieben ihn – die anderen has-sen ihn: Am Limski Fjord scheiden sich die touristischen Geister. Wegen seiner (einst) natürlichen Schönheit wurde der Meeresarm, der 11 km tief ins Lan-desinnere hineinreicht, schon 1980 zum Naturreservat. Doch was galt dieser Ti-tel in der damaligen Republik Jugosla-wien? Jahrelang war der Fjord ein we-nig gepflegter Besuchermagnet.

Heute stehen in der Hauptreisezeit die Busse Schlange. An der Straße nutzen viele Händler die Möglichkeit, istri-schen Wein, Honig, Olivenöl und an-dere Produkte an den Mann zu brin-gen. Wer also den Trubel meiden will, für den gilt: nur übers Wasser hin und zurück. Am besten bucht man eine Tour von Rovinj, Poreč oder Vrsar aus. Kleine Enttäuschung: Baden ist in dem klaren, blaugrün schimmernden Ge-wässer verboten, auch wegen der zahl-reichen Fisch- und Muschelzuchten.

18 km nördl. von Rovinj

ESSEN UND TRINKEN

RESTAURANTS
Fjord

Nomen est omen – Fische und Mu-scheln aus dem Fjord. Nicht ganz so nobel wie der Nachbar Viking, dafür mit einer großen Terrasse, auf die mehr als eine Busladung passt. Das soll aber nicht abschrecken.

Sveti Lovreč | Limski Kanal | Tel. 0 52/44 82 22 | tgl. 12–22 Uhr, Jan. und Feb. geschl. | €€

Viking

Frisch und beliebt – Die Gäste kom-men wegen der Schalentiere wie Aus-tern und Jakobsmuscheln aus dem nahen Fjord, aber auch wegen Fisch-spezialitäten wie Wolfsbarsch und Goldbrasse; allerdings tagsüber wegen regem Bustourismus sehr belebt.

Sveti Lovreč │ Limski kanal │ Tel. 0 52/44 82 23 │ tgl. 11–16.30, 18.30–23 Uhr │ €€

Spanferkel-Straße

Nur auf den ersten Blick ist die Route zwischen Kloštar am Limski Fjord und Flengi eine normale Straße im Hinter-land. Wenn Sie gegen Mittag kommen, wissen Sie schnell, warum: Überall prasseln offene Feuer und glühen Grills vor zahlreichen Lokalen – und alle hal-ten einen kulinarischen Leckerbissen bereit: Spanferkel! Eine Einkehr emp-fiehlt sich direkt in den Orten Kloštar oder Gradina (in der gleichnamigen Konoba). Aber auch andere Konobas bieten Fleischplatten mit regionalem Gemüse als Beilage. Mittags ist es am lohnendsten. Die Preise sind deutlich günstiger als in den Touristenhochbur-gen an der Küste. Dieser Abstecher ist ein Muss.

◎ MONKODONJA

Die ältesten Spuren der Siedlung Mon-kodonja gehen in die Bronzezeit zwi-schen 1800 und 1200 v. Chr zurück. Die Stadtmauer wurde ohne Mörtel gebaut und teils aus tonnenschweren Steinblö-cken errichtet. Die Überreste der Anla-ge (gut 250 m lang und 155 m breit, etwa in der ovalen Form eines Fußball-stadions) deuten darauf hin, dass es sich um einen Wohnbezirk für knapp 1000 Menschen aus der Oberschicht gehandelt haben könnte. Als hätte schon damals gegolten: Vor den Toren der Stadt wohnt es sich am schönsten. Der Ausflug ist auch ein guter Anlass,

der hektischen Küste kurzzeitig den Rücken zu kehren.

5 km östl. von Rovinj

◎ ORNITHOLOGISCHES RESERVAT PALUD

Das Reservat beherbergt über 210 ver-schiedene Vogelarten und ist das einzi-ge seiner Art in ganz Istrien. Die biolo-gische Vielfalt gründet vor allem auf der außergewöhnlichen Kombination von Sumpflandschaft und Meer. So-wohl Süß- als auch Salzwasserbewoh-ner fühlen sich hier wohl. Birdwat-ching inklusive Ausrüstung und unter fachkundiger Anleitung lässt sich im nahe gelegenen Rovinj buchen. Einzel-besucher zahlen keinen Eintritt.

Natura Histrica │ Rovinj, Obala A. Rismondo 2 │ Tel. 0 52/83 05 82 │ www. natura-histrica.hr │ Juni–Aug. tgl. 9– 21 Uhr │ zweistündige Birdwatching-Füh-rung: Erwachsene 50 Kn, Kinder 40 Kn

10 km südöstl. von Rovinj

◎ PAZIN

9300 Einwohner

Die Kleinstadt ist Sitz des Komitats und damit das politische Zentrum Ist-riens. Pazin steht selten auf den Reise-planungen der Touristen, denn moder-ne Bauten bestimmen das Bild. Sehenswert sind dennoch das Kastell und die Kirche Sv. Nikolaus mit einem spätgotischen Sanktuarium von 1441. Pazin bezieht viel seiner Attraktivität aus der näheren Umgebung, die reich ist an historischen und kulturellen Se-henswürdigkeiten. Berühmt ist die Schlucht des Fojba-Flusses, der hier in einem Loch in den Tiefen der Karstfel-sen verschwindet. Ein verschlungener Lehrpfad erklärt die Entstehung dieser

Landschaft. Über der Schlucht thront das Wahrzeichen der Stadt, die über 1000 Jahre alte Ruine der Mitterburg. Empfehlenswert ist der spektakuläre Blick von der Brücke: in die schwindelerregende Tiefe und hoch zur Burg.

Auch Beram, knapp 10 km entfernt, und die dortige Friedhofskirche Sv. Marija na Skriljinah sind ein beliebtes Ausflugsziel. Auf den rund acht Meter langen Fresken sind biblische Szenen dargestellt, u. a. die Geschichte der Heiligen Drei Könige. Noch berühmter ist der sogenannte Totentanz, der dem Betrachter deutlich zeigen soll: Vor dem Tod sind alle Menschen gleich.

Wer mehr Zeit hat: Lohnenswert sind auch Abstecher in die kleinen, teils vom Zerfall bedrohten Dörfer Gračišće (8 km südöstlich) oder Sv. Petar u Šumi (10 km südwestlich). Letzteres wird

Schönste Aussichten 4

Steinerne Torbögen und enge Gassen – das Mittelalterdorf Gračišće wirkt, als sei die Zeit stehengeblieben (▶ S. 13).

von einer schönen Barockkirche und einem Kloster geprägt.

36 km nordöstl. von Rovinj

ESSEN UND TRINKEN

Konoba Danijeli

Knoblauchspezialitäten – Wer im Hinterland bei Tinjan im Dorf Kringa vorbeikommt, muss in diesem Lokal einkehren. Angeblich hauste hier im Jahr 1656 Jure Grando, Europas erster Vampir – trotzdem anhalten! Am Wochenende besser reservieren.

Einer der kulturellen Höhepunkte wurde im 15. Jh. an die Wände der Kirche Sv. Marija na Skriljinah (Maria im Fels) in Beram (▶ S. 91) gemalt: Der »Totentanz« von Vincentius de Castua.

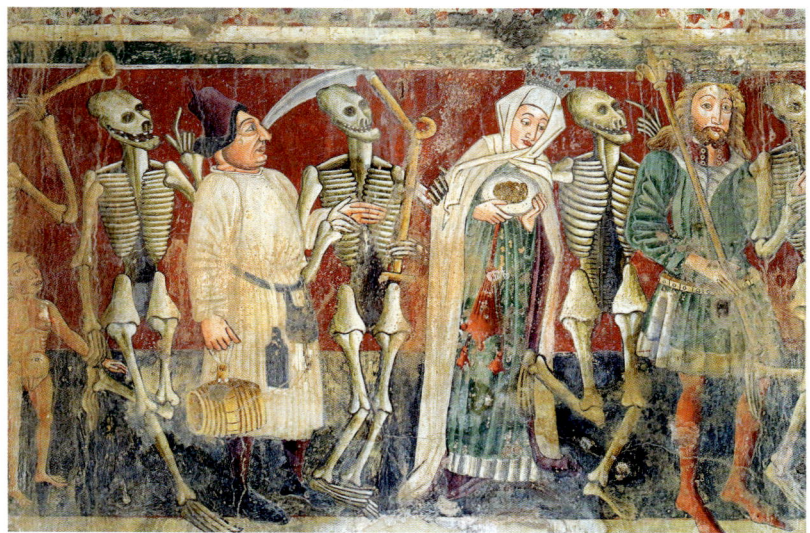

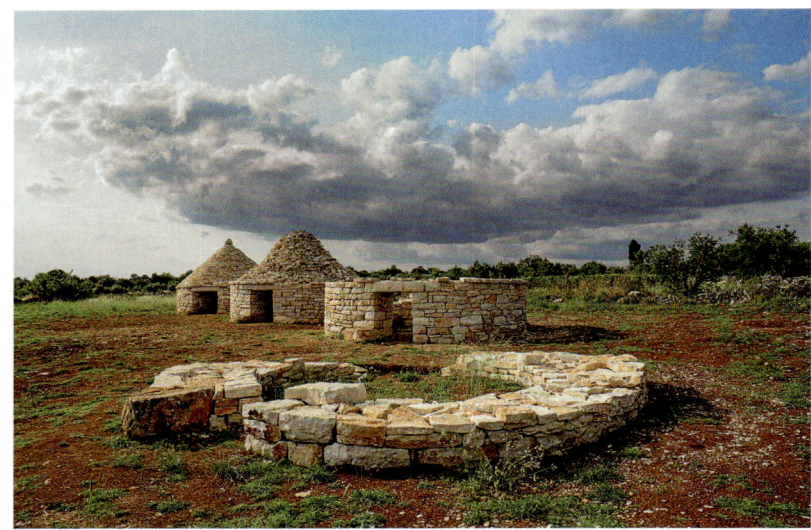

Im Landesinneren schmücken wiederholt die typischen Steinhäuschen, sogenannte Kažuni, die Landschaft. Sie wurden von Hirten zum Unterschlupf für Mensch und Tier errichtet.

Kringa, Danijeli 76 | Tel. 0 52/68 66 58 | €
8 km westl. von Pazin

EINKAUFEN

MÄRKTE

Basar

In Pazin findet jeden ersten Dienstag im Monat der größte traditionelle Markt Istriens statt. Eine 500 Jahre alte Tradition, bei der sich noch heute die Istrier im Herzen der Halbinsel treffen, um Schnäppchen zu machen, zu handeln oder die eigenen Produkte an den Mann und die Frau zu bringen. Dort findet man nicht nur Gerätschaften für die Landwirtschaft, sondern auch Gemüse, Leder- und Anziehwaren, Haushaltsartikel, Kunsthandwerk – kurz: fast alles, was das Herz begehrt.
Franine i Jurine 14 | Tel. 0 52/62 24 60 | www.tzpazin.hr

SERVICE

AUSKUNFT

Tourismusverband Pazin

Franine i Jurine 14 | Tel. 0 52/62 24 60 | www.tzpazin.hr

◎ SVETVINČENAT   ◤D5
2200 Einwohner

Nicht nur für Reisende, die zwischen Pazin und Pula unterwegs sind, lohnt hier ein Stopp. Auch von Rovinj aus eignen sich Svetvinčenat und die grüne Umgebung ideal für einen Tagesausflug. Sehenswert sind die Kirche Sv. Marija mit einigen schönen Fresken aus romanischer Zeit sowie die Burg Grimani, die im 17. Jh. von der gleichnamigen venezianischen Familie errichtet wurde. Heute spielt sich das Leben vor allem um den schönen Hauptplatz (Placa) ab, wo man in aller

Ruhe rasten kann. Richtig lebhaft wird es lediglich Ende Januar beim Fest zu Ehren des Stadtpatrons, des Heiligen Vinzent, und im Spätsommer, am Tag des Weins.

26 km östl. von Rovinj

EINKAUFEN

SCHMUCK
Claudia Zlato ▸ S. 40

SERVICE

AUSKUNFT
Tourismusverband Svetvinčenat
Svetvinčenat 20 | Tel. 0 52/56 03 49 | www.tz-svetvincenat.hr

ŽMINJ D 5
800 Einwohner

In der geografischen Mitte Istriens, am Schnittpunkt alter Wege, hat sich der Ort sein mittelalterliches Flair bewahrt. Sehenswert ist die Kirche der Heiligen Dreifaltigkeit mit schönen Fresken, die Szenen aus dem Leben Christi darstellen. Die rote Erde der Umgebung brachte der Landschaft den Namen »Rot-Istrien« ein. Entlang der Straßen in den Wein- und Olivenbergen sieht man manchmal noch alte »Kažuni«, die typisch istrischen Häuschen mit kegelförmigen Dächern.

Vielleicht kosten Sie bei einem Stopp die rustikalen Spezialitäten der Region: Kartoffeln aus der Asche, dazu istrische Würste und lokalen Wein. Oder Sie kommen am letzten Samstag im August auf den Geschmack: Dann findet in Žminj der sehenswerte Viehmarkt Batulja statt.

Einen Abstecher ist auch Kanfanar auf dem Weg nach Rovinj wert, in dessen Umgebung zahlreiche schöne Landhäu-

ser liegen, die teils von Privatbesitzern, teils von Reiseveranstaltern vermietet werden. Radfahrer und Wanderer fühlen sich hier ebenfalls wohl.

25 km östl. von Rovinj

SEHENSWERTES

Dvigrad

Die zerfallene Geisterstadt Dvigrad liegt auf einem Hügel im Dragatal, wenige Kilometer westlich von Kanfanar. Im Mittelalter war die Stadt ein Machtzentrum der Region, bis Pest und Malaria den Bewohnern so zusetzten, dass die Stadt für immer entvölkert wurde. Heute ragen die Ruinen als stumme Zeitzeugen in den Himmel und verbreiten eine gespenstische Stimmung.

ÜBERNACHTEN
La Casa di Matiki ▸ S. 23

ESSEN UND TRINKEN
Agrotourismus Matohanci
Rustikale Bauernküche – Viel Fleisch (Zicklein, Huhn) und hausgemachter Käse. Zwischen Rovinj und Kanfanar.

Kanfanar, Matohanci 16 | Tel. 0 52/84 83 94 | €

SERVICE

AUSKUNFT
Tourismusverband Kanfanar
Trg Marka Zelka 6 | Tel. 0 52/82 52 4 | www.istria-kanfanar.com

Dämmerung in Dvigrad 5
Treppen, die ins Nichts führen, ein eingestürzter Turm, der sich düster in den Abendhimmel reckt: Impressionen der Geisterstadt (▸ S. 14).

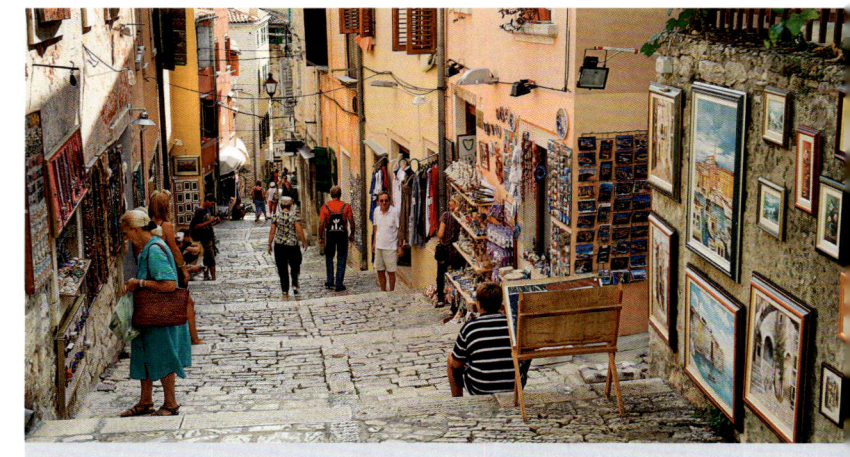

Im Fokus
Istriens Künstler

Woher kommt er nur, dieser besondere Reiz der Künstlerorte Grožnjan und Rovinj? Um ihn zu spüren, muss man sich einfach nur treiben lassen, durch die alten Gassen, von Atelier zu Galerie, und die Atmosphäre aufsaugen.

Grožnjan 🟊, auf den ersten Blick ein typisches Hinterlanddorf auf einem Hügel. Aber sobald man zwischen den Steinwänden und auf dem grobem Straßenpflaster – übrigens nichts für Stöckelschuhe – entlangflaniert, spürt man es: Das hier ist ein besonderer Ort. Bunte Holz- und Keramikschilder weisen den Weg. Lavendel, Rosen und istrische Kräuter schmücken die Hauseingänge und Steintreppen, die Fensterbänke und Dorfplätze. Bunt geht es weiter in den Auslagen: Schmuckunikate und Schüsseln aus Muranoglas glitzern, Bilder auf Leinwand in Öl oder Acryl schmücken die Schaufenster. Und gegen Abend scheint heimelig warmes Licht aus den Geschäften und von den gusseisernen Laternen auf die Straße. Nur 164 Einwohner leben hier – und dennoch gibt es über 40 Galerien und Geschäfte, in denen Künstler und Kunsthandwerker arbeiten und verkaufen. Das war nicht immer so.

Zwar hatte Grožnjan vor gut einem Jahrhundert unter der Herrschaft der Donaumonarchie noch über 1000 Einwohner, doch dann ging es bergab:

◀ Zentrum des kreativen Schaffens in Rovinj
(▶ MERIAN TopTen, S. 81): die Gasse Grisia.

Schon in den 1920er-Jahren begannen die Menschen zu emigrieren, dann kam die große Depression, der italienische Faschismus – bis die einstige Kleinstadt in den 1960er-Jahren fast entvölkert war. Überall nagte der Zerfall an den steinernen Fassaden … Und ausgerechnet die ach so »brotlosen« Künstler retteten den Ort. Der Bildhauer Aleksandar Rukavina gründete eine Künstlergemeinschaft und erwirkte ein Übereinkommen: Die Kreativen durften gratis in den verlassenen Häusern wohnen, wenn sie diese erhalten und nach ihren Möglichkeiten renovieren. Ein Segen für Grožnjan! Die neuen Bewohner hatten vielleicht nicht viel Geld, aber viel Respekt vor dem Charakter der alten Häuser und Gassen.

VOM GEISTERDORF ZUM KREATIVENZENTRUM

Behutsam ging die Renovierung voran, das Dorf mauserte sich vom zerfallenen Ort zu einem Schmuckstück und ist bis heute die Künstlerhochburg der Region geblieben. Eine der hier wohnenden und arbeitenden Kreativen ist Ljiljana Golik mit ihrer Galerie LG. Vor dem Haus steht eine blühende rote Kletterrose, die sich um die Eingangstür emporrankt und dem Eingangsbereich samt Sitzplatz ein duftendes Dach schenkt. Darunter ein steinerner Tisch mit zwei Bänken. Hier sitzt die Künstlerin an lauen Sommerabenden bei einem Glas Wein mit Freunden und Gästen, redet über Gott und die Welt. Für die mollige Ljiljana mit dem fröhlichen Lachen ist Grožnjan das perfekte Sommerdomizil. Hier arbeitet sie, stellt ihre Keramikkunstwerke aus. Ein besonderes Faible hat sie für die japanische Raku-Technik entwickelt: »Der Entstehungsprozess ist für mich jedes Mal wieder spannend, kein Stück ist wie das andere«, sagt sie. Bei 1000 °C brennt sie die Stücke im Ofen und holt sie mit einer langen Metallzange, noch heiß glühend, heraus. Die Keramikstücke legt sie in eine Metalltonne mit Asche und Sägespänen. Für diese Technik arbeitet Ljiljana am liebsten im Freien – das ländliche Grožnjan bietet dafür die besten Voraussetzungen. Trotzdem lässt die gebürtige Hauptstädterin sich in den Wintermonaten immer von der pulsierenden Atmosphäre in Zagreb inspirieren. Während sie jetzt weiterarbeitet, erzählt sie mehr von ihrer Raku-Keramik: Durch das schnelle Erhitzen und das anschließende Abkühlen erhält die Glasur hauchfeine Risse, Craquelé genannt. Und durch die verbrennende Sägespäne entstehen an vielen Stellen die typischen schwarzen Punkte. Jedes Stück ein Unikat, sie liebt das.

Aber Grožnjan ist nicht nur der Dreh- und Angelpunkt für Kunsthandwerker und bildende Künstler, sondern hat sich zu einem kulturellen Zentrum für junge Musiker gemausert. Das internationale Jazz-Festival Ende Juli ist dabei nur der Gipfel des Eisberges. Im Sommer gibt es für Kunstinteressierte fast täglich ein Konzert, eine Ausstellungseröffnung oder einen Kunstworkshop zu besuchen. Kaum ein Ort in Istrien kann es bezüglich Atmosphäre und Künstlerdichte mit Grožnjan aufnehmen – außer einem. Und das ist Rovinj.

KÜNSTLERKOLONIE ROVINJ

Wer die Westküste entlang in Richtung Zentrum hinabfährt, sieht dessen Campanile im venezianischen Stil über die Stadt ragen. Von den Parkplätzen vor dem Zentrum kämpft man sich an T-Shirt- und Souvenir-Verkäufern vorbei – und betritt mit der Altstadt ⭐ 3 auf der ehemaligen Insel plötzlich eine neue Welt. Auch hier spürt man es wieder, das gewisse Etwas. Die auf der ehemaligen Felsinsel erbauten, in bunten Farben verputzten Häuser scheinen sich direkt aus dem Wasser zu erheben – das istrische Venedig. Das Pflaster in der Künstlergasse Grisia glänzt, blankpoliert von den unzähligen Schuhen, die in den letzten Jahrhunderten hier entlanggelaufen sind. Auch Rovinj litt wie die Hinterlanddörfer unter dem Exodus nach dem Krieg. Es war ein verschlafener Ort, viele venezianische Stadthäuser standen leer. So kam es, dass Rovinj eine der ersten Künstlerkolonien Europas wurde.

Genau wie in Grožnjan kamen im Laufe der Jahre viele Kreative aus den großen Metropolen hierher, zum Beispiel die Malerin Dunja Zubak aus Zagreb. Heute haben sie und ihr Sohn Marko in der Künstlergasse Grisia eine zweite Heimat gefunden. Dunjas Geschäft ist Galerie und Atelier in einem, hier malt, zeichnet und verkauft sie den ganzen Sommer über. Aber sobald wir uns ausgiebig nach ihren Werken erkundigen, wird sie ganz Mama: »Gucken Sie sich erstmal die Sachen von meinem Sohn an, die sind viel besser als meine«, sagt sie. Der sitzt gerade am Schreibtisch neben der Eingangstür und muss unwillkürlich lächeln. Mit geschickten, schwarzen Strichen zeichnet er gerade eine Landschaft. Seine Skulpturen und Installationsentwürfe stehen einträchtig Seite an Seite mit Gemälden seiner Mutter. Und genauso arbeiten die beiden. Die Grisia ist jedoch längst nicht mehr der einzige Ort, an dem sich Künstler und Kunsthandwerker in Rovinj ausleben. Sogar in den abgelegenen Seitengassen trifft man auf besondere Kleinode. Marija Šmit hat aus ihrer Not eine Tugend gemacht. Die waschechte Rovinjerin brauchte einen Job und statt zu klagen, besann sie sich auf das, was sie am besten kann: nähen. Sie machte sich selbstständig. Heute hat sie viele Stammkunden, die sich in die versteckte Gasse Vladimira Švalbe verirren. »Die alte Zimmerdecke sah nicht schön aus, deshalb habe ich sie mit Lavendel abgehängt«, sagt sie entschuldigend, als wir eintreten. Manchmal sieht man noch Holz, Stroh und Lehm durchschimmern. Die über und über mit getrockneten Sträußen bedeckte Decke ihres Geschäfts sieht nicht nur heimelig aus, sondern duftet herrlich, wenn man hereinkommt. Ein alter Kronleuchter sorgt zusätzlich für Atmosphäre in dem steinernen Gemäuer. In der Mitte des Raumes steht der Tisch mit Marijas Nähmaschine, und dahinter türmen sich bunte Stoffberge. In den hölzernen Regalen und auf einer alten Truhe präsentiert sie ihre Taschenkreationen. Atmosphäre pur.

DAS GEWISSE ETWAS

Die beiden Orte Rovinj und Grožnjan wirken manchmal wie aus einer anderen Zeit entstiegen. Alte Gemäuer, junge Ideen. Was war zuerst da? Beide haben dieses gewisse Etwas. Weil so viele Künstler dort wohnen und dem Ort ein Gepräge geben? Oder wohnen dort heute so viele Künstler, weil sie sich von der Schönheit der Umgebung inspiriert fühlen? Vielleicht ist es von beidem ein bisschen.

INFORMATIONEN

Grožnjan 🔺2   C 3

Das Dorf liegt auf einem Hügel im Hinterland und konnte seine mittelalterliche Struktur bis heute erhalten. Über 40 private Ausstellungsräume gibt es hier, hinzu kommt die städtische Galerie Fonticus, die Künstlern auf zwei Etagen Ausstellungsfläche bietet.

Info: Ulica Gorjana 3 | Tel. 0 52/77 61 31 | www.tz-groznjan.hr

Rovinj 🔺3   B 5

Dreh- und Angelpunkt ist die Künstlergasse Grisia. Wer genau hinsieht, entdeckt dort Nägel an den Wänden. Hier hängen jedes Jahr am zweiten Sonntag im August auch an allen Außenwänden Bilder und Fotos, im einzigartigen »Atelier unter blauem Himmel«. Hinzu kommen Skulpturen, Installationen und andere Kunstwerke, ein echtes Veranstaltungshighlight.

Info: Pina Budicina 12 | Tel. 0 52/81 15 66 | www.tzgrovinj.hr

Svetvinčenat   D 5

Zum Künstlerzentrum Südistriens mausert sich gerade das mittelalterliche Städtchen Svetvinčenat. Das wurde vom Tourismus bisher wenig beachtet, zu Unrecht. Besonders die Künstlergruppe »Šikuti machine« ist hier aktiv und sorgt für regelmäßige Veranstaltungen in Form von Ausstellungen, Konzerten und Performances.

Infos: Svetvinčenat 20 | Tel. 0 52/56 03 49 | www.tz-svetvincenat.hr

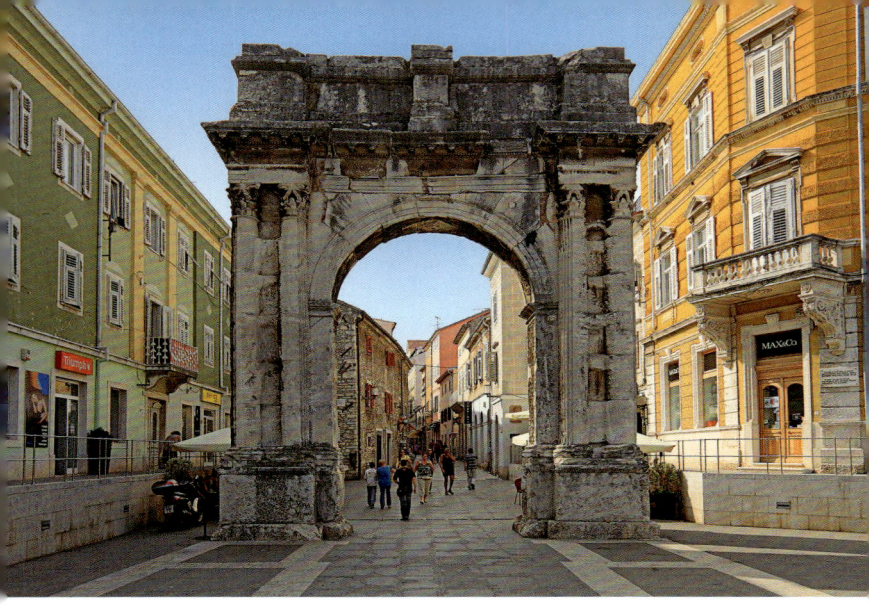

PULA UND DER SÜDEN

*In Pula locken Amphitheater und Augustustempel – etwas
außerhalb, am südlichen Ende der Halbinseln, erwartet den
Besucher wunderbare Natur. Die lange unterschätzte Stadt ist
viel zu schön, um in den Ferien links liegen zu bleiben.*

Kontraste an der Küste: Die Hafenstadt **Pula** präsentiert sich lebendig und
mit einem Hauch von »Metropole«. Wenn Sie die kroatische Halbinsel per
Flieger ansteuern, kommen Sie zumindest um den Flughafen nicht herum
– da lohnt sich auch der Abstecher in Istriens größte Stadt. Pula ist hekti-
scher als der Rest der Halbinsel, bietet aber auch ein größeres kulturelles
Angebot. Für die Liebhaber der Antike das Forum Romanum, den Triumphbogen, das Archäologische Museum und allen voran die Arena von
Pula, das fünfgrößte **Amphitheater** 6 der Welt. Und auch das Nachtleben mit seinen Szenebars, Konzerten und Kunstaktionen pulsiert hier lauter und kreativer als im Rest Istriens. Nur wenige Kilometer nördlich von
Pula wird es hingegen viel ruhiger – das Fischerdorf **Fažana** hat sich viel
von seinem beschaulichen Charme bewahrt. Von hier aus legen die Schiffe in Richtung der vorgelagerten **Inseln des Nationalparks Brijuni** ⭐ ab.

◀ Der Triumphbogen (▶ S. 100) in Pulas Stadtmitte, auch »Goldenes Tor« genannt.

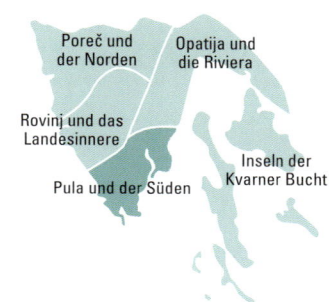

Poreč und der Norden

Opatija und die Riviera

Rovinj und das Landesinnere

Inseln der Kvarner Bucht

Pula und der Süden

Im Nordosten von Pula liegen die ungleichen Geschwister **Labin** und **Rabac**. Rabac lockt Badegäste mit seinen gut erschlossenen Stränden, Sportangeboten und Ausflugsmöglichkeiten zu den Inseln der Kvarner Bucht. Es ist mit seinen großen Hotels das Zentrum für Pauschalurlauber an der Ostküste der Halbinsel. Hingegen punktet die Schwesterstadt Labin auf dem Hügel mit ihrer beschaulichen Altstadt und engen Gassen, mit einer fantastischen Aussicht auf die Kvarner Bucht und dem ländlichen Charme der umliegenden Dörfer.

ISTRIENS SÜDZIPFEL

Badespaß in der Natur steht dagegen an den Gestaden rund um **Medulin** an. Hier am südlichsten Zipfel Istriens zeigt sich die Küste von ihrer schönsten Seite, mit langen Stränden und versteckten Buchten.

PULA

◀◀ D7

60 000 Einwohner
Stadtplan ▶ S. 101

Wer nach stillen Tagen an der istrischen Küste nach Pula kommt, muss sich erst an die Hektik gewöhnen. Lärmender Autoverkehr und betriebsame Geschäftigkeit regieren in der Hafen- und Industriestadt. Also: Früh ankommen! Und am Wochenende ist es ruhiger.

Schon vor rund 3000 Jahren wurde »Polai« das erste Mal erwähnt. Die wechselnden Herrscher der vergangenen Jahrtausende hinterließen ihre architektonischen Spuren im Stadtbild. Insbesondere die Bauwerke der Römer, die seit Kaiser Augustus über Pula herrschten, sind heute so sehr zu Anziehungspunkten geworden, dass ein

Abstecher nach Pula in jedes Besuchsprogramm gehört. Die Attraktivität für den Fremdenverkehr hat Pula jedoch einem Venezianer zu verdanken: Gabriele Emo verhinderte Ende des 16. Jh. den Abbau und die Verschiffung des Amphitheaters nach Venedig.

Für junge Leute hat sich die Stadt in den letzten Jahren zu einem alternativ geprägten Szene-Zentrum gewandelt. Bars, Clubs und Kunstaktionen leben vor allem in den Sommermonaten auf.

SEHENSWERTES

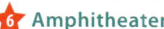 **Amphitheater**

Ein Muss für jeden Pula-Besucher: 33 m hoch ragt das Bauwerk auf. Mit einer Arenafläche von 132 x 105 m ist es das fünftgrößte Amphitheater der

Welt. Bereits im 2. Jh. – also zur Blütezeit des römischen Kaiserreichs – verfolgten hier rund 23 000 Zuschauer die Wettkämpfe.

Der Blick hinter die gut erhaltene Fassade allein scheint zunächst noch nicht spektakulär. Um die Atmosphäre von damals nachzuempfinden, lohnt sich eine Führung: Hier bekommt man ein Gefühl dafür, wie beengt die Menschen damals nebeneinander saßen, erfährt, wie die Sklaven nach jeder Vorstellung den blutgetränkten Sand austauschen mussten. Oder wie man von den Türmen aus Duftwässer versprühte, um den Gestank der Zeltstadt zu übertünchen … Am besten eine Führung in der Nebensaison buchen, denn an manchen Tagen in der Hauptsaison bilden sich lange Warteschlangen!

Und dann lohnt sich natürlich ein Blick in das unterirdische Reich der Arena: Hier befindet sich eine permanente Ausstellung des Archäologischen Museums mit Funden aus der Römerzeit, besonders zur jahrtausendealten Tradition des Wein- und Olivenölanbaus in Istrien.

Scalierova ulica 30 | Tel. 0 52/21 90 28 | www.ami-pula.hr | Sommer tgl. 8–21.30, Winter tgl. 9–17 Uhr | Eintritt 40 Kn, Kinder 20 Kn

❶ Forum

Am antiken Forum stehen der Augustustempel aus dem 1. Jh. mit einer Ausstellung römischer Skulpturen, daneben die Fassade des Dianatempels (heute in das Rathaus der Stadt integriert) sowie einige schöne Patrizierhäuser.

Forum 1 | www.ami-pula.hr | Mo–Fr 9–21 Uhr, Sa und So 9–15 Uhr, Winter geschl. | Eintritt 10 Kn, Kinder 5 Kr

❷ Triumphbogen

Eigentlich ist der Begriff Triumphbogen nicht ganz zutreffend, denn die Stifterin Salvia Postuma Sergia hegte keine triumphalen Gefühle, sondern große Trauer, als sie das Denkmal erbauen ließ: Sie hatte all ihre Brüder 31 v. Chr. in der Schlacht von Actium verloren. Der Bogen entstand zwischen 29 und 27 v. Chr.

Ulica Sergijevaca

MUSEEN UND GALERIEN

❸ Archäologisches Museum

2014 soll das Museum noch wegen Umbauarbeiten geschlossen bleiben. Sonst bieten jedoch zahlreiche Funde aus der Römerzeit einen guten Einblick in die Geschichte der Region.

Carrarina 3 | Tel. 0 52/21 86 03 | www.ami-pula.hr | Sommer Mo–Sa 9–20, So 9–15, Winter Mo–Fr 9–15 Uhr | Eintritt 20 Kn, Kinder 10 Kn

ÜBERNACHTEN

❹ Hotel Scaletta

Charmant und zentral – Unweit des Amphitheaters; geschmackvoll eingerichtetes Hotel mit gutem Restaurant; ein sicherer Tipp.

Flavijevska 26 | Tel. 0 52/54 15 99 | www.hotel-scaletta.com | 12 Zimmer | €€€

❺ Valsabbion

Luxuriöses Haus – Stilvoll eingerichtet, mit Spa. Neu sind zwei angegliederte Studio- bzw. Penthouse-Wohnungen, die ebenfalls im Luxussegment angesiedelt sind.

Pješčana uvala, IX Ogranate 26 (direkt neben der Marina Veruda) | Tel. 0 52/21 80 33 | www.valsabbion.hr | 12 Zimmer | €€€€

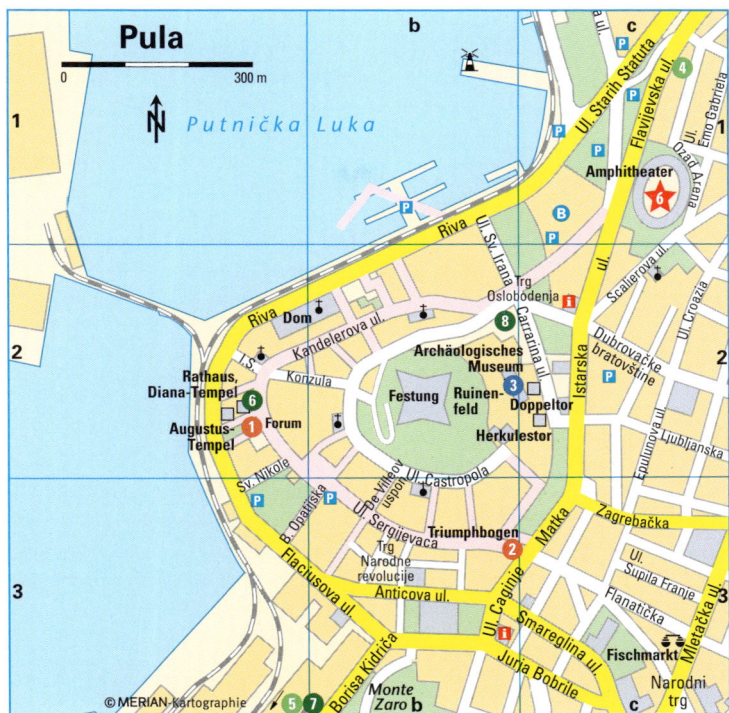

ESSEN UND TRINKEN

RESTAURANTS

6 Café Cvajner

Kunstcafé am Augustustempel – Was für ein herrlicher Platz für eine gepflegte Pause, und das bei Regen und Sonnenschein gleichermaßen. Etwas im Trend, aber noch überwiegt der morbide Charme – eine Mischung aus Kunst, Kitsch und sozialistischer Nostalgie. Von hier hat man den Augustustempel immer im Blick. Rundum empfehlenswert! Gäste können den kostenlosen WLAN-Zugang nutzen.
Forum 2 | Tel. 0 52/21 65 02 | tgl. 8–23 Uhr | €

7 Milan

Große Weinauswahl – Der kleine Familienbetrieb beeindruckt mit Sterneküche-Ambitionen. Auf der Karte stehen erstklassige Fische und Meeresfrüchte sowie köstliche Süßspeisen. Dazu 12 Gästezimmer.
Stoja 4 | Tel. 0 52/30 02 00 | www.milan1967.hr | €€€

8 Pizzeria Jupiter

Abseits der Hektik – Einheimisches und Italienisches in ordentlicher Auswahl. Ein weiterer Pluspunkt ist die ruhige Lage, nach der man im hektischen Pula oft sehnsüchtig sucht.

Castropola 42 | Tel. 0 52/21 43 33 |
www.pizzeriajupiter.com | Mo–Fr 10–24,
Sa 12–24, So 13–24 Uhr | €

SERVICE

AUSKUNFT

Tourismusverband Pula

Forum 3 | Tel. 0 52/21 91 97 |
www.pulainfo.hr

BUS

Pula per Doppeldecker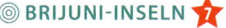

»Hop-on-hop-off«: ein Ticket, 24 Stunden ein- und aussteigen an einer der
sieben Haltestellen in Pula. Das ist das
Prinzip des neuen roten Doppeldeckerbuses, mit dem Sie die Hafenstadt
erkunden können. Wer die gesamte
Tour fährt, ist etwa 50 Minuten unterwegs und kann sich während der Fahrt
über das Audiosystem auf Deutsch
über die Sehenswürdigkeiten informieren. Die Busse fahren im Stundentakt.
Tickets gibt es beim Fahrer, aber auch
schon vorab in vielen Hotels und Reisebüros.

www.pulacitytour.com | Ticket 75 Kn,
Kinder frei

Ziele in der Umgebung

◎ BRIJUNI-INSELN ★ C7

Der aus 14 Inseln bestehende Nationalpark Brijuni verdankt den hohen Be-
kanntheitsgrad in erster Linie seiner
landschaftlichen Schönheit: Mehr als
680 Pflanzen- und über 250 Vogelarten
sind auf der Inselgruppe beheimatet.
Es war aber auch der 1980 verstorbene
Marschall Josip Broz Tito, der den 3 km
vom Festland entfernten Archipel in
das Bewusstsein der Weltöffentlichkeit
rückte: Der ehemalige Staatschef Jugoslawiens hatte auf Veliki Brijun seinen

Sommersitz. Staatsgäste und Hollywoodgrößen gaben sich hier die Klinke
in die Hand. Touristen mussten dagegen auf dem Festland bleiben – die Inseln waren Sperrgebiet.

Die Zeiten haben sich glücklicherweise
geändert: An Tito erinnern nur noch
einige Fotos im Museum. Die Inseln
sind nur bei einem organisierten und
geführten Tagestrip per Fähre zu besuchen – am besten von Fažana aus.

Buchung und Information im National-
parkbüro in Fažana | Brionska 10 |
Tel. 0 52/52 58 88 | www.brijuni.hr |
Erwachsene ab 100 Kn, Kinder ab 50 Kn

ÜBERNACHTEN

Hotelzentrum Insel Brijuni

Erholsamer Inselurlaub – Die ehemaligen Unterkünfte für Staatsgäste (Nep-
tun, Istra und Karmen) werden gemeinsam angeboten.

Hotel Neptun-Istra | 87 Zimmer | €€
Hotel Karmen | 53 Zimmer | €€
Villa Lovorka | 3 Zimmer | €€€€
Villa Primorka | 4 Zimmer | €€€€
Villa Dubravka | 2 Zimmer | €€€€
Tel. 0 52/52 58 07 | www.brijuni.hr

◎ FAŽANA C7

2000 Einwohner

Der kleine Fischerort verfügt über ein
gutes touristisches Angebot und liegt
nur 8 km von Pula entfernt. Von hier
aus werden täglich Ausflüge auf die
Brijuni-Inseln angeboten. Wer es weniger touristisch mag und in Ruhe baden
möchte, entscheidet sich für den Boot-
strip auf die Insel Sveti Jerolim.

Da zu jugoslawischen Zeiten Staatschef
Tito in der gegenüberliegenden Insel-
welt urlaubte, durfte die Küste rund um
den kleinen Fischerort nicht mit Hotels

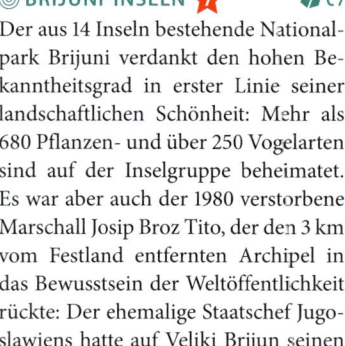

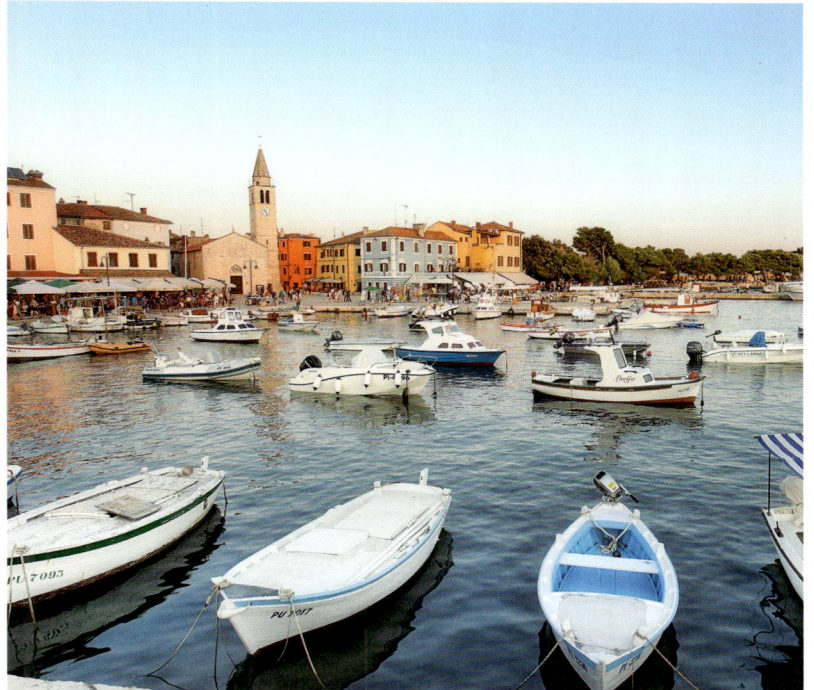

Fažana (▶ S. 102) reibt sich noch nicht den Sand eines verschlafenen Fischerdorfes aus den Augen und hat schon alles zu bieten: gute Restaurants, hübsche Häuschen und Freundlichkeit.

bebaut werden. Die Bewohner Fažanas mussten sogar privaten Besuch anmelden. Der Nachteil der damaligen Einschränkungen erweist sich heute als Chance für die Zukunft: Fažana haftet noch immer das Flair eines verschlafenen Fischerdorfes an. Allerdings sind zahlreiche teils luxuriöse Hotelprojekte an den Stränden in Planung.

8 km nordwestl. von Pula

ÜBERNACHTEN

Villetta Phasiana

Zentral gelegen – Kleines, liebevoll geführtes Boutique-Hotel direkt am Platz vor dem Hafen gelegen, schöne Frühstücksterrasse.

Trg Sv. Kuzme i Damjana 1 | Tel. 0 52/ 52 05 58 | www.villetta-phasiana.hr | 20 Zimmer | €€€€

ESSEN UND TRINKEN

Konoba Alla Beccaccia

Traditionell und gemütlich – Die kleine Einkehr mit Wildspezialitäten liegt südlich von Fažana und bietet sich ideal als Stopp auf dem Weg nach Pula an.

Valbandon, Pineta 25 | Tel. 0 52/52 07 53 | www.beccaccia.hr | tgl. 12–24 Uhr, Nov. geschl. | €

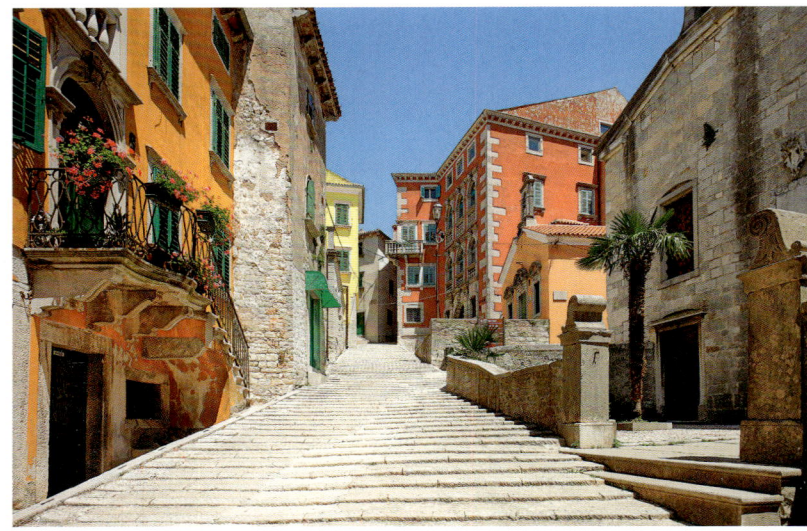

Im Juli und August verwandeln sich in Labin (▶ S. 104) die Straßen und Treppen zur Bühne: Dann findet das Kunstfestival Art Republika statt und Musik ertönt aus allen Gassen.

SERVICE
AUSKUNFT
Tourismusverband Fažana
43. Istarske divizije 8 | Tel. 0 52/38 37 27 | www.infofazana.hr

 LABIN E 5
7000 Einwohner

Der schöne Ort thront auf einem Bergrücken über der Landschaft. Entweder hält man hier auf dem Weg nach Rijeka oder man plant den Abstecher von Rabac aus. Der Trip in das noch immer mittelalterlich anmutende Labin lohnt

Rauschende Wasser 6

Die Altstadt von Labin ist Ausgangspunkt für einen der schönsten Spaziergänge Istriens (▶ S. 14).

auf jeden Fall. Besonders der Hauptplatz, an dem auch die Pfarrkirche steht, und der venezianische Glockenturm sind einen Bummel durch die Altstadt wert.
43 km nordöstl. von Pula

ÜBERNACHTEN
Kaštel Pineta
Großes Landhaus – Das Landesinnere von seiner grünen, bäuerlich-schönsten Seite erleben, und zur guten Küche (alle Produkte vom eigenen Hof oder den Nachbarn) gesellt sich die herzliche Gastfreundschaft eines Familienbetriebs. Der einstige Herrschaftssitz des Barons Lazzarini wurde im Jahr 2003 restauriert und beherbergt seither ein Restaurant, das zusätzlich einige schöne Apartments vermietet. In einem Degustationsraum können

Schnäpse und Weine aus eigener Herstellung probiert werden. Das Kaštel Pineta ist für einen mehrtägigen Aufenthalt ebenso empfehlenswert wie für eine Gastro-Ausflug.

Nedešćina, Sv. Martin 32b | Tel. 0 52/ 49 31 18 | www.kastelpineta.com | Restaurant tgl. 17–22 Uhr | 6 Apartments | €€

Hotel Flanona

Grandiose Aussicht – Das Drei-Sterne-Hotel verdankt seinen Namen der alten römischen Bezeichnung für den Ort Plomin: Flanona. Zwar kann man von diesem Hotel aus nicht mal eben ins Meer hopsen, dafür liegt der Strand nur ein paar hundert Meter tiefer, der Weg dorthin führt mitten durch unberührte Landschaft. Mit dieser Höhenlage verbindet sich eine grandiose Aussicht über die Kvarner Bucht und ihre Inseln, am besten im Restaurant mit seiner regionalen Küche zu genießen.

Plomin, Plomin bb | Tel. 0 52/86 44 26 | www.hotel-flanona.com.hr | 10 Zimmer | €€

14 km nordöstl. von Labin

ESSEN UND TRINKEN
RESTAURANTS
Due Fratelli

Frischer geht's nicht – Eine gute Adresse in dieser Region: Fisch aus dem eigenen Netz.

Montozi 6 | Tel. 0 52/85 35 77 | www. due-fratelli.com | €€

Martin Pescador

Beliebt bei Einheimischen – Für diesen gedeckten Tisch nehmen selbst Einheimische einen Umweg in Kauf. Was gibt es mehr zu sagen?

Raša, Trget 20 | Tel. 0 52/54 49 76 | tgl. 12–23 Uhr | €€

Negri

So schmeckt der Sommer – Historisches Ambiente, Weißbrot, Wein, prämierter Gligora-Käse und dazu eines der besten Olivenöle Istriens: »Flos Olei«, die Öl-Kritiker-Fibel weltweit, vergab an Negri 84 von 100 Punkten. Ein Geheimtipp – der auch dem charmanten Temperament der Chefin Anessa Negri geschuldet ist.

Dolinska 3 | €€

Service
AUSKUNFT
Tourismusverband Labin-Rabac

Aldo Negri 20 | Tel. 0 52/85 55 60 | www.rabac-labin.com

◎ MEDULIN ⚑ D 8
2800 Einwohner

Das touristische Zentrum der Region Pula liegt auf der Halbinsel Premantura. Von herrlichen Küstenabschnitten gesäumt sind der gleichnamige Ort nahe der Landzunge Kamenjak (perfekt für einen Abstecher mit dem Fahrrad) und das Postkartenmotiv: der Leuchtturm von Porer. In dem Urlauberziel Medulin befindet sich eine kleine »Kathedrale« und schöne Strände in der unmittelbaren Umgebung. Ebenfalls sehenswert: das überschaubare Pomer.

Wie im Dschungel … 7

In der Safari-Bar schützen kleine Nischen aus gebündelten Halmen oder mit Schilf bedeckte Dächer vor der Sonne (▶ S. 14).

ÜBERNACHTEN

Park Plaza

Nur für Erwachsene – Das Park Plaza ist nicht neu in Medulin, wohl aber sein ungewöhnliches Konzept: Mit dem ersten »Adults-Only«-Hotel in Istrien will das Vier-Sterne-Haus eine Marktlücke füllen. Bei einem Mindestalter von 16 Jahren sollen die Gäste hier in aller Ruhe das stilvolle Ambiente, Spa- und Wellnessbehandlungen oder einfach nur die Lage am Strand von Medulin genießen.

Osipovica 31 | Tel. 0 52/57 26 01 | www.parkplaza.com/medulin | 190 Zimmer | €€€

ESSEN UND TRINKEN

RESTAURANTS

Batelina

Beliebt – Dieses Restaurant allein ist die Reise wert: Die Familie Soko steht am Herd – und mit Fisch und Meeresgetier auf Du und Du. Direkt an der Straße nach Pula. Unbedingt reservieren!

Banjole, Čimulje 25 | Tel. 0 52/57 37 67 | Mo–Sa 17–23 Uhr | €€

FraKat

Erstklassig – Einer der gastronomischen Spitzenreiter auf der Halbinsel. Einer der Gründe: die schöne Loggia mit steinernen Bogengängen.

Premantura 42 | Tel. 0 52/57 53 73 | tgl. 11–23 Uhr | €€€

Buchtenhopping 8

… am Kap Kamenjak, dem geschützten Naturpark mit seinen grünen Oasen, Buchten und Stränden (▶ S. 15).

SERVICE

AUSKUNFT

Tourismusverband Medulin

Centar 223 | Tel. 0 52/57 71 45 | www.medulinriviera.info

Verus Travel

Reiseagentur geführt von Sonja Sacco, einer Istrien-Expertin, die ihr Wissen auch gern teilt, wenn der Kunde kein Hotel oder Fahrrad bei ihr mietet. Gut für Individualreisende.

Brajdine 11 | Tel. 0 52/57 60 44 | www.infomedulin.com

◎ RABAC E 5

1400 Einwohner

Umgeben von Olivenhainen und Pinienwäldern an steilen Hängen, gehört der Badeort zu den führenden Touristikzentren. Am hiesigen Strand warten Ausflugsboote darauf, ihre Gäste zu den Inseln der Kvarner Bucht zu schippern, und es gibt unzählige sportliche Freizeitmöglichkeiten. Eine schmale Promenade führt zum Strand am Kap von Andrija.

48 km nordöstl. von Pula

ÜBERNACHTEN

Valamar Bellevue Hotel & Residence

Herrlicher Blick – Das Hotel erstrahlt nach einer Komplettrenovierung in neuem Glanz. Zum Angebot dieses Pauschalreise-Hotels gehören (Kies-) Strände in der Nähe, Tennisplätze, Kinder-Animationsprogramm und Wellnessbehandlungen. Mit zahlreichen Gästeauszeichnungen.

Rabac bb | Tel. 0 52/86 25 20 | www.valamar.com | 154 Zimmer, 20 weitere Zimmer in separaten Villen | €€€

SERVICE

AUSKUNFT

Tourismusverband Labin-Rabac

Aldo Negri 20 | Tel. 0 52/85 55 60 | www.rabac-labin.com

◎ **VODNJAN** ⚓ **D 6**

3600 Einwohner

Von Pula oder Rovinj aus bietet sich ein Abstecher in die lebhafte Kleinstadt an. Die Attraktion des Orts beherbergt die Pfarrkirche Sveti Vlaho (St. Blasius): Hinter dem Hauptaltar sind Mumien von drei Heiligen (Sebastian, Leon Bembo, Nikola Bursa) zu sehen. Besonders mysteriös: Man sagt, Wissenschaftler könnten bis heute nicht erklären, warum die (nicht einbalsamierten!) Gebeine so gut erhalten seinen. Hunderte weiterer Reliquien ringen dem Betrachter einen Schauer ab. Die Kirche beherbergt die zweitgrößte Reliquiensammlung Europas.

Die Frage, ob der ausgestellte Dorn tatsächlich aus der Christuskrone stammt und ob das kleine Stück Stoff wirklich den Körper Christi bedeckte, diskutiert man am besten bei einem starken Kaffee am nahe gelegenen Hauptplatz, umgeben von einem Hauch venezianischer Architektur. Die Mumien sind im Sommer täglich von 9–19 Uhr zu besichtigen. Ansonsten liegt der Schlüssel beim Pfarrer im Haus Nr. 5.

16 km nördl. von Pula

ESSEN UND TRINKEN

Gostiona Vodnjanka

Lokale Küche – Hier kocht die Mutter istrische Spezialitäten; etwas außerhalb.

Istarska 22b | Tel. 0 52/51 14 35 | Sommer 11–24, Winter 11–23 Uhr, So geschl., Jan. geschl. | €

AKTIVITÄTEN

Glavanipark 🚩

Der neue Hochseilgarten hat 2011 eröffnet und liegt an der Straße zwischen den Ortschaften Barban und Vodnjan. Die Trainingsstrecken haben unterschiedliche Schwierigkeitsgrade: Der gelbe Parcour ist nur 2 m hoch, der blaue befindet sich auf 6 m Höhe, und die schwarze Route ist schließlich stolze 10 m hoch. Die rasanten Drahtseilrutschpartien zwischen den Olivenbäumen gehören sicher zu den Hauptattraktionen im Glavanipark.

Barban, Glavani 10 | Tel. 0 91/8 96 45 25 | www.glavanipark.com | tgl. 9–20 Uhr | Eintritt 100 Kn, Kinder 50 Kn

SERVICE

AUSKUNFT

Tourismusverband Vodnjan

Narodni trg 3 | Tel. 0 52/51 17 00 | www.istria-vodnjan.com

Wollen Sie's wagen?

Seit 2013 gibt es im Glavanipark eine neue Attraktion: die »3G-Monsterschaukel«. Ein Motor zieht dabei Ihren Schaukelsitz in die Lüfte – je nach eigener Traute bis zur Maximalhöhe von 11 m. Dann die Halterung lösen und losjauchzen, denn nun saust die Monsterschaukel im rasenden Tempo zur anderen Seite. Am besten klein anfangen und den Schaukelspaß langsam steigern!

Barban, Glavani 10 | Tel. 0 91/8 96 45 25 | tgl. 9–20 Uhr | Eintritt 100 Kn, Kinder 50 Kn

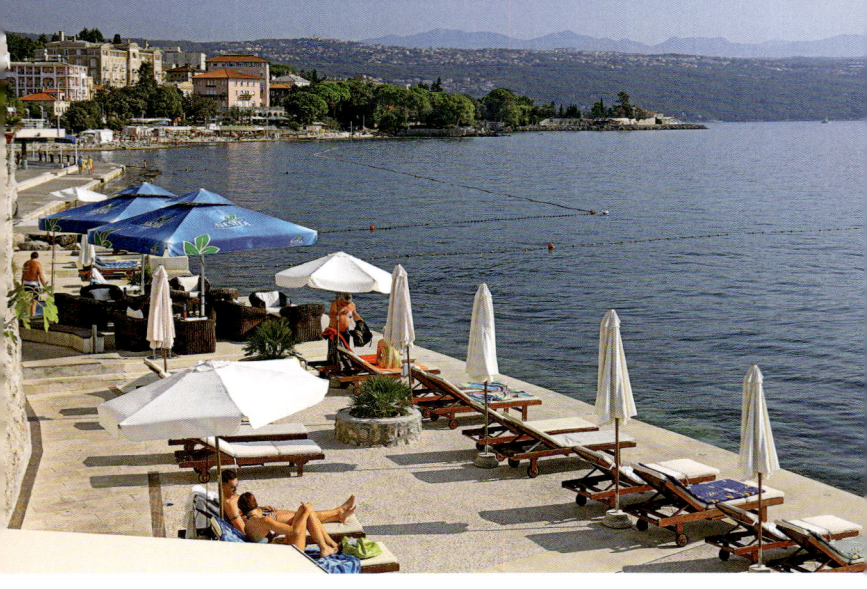

OPATIJA UND DIE RIVIERA

*Der einst mondäne Kurort Opatija hat sich – nach einigen
Jahren des sozialistischen Gastspiels – zu einer beliebten
Adresse für anspruchsvolle Wellnessurlauber entwickelt.
Im Hinterland locken die »höchsten« Gipfel der Region.*

»Zurück zum Ursprung« lautet das Motto. Vor mehr als 150 Jahren be-
gann an der meist felsigen und schmalen Küste der Aufstieg des istrischen Tourismus. Wo sich heute die Besucher auf der Hauptstraße
Maršala Tita und der belebten Uferpromenade drängen, lebten einst Be-
nediktinermönche in aller Abgeschiedenheit. Ihrer Abtei aus dem 15. Jh.
verdankt **Opatija** den Namen, für die Voraussetzungen des touristischen
Erfolgs sorgten indes die Herren der Wiener Südbahn: Sie erweiterten
1873 die Strecke Wien–Triest um eine Abzweigung nach **Rijeka**.

MIT DEN ARISTOKRATEN KAM DER AUFSCHWUNG

Ermuntert durch diesen Anschluss, eröffnete 1883 mit dem Quarnero das
erste Hotel der östlichen Adria. Das milde Winterklima am Fuß des Učka-
Gebirges lockte die kältegeplagten Adeligen in das 1889 zum Kurort erklärte

◀ Früher wie heute umgibt ein mondäner Flair den Kurort Opatija (▶ S. 109).

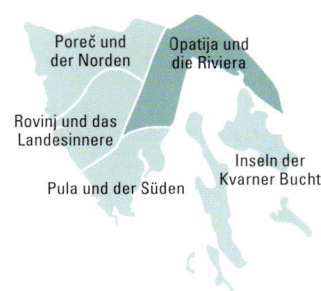

Poreč und der Norden

Opatija und die Riviera

Rovinj und das Landesinnere

Pula und der Süden

Inseln der Kvarner Bucht

Opatija. Als Kaiser Franz Joseph I. hier mit dem deutschen Kaiser Wilhelm II. zusammentraf, war Opatijas Aufstieg besiegelt. In der Folgezeit gab sich das Who-is-who der österreichischen Donaumonarchie die Klinke in die Hand. Daran erinnern heute nicht nur die alten Villen im Jugendstil und Historismus. Auch eine große Zahl der immergrünen Gewächse in den Parks und Grünanlagen stammt noch aus der Zeit, als die europäische Aristokratie hier überwinterte.

DER KURORT WILL ES NOCH EINMAL WISSEN

Ob Kaiserin Sisi oder Königin Elisabeth von Rumänien, ob berühmte Künstler und Wissenschaftler, James Joyce, Gustav Mahler, Albert Einstein oder Giacomo Puccini – sie waren alle hier. Noch heute strahlt der Glanz der alten Zeit durch die Fenster der Gründerzeitvillen, viele von ihnen wurden renoviert, mit Spa und allen Annehmlichkeiten aufgestockt. Opatija will es auch auf seine »alten Tage« noch einmal wissen. Luxushotels und Wellnessoasen locken die zumeist individuelle Kundschaft. Sportive steigen Istrien »aufs Dach« und erklimmen die Gipfel des **Učka-Gebirges** (▶ S. 134). Und im Herbst dreht sich alles um die berühmten Maronen.

OPATIJA ◀▶ F3

30 000 Einwohner

Noch in den 1980er-Jahren drohten in Opatija die Lichter auszugehen: Das frühere Flair österreichischer Kaiserherrlichkeit lockte kaum noch Besucher in Kroatiens ältesten Kurort. Dem Grundstein für den Tourismus, der im Jahr 1844 errichteten Villa Angiolina, drohte das Vergessen. Mit der Eigenstaatlichkeit im Jahr 1990 und dem zunehmenden westlichen Einfluss bahnte sich jedoch ein Wandel an. Eine günstige Hotel-Infrastruktur, das ganzjährig milde Klima sowie das abwechslungsreiche Nachtleben mit Casinos und Diskotheken lassen den Charme der Vergangenheit in neuem, renoviertem Glanz erscheinen.

Für Familien ist Opatija allerdings nicht mehr als ein Stopover auf dem Weg entlang der Küste – beim Blick Richtung Horizont weiß man, warum: Es grüßt die Großstadt Rijeka mit ihren Industrieanlagen … Überzeugte Opatija-Fans stört dies indes wenig, denn zum Baden sind sie sowieso nicht gekommen.

Ein Hauch der mondänen Zeit ist im Stadtbild von Opatija erhalten geblieben und lockt heute als touristische Attraktion. Wer in die Vergangenheit eintauchen will, sollte allerdings beachten, dass Opatija zum Härtetest werden kann, denn der Besucher wird dem täglichen Verkehrschaos einschließlich hoffnungsloser Parkplatzsuche kaum entgehen können.

SEHENSWERTES

Lungomare 8

Er gilt als eine der schönsten Strandpromenaden der Welt. Von Opatija bzw. von Volosko aus führt der gut ausgebaute Weg 12 km an Villen, idyllischen Stränden, Ruhebänken im Schatten, Steineichen, an Restaurants und Cafés vorbei die Küste entlang bis nach Lovran.

Villa Angiolina

Der Patrizier und Naturliebhaber Iginio Scarpa ließ 1844 die nach seiner Frau benannte Villa als Ferienhaus an der Küste einrichten. Sie gilt als eine der Keimzellen des Tourismus in Opatija. Das mit vergoldeter Schnitzerei geschmückte Gebäude ist von einem sehr gepflegten Garten umgeben, in dem zahlreiche exotische Pflanzen gedeihen, die sich Scarpa von Seefahrern in seine Heimatstadt Rijeka bringen ließ. Dieser kleine Park ist ein idealer Platz, um sich vom eher hektischen Treiben auf der Maršala Tita zu erholen. Außerdem wurde in der Villa Angiolina 2007 das erste »Kroatische Tourismus Museum« eröffnet. Ansichtskarten, alte Fotografien, aber auch Hotelinventar und Strandausstattung erinnern an die Ursprünge des Reisebooms an der Adriaküste.

Park Angiolina 1 | Tel. 0 51/60 36 36 | www.hrmt.hr | Di–So 10–18 Uhr | Eintritt 10 Kn, ermäßigt 5 Kn

ÜBERNACHTEN

Astoria Design Hotel

Trendig – Nach einer Generalüberholung hat sich das alte Hotel ein stylish-modernes Gewand zugelegt. Die Bar ist ein angesagter Treffpunkt mit bestem Blick über die Bucht.

Maršala Tita 174 | Tel. 0 51/70 63 50 | www.hotel-astoria.hr | 50 Zimmer und Suiten | €€

Designhotel Bevanda ⚑

Moderne Architektur – Das erste Fünf-Sterne-Hotel der nördlichen Adria hat in Opatija seine Pforten geöffnet. Auch der Stil ist für Opatija ungewöhnlich – keine klassische, alte Gründerzeitvilla, sondern ein puristischer, moderner Bau direkt am Meer. James Joyce, Gustav Mahler, Albert Einstein, Giacomo Puccini – die Namen der Suiten und Zimmer erinnern an berühmte Urlauber, die den Kurort an der See schon genossen haben. Das angeschlossene Gourmetrestaurant mit seiner Haubenküche galt schon länger als eine der kulinarischen Top-Adressen Kroatiens, nun soll das Hotel die Designliebhaber im Top-Segment anlocken.

Zert 8 | Tel. 0 51/49 38 88 | www.bevanda.hr | 11 Zimmer | €€€€

Hotel Kvarner

Ein Hauch von gestern – Das Kvarner existiert schon seit Ende des 19. Jh. Damit ist es das dienstälteste Hotel in Opatija, wahrscheinlich sogar der gesamten östlichen Adria. Noch heute vermitteln Interieur und die renovierte

Fassade den Charme der vorletzten Jahrhundertwende.

Maršala Tita 198 | Tel. 0 51/27 22 22 | www.remisens.com | 87 Zimmer und Suiten | €€€

Hotel Millenij

Zimmer mit Aussicht – Im Zentrum gelegenes Luxushotel mit einem Hauch k. u. k.-Herrlichkeit. Von der zugehörigen Café-Terrasse hat man einen schönen Meerblick.

Maršala Tita 109 | Tel. 0 51/27 22 22 | www.m lenijhoteli.hr | 130 Zimmer und Suiten | ♿ | €€€

Hotel Miramar

Ganz entspannt – Das Hotel Miramar ist in einer historischen Villa untergebracht. Mit sehr gutem Wellnessangebot, direkt am Lungomare gelegen.

Ive Kaline 11 | Tel. 0 51/28 00 00 | www.hotel-miramar.info | 104 Zimmer und Suiten | ♿ | €€€

Hotel Mozart

Ein Hauch von Wien – Das elegante, familiengeführte Hotel liegt direkt an der Strandpromenade Lungomare. In der Pianobar im Stil eines Wiener Kaffeehauses erklingen stilecht klassische Stücke von Mozart.

Maršala Tita 138 | Tel. 0 51/71 82 60 | www.hotel-mozart.hr | 26 Zimmer und Suiten | €€€

Villa Ariston ▶ S. 25

ESSEN UND TRINKEN

Meist begibt man sich in den großen Hotels zu Tisch, da sie in den angeschlossenen Restaurants über das beste

In der herrschaftlichen Villa Angiolina (▶ S. 110) kann die Halle mit bemalter Decke besichtigt und gemietet werden: Hier finden zu zahlreichen festlichen Anlässen Veranstaltungen statt.

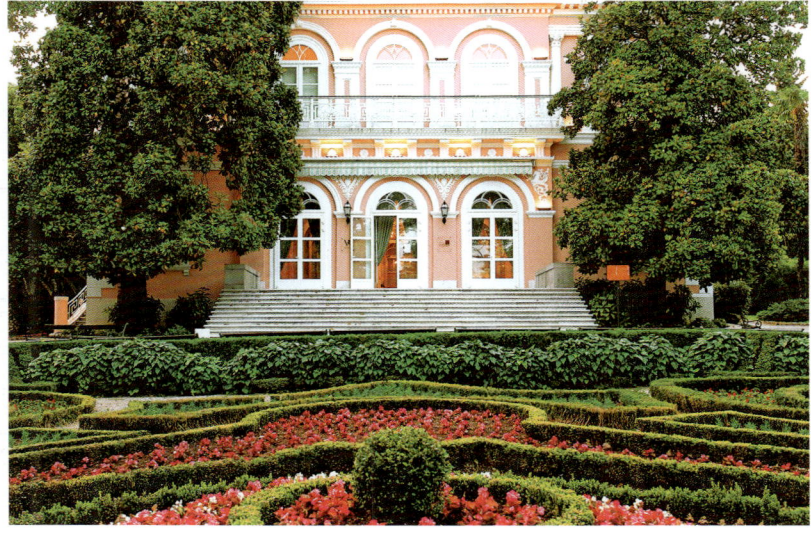

Angebot verfügen. Wählt man eine Lokalität außerhalb, muss mit höheren Preisen als im übrigen Istrien gerechnet werden; bisweilen kommt dann noch ein Gedeckzuschlag hinzu.

RESTAURANTS

Bevanda

Direkt am Hafen – Gute Fischkarte, exzellentes Meeresfrüchte-Risotto. Hier trifft sich das Szene-Publikum zum Sehen und Gesehenwerden. Die Küche darf sich außerdem mit der Auszeichnung »Kavarner Gourmet« und einer Haube im »Gault Millau« schmücken.
Zert 8 | Tel. 0 51/49 38 88 | www.bevanda.hr | tgl. 12–24 Uhr | €€€€

Kukuriku

Mit Ruhe und Genuss – Slow Food vom Feinsten bietet dieses Hotel-Restaurant im 6 km entfernten Kastav. Ein wahres Highlight Istriens!
Kastav | Trg Lokvina 3 | Tel. 0 51/69 15 19 | www.kukuriku.hr | Di–So 13–24 Uhr | €€€

Ružmarin

Versteckt, aber oho – In einer kleinen Seitengasse hinter dem Hotel Palace liegt das Ružmarin (Rosmarin), abseits vom Touristenstrom. Trotzdem unbedingt reservieren! Die köstlichen Grillsteaks und Fischplatten zu fairen Preisen haben sich herumgesprochen.
Veprinački put 2 | Tel. 0 51/71 26 73 | www.restaurant-ruzmarin.com | tgl. 10–1 Uhr | €€

BARS

Caffe Bar Galija

Diese Bar am Meer eignet sich nicht nur für den Cocktail oder Longdrink am Abend, sondern auch für den Cappuccino zum Wachwerden in der aufgehenden Sonne.
Zert 3 | Tel. 0 51/71 18 09 | Mo–Do 7–24, Fr–So 7–2 Uhr | €€

Hemingway Bar

Die Bar und der Club des istrischen Sommers, am Abend immer brechend voll. Gut für Cocktails, Essen nur bedingt, aber man muss einfach einmal da gewesen sein. Internationale DJs.
Zert 2 | Tel. 0 51/27 28 87 | www.hemingway.hr | tgl. 7–6 Uhr | €€€

Lounge Bar Tantra

Die coolste Strandbar der Stadt ist für jüngeres Publikum »the place to be«. Ideal für den Drink zum Sonnenuntergang. Der frisch erneuerte »Lido Beach« mit Sandstrand vermittelt den Besuchern Südsee-Flair.
Lido | Tel. 0 51/60 31 57 | www.loungebar-tantra.com | tgl. 9–2 Uhr | €

KULTUR UND UNTERHALTUNG

Das Nachtleben spielt sich in erster Linie in den Hotels entlang der Maršala Tita ab: Des Öfteren rollt die Roulettekugel, zum Beispiel im Casino Admiral oder Adriatic, auch das Hotel Palace-Bellevue beherbergt ein Casino. Zum Tanzen geht es in die Diskothek Colosseum oder den eleganten Club Lord Byron im Zentrum – oder in die beliebten Nachtclubs am Hafen, mit kühlen Cocktails in milder Meeresbrise.

SERVICE

AUSKUNFT

Tourismusverband Opatija

Vladimira Nazora 3 | Tel. 0 51/27 17 10 | www.opatija-tourism.hr

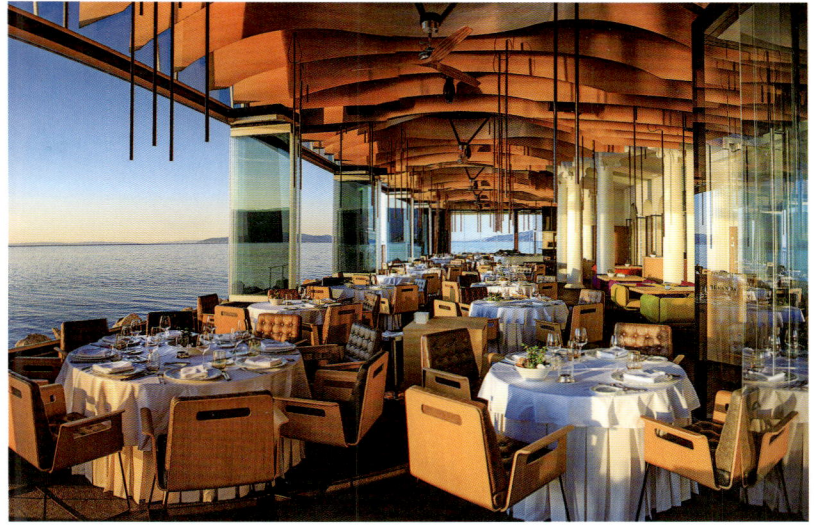

Auf der großen Terrasse am Wasser, die zu dem kleinen Fünf-Sterne-Hotel Bevanda (▶ S. 17, 112) gehört, überzeugt die Küche ebenso wie das für Opatija untypische puristische Design.

Tourismusverband der Region Kvarner

Nikole Tesle 2 | Tel. 0 51/27 29 88 | www.kvarner.hr

Ziele in der Umgebung

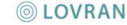 **IČIĆI**　　　　　　F 3

650 Einwohner

Der kleine Fischerhafen schließt sich südlich an Opatija an. Wer aktiv unterwegs ist, kann sich zwischen Ausflügen ins Učka-Gebirge oder der Strandpromenade Lungomare entscheiden. Im Gegensatz zu Opatija geht es hier etwas ruhiger und ohne Verkehrschaos zu. So mancher bevorzugt daher zum Bummeln die 15 Gehminuten von Ičići aus über den Lungomare nach Opatija – und entspannt dann nach dem Rückweg wieder hier an einem mit Blauer Flagge ausgezeichneten Strand.

SERVICE

AUSKUNFT

Tourismusverband Ičići

Liburnijska bb | Tel. 0 51/70 41 87 | www.tourism-icici.hr

LOVRAN　　　　　　F 4

3300 Einwohner

Der kleine Ferienort im Süden von Opatija liegt unterhalb des Učka-Massivs. Dass Esskastanien (Maronen) hier hervorragend gedeihen und Lovran so früh (1898) den Status eines Kurortes inne hatte, verdankt er im Prinzip diesem Gebirge: Im Winter schwächt es die eiskalt pfeifenden Bora-Winde ab, im Sommer weht vom Gebirge eine frische Brise an die heißen Strände und mildert die Hitze. Auf der Fahrt zwischen Pula und Rijeka passiert man die einstige Sommerresidenz römischer Pa-

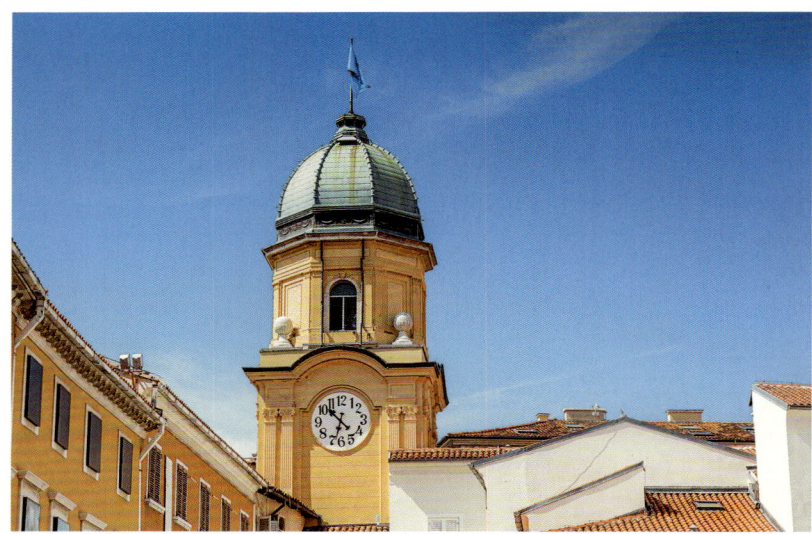

Der Stadtturm Gradski Toranj ist das Wahrzeichen von Rijeka (▶ S. 115). Seine barocke Uhr zeigt seit 1784 den flanierenden Besuchern am Korzo die Zeit an und tickte zuvor bereits in Wien.

trizier, die erstmals im 7. Jh. als »Lauriana« erwähnt wurde. Ein schöner Hafen und eine lebendige Altstadt – mit der Kirche St. Georg – lohnen den Aufenthalt. Lovran ist zu Fuß von Opatija aus zu erreichen: Beide Orte sind durch den 12 km langen Lungomare verbunden. Die hervorragenden Esskastanien erlangten auch überregionale Berühmtheit. Im höher gelegenen Dobreć findet jeweils ab der dritten Oktoberwoche das zwei Wochen dauernde Maronenfest statt, die »Marunada«.

5 km südl. von Opatija

ÜBERNACHTEN

Hotel Villa Astra ▶ S. 25

Landhaus Casa Oraj

Lohnender Abstecher – Der Besitzer Vjekoslav Martinko führt nicht nur dieses Landhaus, er steht auch hinter dem Lovranske-Vile-Projekt, mit dem er Urlaub auf höchstem Niveau, aber mit Lokalkolorit etablieren möchte. Hier erwartet den Besucher ein renoviertes rustikales Landhaus auf der Anhöhe von Lovran mit Blick aufs Meer.

Tuliševica 64 | Tel. 0 51/29 44 00 | www.hotelvillaastra.com/de/unterkunft/ casa-oraj | 4 Zimmer | €€€
5 km südl. von Lovran

ESSEN UND TRINKEN

Villa Astra

Genuss vom Feinsten – Spitzenrestaurant mit Schwerpunkt auf lokalen Produkten, die bevorzugt aus dem Meer oder dem nahen Učka-Gebirge kommen. Zu dieser zu neuem Leben erweckten Luxusvilla gehört auch ein sehr schönes Hotel und Spa (▶ S. 25).

Viktora Cara Emina 11 | Tel. 0 51/29 44 00 www.hotelvillaastra.com | €€€€ 8 km nördl. von Lovran

◎ MOŠĆENIČKA DRAGA ⚑ F 4
600 Einwohner

Von dem Fischerort von einst ist nicht viel übrig. Stattdessen fallen die Urlauber im Sommer in Scharen ein. Der Grund dafür ist in erster Linie der schöne lange Kiesstrand Sipar. Überragt wird das Touristenzentrum von der mittelalterlichen Stadt Mošćenice, die über Treppen zu erreichen ist. Wer längere Zeit auf die Fähre zur Insel Cres warten muss, kann sich hier gut die Zeit vertreiben. Kulinarisch eignet sich dazu das Restaurant Perun (▶ S. 115)

Noch näher am Fährableger befindet sich allerdings der ebenfalls sehenswerte Ort Brseč. Die kleine Fähre vom nahen Brestova Richtung Insel Cres verkehrt zwischen 6.30 und 20.30 Uhr jede Stunde und ist 30 Minuten unterwegs. Im Juli und August gibt es zusätzliche Abfahrten um 22.30, 0.30, 2.30 und 4.30 Uhr.

16 km südl. von Opatija

ESSEN UND TRINKEN

Restaurant Perun

Genialer Ausblick – Das Restaurant liegt direkt am Hang von Mošćenice, dem mittelalterlichen Städtchen über dem Ferienort Mošćenička Draga. Der Weg lohnt, auch für Opatija-Urlauber: Hier warten gute Fischgerichte und eine grandiose Aussicht auf die Kvarner Bucht mit ihren Inseln. Einfache, aber köstliche Gerichte zu fairen Preisen. Unbedingt vorher reservieren!

Mošćenice bb | Tel. 0 51/73 75 15 | tgl. 10–23 Uhr, Jan.–Feb. geschl. | €€

SERVICE

AUSKUNFT

Tourismusverband Mošćenička Draga

Aleja Slatina bb | Tel. 0 51/73 91 66 | www.tz-moscenicka.hr

◎ RIJEKA ⚑ G 3
129 000 Einwohner

Mit dem größten Hafen Kroatiens ist Rijeka eines der führenden Handelszentren. So wichtig die bereits zu Römerzeiten besiedelte Gegend und erstmals im 13. Jh. erwähnte Stadt wirtschaftlich auch sein mag: Viele Touristen machen um die Stadt wegen ihres industrialisierten Charakters einen Bogen. Wer sich dennoch für einen Abstecher ins Zentrum entscheidet, parkt am besten an der Promenade Riva in Hafennähe, von wo die Fußgängerzone durch das Zentrum führt. Alle nennenswerten Bauwerke sind von der »Turistička Magistrala« zu einem Rundgang zusammengefasst und mit gelben Schildern gekennzeichnet worden.

Der Korzo, die Haupteinkaufsstraße und Fußgängerzone, bietet einige dieser Sehenswürdigkeiten. Sehenswert ist etwa der Stadtturm Gradski Toranj direkt am Korzo, ein wichtiges Wahrzeichen der Stadt. Es zeigt das Wappen der Habsburger und die eingemeißelten Gesichter zweier österreichischer Kaiser, denen die Stadt ihre Freihafenrechte verdankt. Auch die alte Uhr tickte einst in Österreich, auf der Weltausstellung in Wien im Jahr 1873. Der Dom Sv. Marija ist vor allem wegen seines Glockenturms mit der deutlichen Neigung bekannt – gewissermaßen der »schiefe Turm« von Rijeka. Sehenswert sind auch die Kirche des

Heiligen Vitus sowie der Palast des Municipiums und das Alte Rathaus aus dem 16. Jh. Etwas oberhalb des Altstadtzentrums liegen im Park Vladimir Nazor das Naturgeschichtliche Museum und das Historische Archiv.

Vorsicht: Zur Hochsaison herrschen auf der Umgehungsstraße chaotische Verhältnisse. Sie sollten für die Umfahrung von Rijeka genügend Zeit einplanen.

11 km östl. von Opatija

SEHENSWERTES

Festung von Trsat

Für den schönsten Rundumblick muss man von der Altstadt aus in Richtung Osten den Fluss Rječina überqueren und dann stramm bergauf marschieren. Es fahren auch Busse auf die Anhöhe von Trsat, aber der Fußweg ist schöner. Die über 500 Stufen klettern schon seit Jahrhunderten die Pilger hinauf, denn neben der Festung steht Kroatiens ältester Marien-Wallfahrtsort: die Kirche Muttergottes von Trsat. Die Anfänge der Festung, die heute ein Museum beinhaltet, selbst gehen noch auf die Antike zurück: Der Name ist abgeleitet vom römischen Tarsatika, der Vorgängerstadt von Rijeka.

Trsat | tgl. 9–24 Uhr | Eintritt Museum Erwachsene 10 Kn, Kinder 5 Kn

ÜBERNACHTEN

Grand Hotel Bonavia

Klassisches Stadthotel – Zentral gelegen und frisch renoviert.

Ulica Dolac 4 | Tel. 0 51/35 71 00 | www.bonavia.hr | 121 Zimmer | €€€€

Hotel Continental

Dienstältestes Hotel – Das Hotel liegt idyllisch am Ufer des Flusses Rječina –

mit Altstadt und Hafen gleich ums Eck. 2008 renoviert, bietet das älteste Hotel der Stadt modernen Komfort.

Šetalište Andrije Kačića, Miošića 1 | Tel. 0 51/37 20 08 | www.jadran-hoteli.hr | 69 Zimmer und Suiten | €€

ESSEN UND TRINKEN

RESTAURANTS

Arca Fiumana

Zu Wasser dinieren – Dieses Restaurant befindet sich auf einem Schiff, das im Hafen von Rijeka vor Anker liegt. Am Oberdeck gibt es frischesten Fisch und Meeresfrüchte von den Fischern gleich nebenan. Gutes Preis-Leistungs-Verhältnis.

Adamicev gat | Tel. 0 51/58 61 60 | tgl. 12–24 Uhr | €€

Municipium

Schönes Ambiente – Inzwischen das kulinarische Aushängeschild im überschaubaren Großstadtangebot.

Trg Riječke rezolucije 5 | Tel. 0 51/ 21 30 00 | Mo–Sa 11–23 Uhr | €€€

EINKAUFEN

MODE

Cro Design Studio

Auf der Suche nach ungewöhnlichen Einzelstücken? Seit 2005 gibt es diese Boutique in der Nähe des Grand Hotels Bonavia. 20 kroatische Designer bieten inzwischen im Cro Design Studio ihre Eigenkreationen an. Von Kleidungsstücken über Schuhe und Handtaschen bis hin zu Accessoires reicht das Angebot der jungen Kreativen. Hier lohnt das Stöbern!

Šime Ljubića 12 | Tel. 0 51/32 40 02 | www.mari-crodesign.com/lokacije | Mo–Fr 9–20, Sa 9–14 Uhr

SERVICE
AUSKUNFT
Tourismusverband Rijeka
Korzo 14 | Tel. 0 51/33 58 82 |
www.visitrijeka.eu

◎ VOLOSKO   ⚓ F 3

Der mit Opatija zusammengewachsene
Fischerort schmiegt sich mit seinen
Häusern an die zum Meer abfallenden
Hänge des Učka-Gebirges. Erstmals
1543 erwähnt, gehört der Ort zu den
ältesten an der Opatija Riviera, die hier
ihren Anfang nimmt. Im Sommer auch
ein beliebter Treffpunkt kroatischer
Künstler. Außerdem hat sich Volosko
in den letzten Jahren zum kulinarischen Highlight gemausert. Hier findet
man wohl die größte Dichte an Gourmet-Adressen rund um Opatija.
3 km nördl. von Opatija

ÜBERNACHTEN
Hotel Villa Kapetanović
Mit Meerblick – Durch die Lage etwas
oberhalb von Opatija bleibt man in dem
kleinen Familienhotel vom Verkehrs-
und Parkplatzchaos verschont – und
bekommt obendrein einen tollen Ausblick auf die Bucht.
Nova cesta 12a | Tel. 0 51/27 22 22 |
www.villa-kapetanovic.hr | 24 Zimmer,
3 Apartments | €€

ESSEN UND TRINKEN
Le Mandrac
Gourmet-Adresse – Tatar von der
Goldbrasse? Hausgemachte Tagliatelle?
Dazu eine gute Auswahl an lokalen
Weinen. Im alten Fischereihafen hat
der Gast die Wahl.
Obala F. Supila 10 | Tel. 0 51/70 13 57 |
www.lemandrac.com | €€€

Volosko (▶ S. 117) füllt die Lücke zwischen dem Učka-Gebirge und der Adria. Mit dem atemberaubenden Gebirgspanorama im Blick genießen Segelbegeisterte die schöne Promenade.

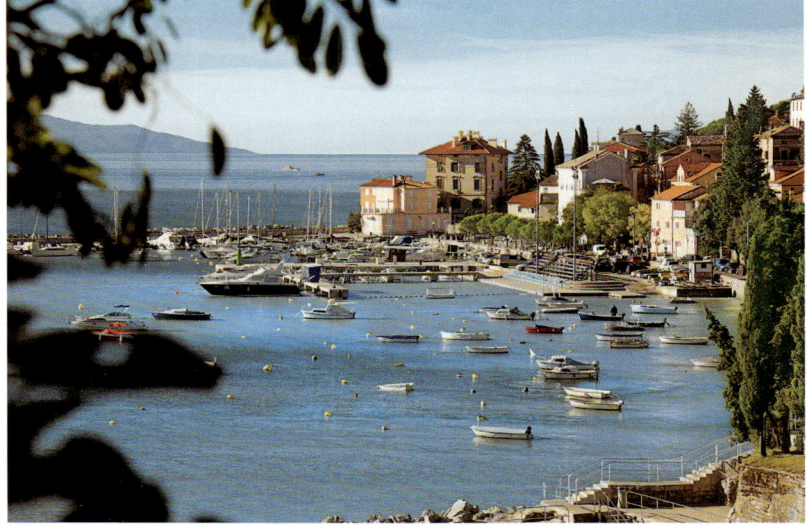

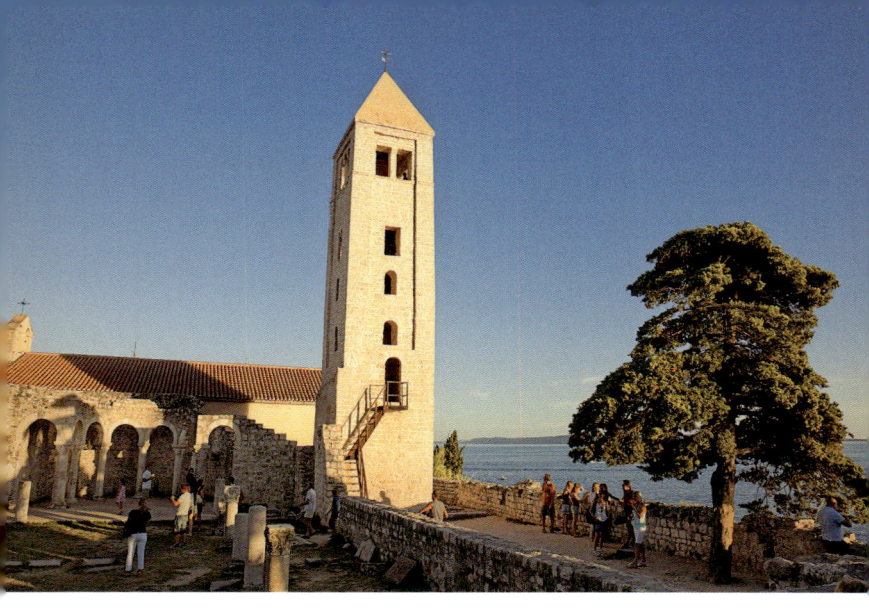

INSELN DER KVARNER BUCHT

Schroffe Küsten, einsame Strände, alte Seefahrerlegenden und gastfreundliche Menschen: Ein Insel-Abstecher ist die ideale Ergänzung zum perfekten Istrien-Urlaub. Er bietet sanfte Abenteuer und stille Landschaft.

Einsame Strände, rustikale Konobas, Entdeckungstouren abseits touristischer Trampelpfade? Auf **Cres**, **Lošinj**, **Krk** und **Rab** ist noch alles möglich. Es geht gelassener und ruhiger zu, und über allem weht ein Hauch von »früher«: In den alten Gassen der kleinen Seefahrerstädte fühlt man sich ins Mittelalter versetzt. Der Tag gehört dem Strand, am Abend ist das Unterhaltungsprogramm beschränkt, und gerade deshalb herrscht beste Urlaubsstimmung.

Der erste Eindruck ist meistens geprägt von karger Landschaft. Nur wenig Grün schafft es, sich durch das schroffe Karstgestein zu drängen. Im Sommer liegt oft tagelang große Hitze über der Inselregion, und es weht kaum ein Lüftchen. Lassen Sie sich nach der Ankunft seelenruhig treiben! So kommen Sie mit jedem Kilometer der wahren »Inselseele« näher. Wer das Abenteuer sucht, liegt zwischen den sanften Buchten und rauen Bergen

◀ Ruinen und Turm aus dem 12. Jh. der Kirche des Heiligen Johannes auf Rab (▶ S. 126).

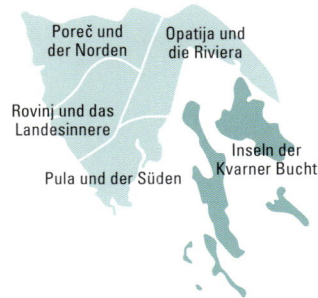

Poreč und der Norden

Opatija und die Riviera

Rovinj und das Landesinnere

Inseln der Kvarner Bucht

Pula und der Süden

richtig. Wer sich lieber in aller Stille an der Küste entlangbewegt, kann auf einsamen Wanderungen schnell dem Trubel den Rücken kehren. Nur wer Unterhaltung und wildes Nachtleben erwartet, der wird hier eher nicht auf seine Kosten kommen: Auf den Inseln geht es geruhsamer zu als auf dem Festland.

FÜR TOURISTEN UND EINHEIMISCHE

Die Unterkünfte sind einfacher, die Restaurants nicht ausschließlich auf Touristen eingestellt – das hat Charme und ist daher gut so! Dafür entschädigen die Inseln ihre Besucher mit den schönsten Buchten und Stränden der Region. Nur Krk zeigt sich inzwischen deutlich belebter, denn es ist durch eine (mautpflichtige) Brücke mit dem Festland verbunden. Für viele Reisende die einfachste und schnellste Möglichkeit, mit dem Auto die Eilande der Kvarner Bucht zu erkunden. Das hat sich ausgewirkt: Im Gegensatz zu den anderen Inseln kämpft man auf Krk nicht mehr mit der Landflucht, sondern kann sich in den letzten Jahren über stete Bevölkerungszuwächse freuen.

CRES

🏊 F–G 5–9

3000 Einwohner

Entweder legt man mit der Fähre vom Festland bei Brestova an der Ostküste Istriens Richtung Porozina ab – mit etwas Glück begleitet von Delfinen –, oder man entscheidet sich für die unwesentlich längere Überfahrt zwischen Valbiska auf der Insel Krk und Merag. Gewiss ist Cres-Stadt der bekannteste Ort der Insel. An einer Bucht gelegen, ist sie ein beliebter Hafen für Segler geworden. Wer es überschaubarer mag, wird in Valun auf der gegenüberliegenden Seite der Bucht Quartier beziehen.

Wenn hier abends Dutzende Boote im Wasser dümpeln, die Sonne am Horizont untergeht und der Duft von gebratenem Fisch in der Luft liegt, gibt es kaum einen schöneren Platz entlang der gesamten Küste. Es sei denn, man unternimmt den Abstecher in die Berge nach Lubenice. Doch ist Vorsicht geboten: Die Straßen sind schmal und kurvenreich!

Cres ist kein Ziel für Kurzentschlossene: In der Hochsaison sind alle Hotels im Voraus ausgebucht, ebenso die Campingplätze. Fahren Sie in dieser Zeit nicht ohne feste Buchung los!

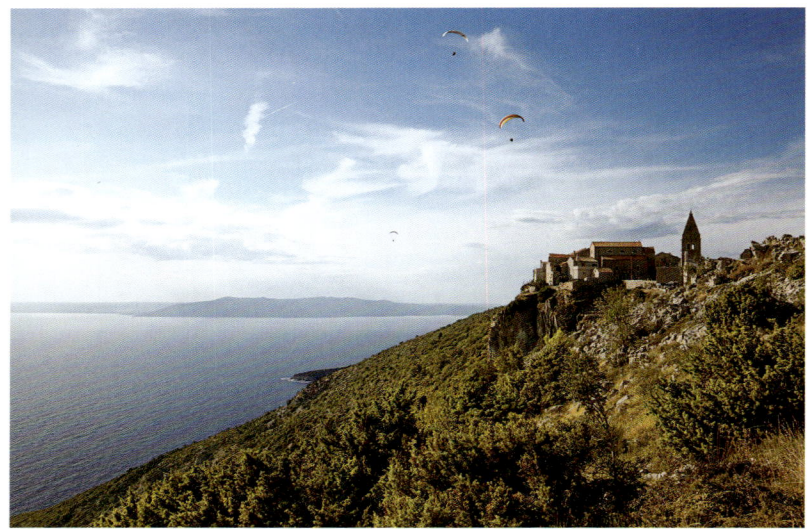

Die wenigen Bewohner von Lubenice (▶ S. 121) dürfen täglich den atemberaubenden Blick über die Adria genießen. Hier lebt man von der Schafzucht, dem Weinanbau oder der Imkerei.

BELI G 5

Hinter dem Monte Sis (650 m) biegt man links von der Hauptstraße ab. Der kleine Fischerort thront an einem über 100 m hohen Steilhang. Gerade bei Tauchern ist Beli beliebt, da sich hier eine Basis befindet (www.diving-beli.com). Es gibt einige Privatzimmer, u. a. in der Pension Tramontana (12 Zimmer; www. beli-tramontana.com).

CRES-STADT G 6
2300 Einwohner

Der Ort Cres ist die größte Stadt der Insel. Am Hafen, der von einer Stadtmauer aus venezianischer Zeit umgeben ist, pulsiert das Leben bereits seit Jahrhunderten.
Wer mit dem eigenen Boot kommt, wird jedoch weiter südlich in der modernen Marina vor Anker gehen. Durch diese »Auslagerung« der zahlreichen Bootsurlauber hat sich Cres ein stilles Ambiente bewahrt.
Sehenswert ist das Stadttor Bragadina aus dem Jahr 1581 – wer mit dem Auto kommt, betritt meist von den nahen Parkplätzen durch diesen Bogen die Altstadt – und das nördliche Marcella, im Jahr 1588 errichtet. Der Strand der Stadt Cres liegt bei Kimen, einen kurzen Spaziergang entfernt.

MUSEEN UND GALERIEN
Archäologisches Museum
Zahlreiche Amphoren, archäologische und ethnologische Funde, teils auch aus der nahen Umgebung, harren verborgen hinter der historischen Fassade der Besichtigung.
Palast Arsan, Ribarska 7 | Sommer tgl. 10–12, 19–21 Uhr | Eintritt 20 Kn

ÜBERNACHTEN
Kimen

Ideal gelegen – Schöne Anlage, bestehend aus Hotel, Nebengebäude und der Villa Kimen.

Melin I/16 | Tel. 0 51/57 33 05 | www. hotel-kimen.com | 221 Zimmer | €€

ESSEN UND TRINKEN
RESTAURANTS
Amfora

Nahe dem Hafen – Hier werden Fischspezialitäten aufgetischt.

Trg Frane Petrića 5 | Tel. 0 51/57 12 88 | €€

Riva

Maritim – Man speist Fischgerichte und beobachtet dazu das geschäftige Treiben am Hafen.

Riva Creskih Kapetana 13 | Tel. 0 51/57 11 07 | €€

SERVICE
AUSKUNFT
Tourismusverband Cres

Vermittelt auch Privatunterkünfte.

Cons 10 (am Hafen) | Tel. 0 51/57 15 35 | www.tzg-cres.hr

LUBENICE ◢ F7
40 Einwohner

Am besten kommen Sie zum Sonnenuntergang – vielleicht nach einem ruhigen Strandtag in der Bucht von Valun, denn von hier aus führt die Straße über Mali Podol an die Westküste. Gesäumt wird die etwa 5 km lange Straße von uralten Steinwällen, hinter denen Schafherden weiden.

378 m hoch über dem Meer thront Lubenice. Schon vor mehreren Tausend Jahren siedelten Menschen an diesem Ort. Das Dorf bezaubert mit alten Häusern und einem schlanken Glockenturm aus dem Jahr 1791. Dahinter erhebt sich auf der anderen Seite des Dorfplatzes die Kirche der Heiligen Maria aus dem 18. Jh.

Wenn Sie den Tag hier verbringen wollen: Unten an der Küste und durch einen etwas mühsamen Fußmarsch zu erreichen liegt der »Hafen« Luka, in dem die Fischer von Lubenice ihre Boote ankern. Ein weiter Kiesstrand schließt sich an. Südlich befindet sich die »Blaue Grotte«, die man mit Ausflugsbooten auch von Cres anlaufen kann. Falls es mit dem Aufstieg vom Meer nach Lubenice doch etwas länger dauert: Im Dorf werden wenige Privatzimmer angeboten.

ESSEN UND TRINKEN
Buffet Lubenička Loza

Idyllische Lage – Kleine Speisekarte; unterhalb des Glockenturms.

Lubenice bb | Tel. 0 51/84 04 27 | Okt.– April geschl. | €

MARTINŠĆICA ◢ G8
180 Einwohner

In einer weiten Bucht liegt die einstige Fischersiedlung, die inzwischen ganz vom Tourismus lebt. Die meisten Besucher übernachten auf dem Campingplatz in der Bucht Slatine. Mit sanft abfallenden Kiesstränden eignet sich der stille, kleine Ort besonders für einen Familienurlaub.

Mit der Kirche des Heiligen Hieronymus, dem Franziskanerkloster und dem im 17. Jh. erbauten Kastell weht in Martinšćica noch immer ein Hauch von Geschichte. Hier, an der Westseite der Insel, gilt das Wasser als ganz besonders sauber.

OSOR G 9

60 Einwohner

Die Insel Cres von ihrer schönsten Seite: Den Hauptplatz mit Rathaus, Loggia, Bischofspalast und Marienkathedrale – die meisten Gebäude stammen aus dem 15. und 16. Jh. – umgibt eine erlebenswerte Atmosphäre. In der Kathedrale finden im Sommer unter dem Motto »Musikabende von Osor« klassische Konzerte statt. Osor liegt direkt am Kanal, der Cres und Lošinj voneinander trennt. Bis zum Jahr 814, als die Sarazenen den Ort in Schutt und Asche legten, sollen in Osor 30 000 Menschen gelebt haben.

Osor wird von einer noch teilweise erhaltenen Stadtmauer umschlossen, an der neben dem einstigen Friedhof auch die Ruinen eines Benediktinerklosters liegen. Etwas außerhalb, an der Bucht von Bijar mit ihrem Kiesstrand, ragen die Ruinen des ehemaligen Franziskanerklosters auf. Die schönsten Strände der Umgebung – für viele Istrien-Besucher sogar der ganzen Region – liegen etwa 10 km östlich bei **Punta Križa** 🔺9. Von hier aus führt ein etwa 15-minütiger Fußweg direkt an einen der berühmtesten Strände.

Wer eine weitere Alternative sucht, fährt einige Kilometer südöstlich zur Bucht von Baldarin.

MUSEEN UND GALERIEN

Archäologisches Museum

Am Hauptplatz in den Räumen des ehemaligen Rathauses untergebracht, sind historische Funde wie Münzen und Skulpturen in einer Dauerausstellung zu besichtigen.

Loggia Osor | Tel. 0 51/23 38 92 | Di–Sa 10–14 Uhr und mit Voranmeldung

ESSEN UND TRINKEN

Konoba Bonifačić

Viel Ruhe – In einem hübschen Garten mit einladender Terrasse werden beste Lammspezialitäten serviert.

Osor 64 | Tel. 0 51/23 74 13 | €

USTRINE G 8

30 Einwohner

Schon die alten Römer wussten diesen Ort, 180 m steil über dem Meer thronend, zu schätzen: Nahe der Kirche des Heiligen Martin fand man die Reste einer römischen Villa. Besonders schön sitzt man auf einer der Terrassen und beobachtet den Sonnenuntergang. Eine steile Straße führt hinunter zur Küste, wo sich einige Bademöglichkeiten auftun. Neben dem Tourismus ist die Haupteinnahmequelle des Dorfes die Schafzucht: Zur Schur im Juni und Juli können Gäste hautnah bei der blökenden Angelegenheit dabei sein.

VALUN G 7

65 Einwohner

Wahre Istrien-Kenner schätzen den Fischerort an der Bucht von Cres schon lange. Die offensichtliche Folge: In den Sommermonaten findet man an den steilen Straßen vor dem Ortseingang kaum einen Parkplatz, und abends sind die kleinen Restaurants am idyllischen Hafen voll besetzt.

Sehenswert und weit über die Insel hinaus von kulturhistorischer Bedeutung ist die Grabplatte von Valun aus dem 11. Jh. mit einer zweisprachigen Inschrift (Kroatisch und Lateinisch), die in der kleinen Pfarrkirche aufbewahrt wird. In der Nähe des Orts liegt der schöne, aber einfache Campingplatz Zdovice.

ESSEN UND TRINKEN

Konoba Toš-Juna

Bester Tipp auf Cres – Uriges Lokal in einer ehemaligen Ölmühle gelegen. Wer dort im Sommer zu Abend essen möchte, sollte besser reservieren.

Am Hafen | Tel. 0 51/52 50 84 | 1. Nov.–1. März geschl. | €€

KRK ⚑ G–J 4–6

16500 Einwohner

Die Insel ohne Vokale im Namen ist mit über 400 qkm und fast 40 km Länge nicht nur die größte der Kvarner Bucht, sondern lockt auch die meisten Besucher an. Seit eine Brücke Krk mit dem Festland verbindet, gibt es für Touristen kein Hindernis mehr.

BAŠKA ⚑ J 6

1000 Einwohner

An einem weiten, rund 1800 m langen Kiesstrand ziehen sich die bunten Häuser des Fischerortes an der Küste entlang. Vom Strand aus führen steile Stufen hinauf in die Altstadt mit ihren engen Gassen.

In der Nähe von Baška liegt der kleine Ort Jurandvor. Hier wurde in der Kirche der Heiligen Luzia eines der ältesten Schriftstücke der kroatischen Sprache gefunden. Die Tafel von Baška ist in glagolitischer Sprache verfasst und wurde um das Jahr 1100 gemeißelt. Das Original wird heute in der Hauptstadt Zagreb aufbewahrt, vor Ort befindet sich nur noch eine Gipskopie.

SERVICE

AUSKUNFT

Tourismusverband Baška

Kralja Zvonimira 114 | Tel. 0 51/85 68 17 | www.tz-baska.hr

KRK-STADT ⚑ H 6

3700 Einwohner

In Krk wird das Bild anfangs von zahlreichen Neubausiedlungen getrübt, ehe dahinter das mächtige Kastell und die Basilika auftauchen. Der alte Stadtkern ist durchaus einen Besuch wert.

SEHENSWERTES

Altstadt

Wenn Sie mit dem Auto unterwegs sind, parken Sie beim Kreisverkehr am Ende der Ulica Slavka Nikolića. Anschließend schlendern Sie auf der Promenade Obala Hrvatske Mornarice am Hafen entlang und erreichen den Trg Bana Josipa Jelačića. Hier befindet sich auch der Stadtturm von 1470, dahinter schließt sich das von alten Stadtmauern umgebene Zentrum an – erbaut im 12. bis 14. Jh.

ÜBERNACHTEN

Valamar Koralj Romantic Hotel

Ruhige Lage – Befindet sich 1 km vom Ortszentrum Krk entfernt in der Bucht, mit Wellnesszentrum.

Ulica Vlade Tomašida | Tel. 0 51/65 54 00 | www.valamar.com | 173 Zimmer, 19 Suiten | €€

ESSEN UND TRINKEN

Frankopan

Für Fischliebhaber – An der Sv. Kvirin und neben der Kathedrale serviert man Fischspezialitäten. Abends reservieren!

Trg Sv. Kvirina | Tel. 0 51/22 14 37 | €€€

SERVICE

AUSKUNFT

Tourismusverband Insel Krk

Trg Sv. Kvirina 1 | Tel. 0 51/22 13 59 | www.krk.hr

Tourismusverband Stadt Krk

Vela placa 1/1 | Tel. 0 51/22 14 14 | www.tz-krk.hr

MALINSKA H 5
1000 Einwohner

Seine Bekanntheit verdankt dieser Ort an der Westküste in erster Linie dem »Haludovo«, einer gigantischen, heute dem Verfall preisgegebenen Hotelanlage. Der allabendliche Treffpunkt ist die Obala entlang des Hafens. Allerdings hat Malinska in den letzten Jahren an Attraktivität verloren.

Etwas weiter entfernt befindet sich der Ort Glavotok. Das Fischerdorf ist vor allem wegen seines Franziskanerklosters bekannt.

ÜBERNACHTEN

Hotel Malin

Gehobener Komfort – Nur wenige Gehminuten vom Zentrum entfernt in der Nähe des Hafens.

Kralja Tomislava 23 | Tel. 0 51/85 02 34 | www.hotelmalin.com | 155 Zimmer | €€€

SERVICE
AUSKUNFT

Tourismusverband Malinska

Obala 46 | Tel. 0 51/85 92 07 | www.tz-malinska.hr

PUNAT H 6
1900 Einwohner

Wer einen Blick in die Vergangenheit werfen möchte, sollte die Ölmühle aus dem 18. Jh. ebenso wenig versäumen wie die Dreifaltigkeitskirche. Abends schlendert man am Hafen entlang. Von Punat führt eine befestigte Straße nach Stara Baška.

ÜBERNACHTEN

Hotel Park Punat

Zentral an der Obala – Im Zentrum und nur einen Katzensprung vom Meer entfernt.

Obala 94 | Tel. 0 51/85 40 24 | www.hoteli-punat.hr | 219 Zimmer | €€

SERVICE
AUSKUNFT

Tourismusverband Punat

Pod Topol 2 | Tel. 0 51/85 48 60 | www.tzpunat.hr

VRBNIK H 5
950 Einwohner

Neben der erlebenswerten Atmosphäre des übersichtlichen Ortes ist die lediglich 150 Bände umfassende Vitezović-Bibliothek sehenswert, darunter auch ein im Jahr 1718 in Nürnberg gedruckter Atlas von J. D. Köhler. Aus kulinarischer Sicht sollten Sie sich die berühmten Käse- und Schinkenspezialitäten des Orts nicht entgehen lassen. Ein idealer Platz dafür ist die Konoba Nada unweit des Kirchplatzes. Wer viele schöne Strände erwartet, wird allerdings enttäuscht sein.

Lohnende Abstecher an der Nordostküste Krks sind die Bucht von Klimno und der Fischerhafen Šilo.

SERVICE
AUSKUNFT

Tourismusverband Vrbnik

Placa Vrbničkog Statuta 4 | Tel. 0 51/85 74 79 | www.vrbnik.hr

LOŠINJ G 9–10
6600 Einwohner

Für viele Urlauber ist die Insel Lošinj nicht Ausflugs-, sondern Hauptziel ih-

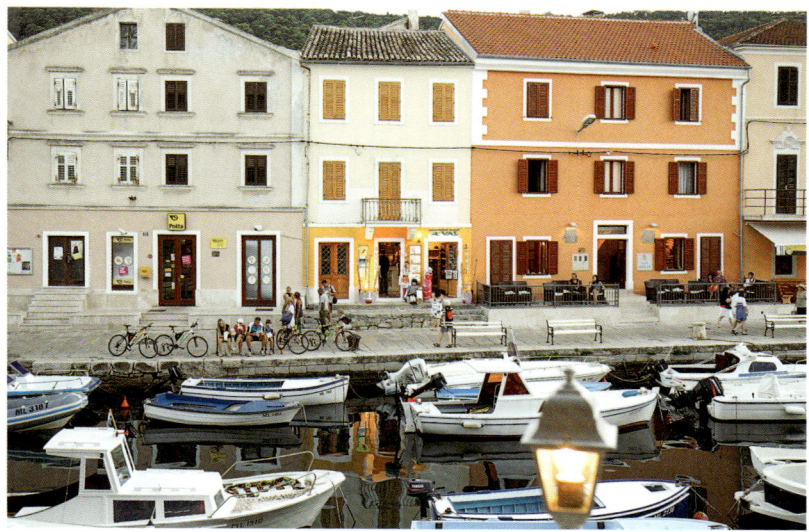

Veli Lošinj entzückt mit dem hübschen Hafen in der engen Bucht der Insel Lošinj (▶ S. 124).
Hinter dem 1000-Einwohner-Ort erwarten einen Pinienwälder am Fuße des Berges Sv. Ivan.

rer Istrien-Reise. Meist schlagen sie ihre Zelte in Mali Lošinj auf, der Inselhauptstadt, oder in Veli Lošinj, dem eigentlichen Touristenzentrum der Insel. Mali Lošinj ist die größte Stadt in der Kvarner Bucht. Vorsicht: An kaum einem anderen Ort auf Lošinj oder Cres ist es so touristisch wie hier; deshalb kehren viele Besucher der Stadt schnell den Rücken.

Dabei gibt es zwei Möglichkeiten, um in das wesentlich angenehmere Veli Lošinj zu gelangen: mit dem Auto oder zu Fuß auf der Promenade entlang der Küste mit zahlreichen Bademöglichkeiten – ein herrlicher Spaziergang von rund 45 Minuten.

Das beschaulichere »Veli« glänzt mit einem kleinen, aber idyllischen Hafen, hinter dem sich die Pfarrkirche Sv. Antun erhebt.

Noch stiller und überschaubarer zeigt sich der kleine Hafen von Rovenska, der nur etwa zehn Gehminuten von »Veli« entfernt ist. Am Hafen sitzt man schön und isst gut. In unmittelbarer Nähe zum Kai bieten mehrere Privatpersonen Apartments an: Es gibt auf Lošinj wohl nur wenige Orte, die schöner gelegen sind. Wer es nach Einbruch der Dunkelheit etwas lauter mag, trifft sich im Nautica (Trg lošinjskih kapetana).

ÜBERNACHTEN

Hotel Televrin

Direkt am Hafen – Viel Geschichte und Geschichten. Flair und Ambiente in perfekter Lage, was auch auf das Restaurant zutrifft.

Nerezine, 18 km nördl. von Mali Lošinj | Tel. 0 51/23 71 21 | www.televrin.com | 13 Zimmer, 2 Apartments | €€

ESSEN UND TRINKEN
RESTAURANTS

Artatore

Traditionelle Inselküche – Kulinarische Oase etwas abseits der touristischen Hektik, gekocht wird nach alten Familienrezepten.

Mali Lošinj, Artatore 132 | Tel. 0 51/23 29 32 | www.restaurant-artatore.hr | €€

Konoba Corrado

Bodenständige Küche – Von Meeresfrüchten (Krebsrisotto) bis zu Fleischgerichten. Vorbestellen!

Mali Lošinj, Svete Marije 1 | Tel. 0 51/23 24 87 | €€

SERVICE
AUSKUNFT

Tourismusverband der Stadt Mali Lošinj

Riva Lošinjskih Kapetana 29 | Tel. 0 51/ 23 18 84 | www.tz-malilosinj.hr

RAB
H–J 7–9

9500 Einwohner

Das grüne Erwachen kommt erst auf den zweiten Blick: Die 94 qkm kleine Insel Rab empfängt den Besucher eher rau. Schroffe Karstlandschaft mit spärlicher Macchia flimmert im nördlichen Teil der Insel in der Sonne, die in Rab jährlich 2500 Stunden scheint und ihr so den Titel »eines der strahlendsten Orte Europas« eingebracht hat. Den Süden bedeckt dagegen üppiges Grün: Eichen- und Pinienwälder sowie prächtige Wein- und Maisfelder. Im Zentrum befindet sich der sehenswerte Ort Rab, dessen typische Ansicht mit seinen vier Kirchtürmen längst zum weltweiten Erkennungszeichen geworden ist. Der Ferienort Lopar auf der Nordspitze der Insel ist insbesondere durch seinen fast 2 km langen Strand Paradiso berühmt.

ÜBERNACHTEN

Die Unterkünfte konzentrieren sich auf die Orte Rab, Banjol, Kampor mit Suha Punta und Lopar.

RAB-STADT
1592 Einwohner

Stadtplan ▶ S. 127

SEHENSWERTES

1 Altstadt von Rab

In Rab führen natürlich alle Wege zum Wahrzeichen des Orts, den vier Kirchtürmen. Der mit 26 m höchste Turm gehört zur Domkirche Sv. Marija Velika, die 1177 von Papst Alexander persönlich geweiht wurde. Hinter der Domkirche liegt das ebenfalls aus dem 15. Jh. stammende Kloster Sv. Antun-Opat. In der Hafengegend ist der Rektorenpalast am Trg Municipium Arba einen Besuch wert. Etwas oberhalb kommen Sie zur venezianisch geprägten Stadtloggia.

ESSEN UND TRINKEN
RESTAURANTS

2 Gostiona Panorama

Hoch über Rab – Der Name ist Programm: Ein wunderbarer Ausblick – bei gutem Wetter bis Pag oder Cres, aber auch die Küche muss sich keinesfalls verstecken.

Palit 266 | Tel. 0 51/72 48 00 | €€

3 Santa Maria

Genuss mit Atmosphäre – Fisch in maritimem Ambiente. Immer gut besucht.

Dinka Dokule 6 | Tel. 0 51/72 41 96 | €€€

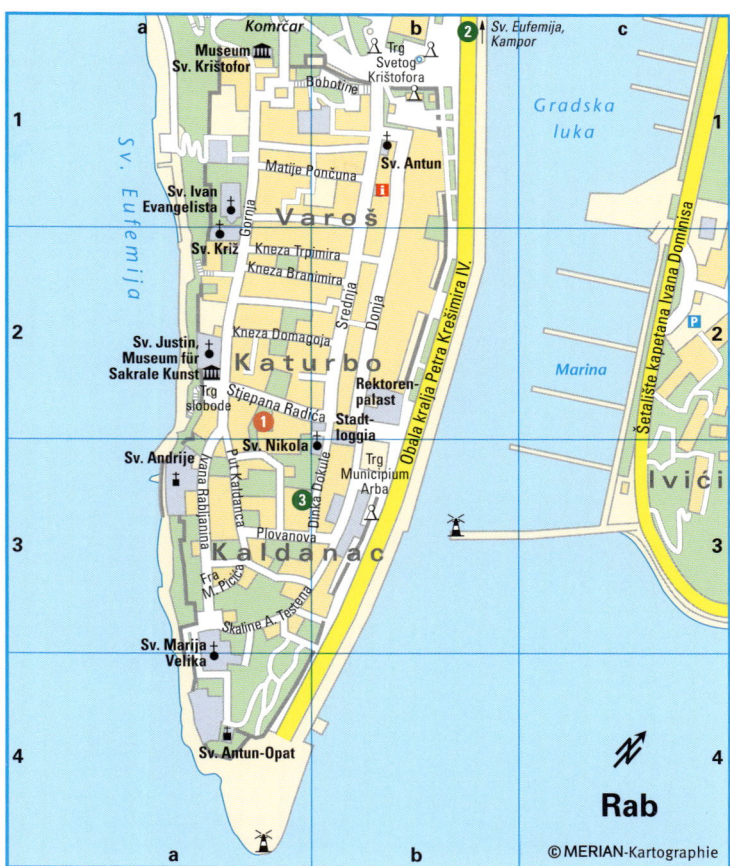

Rab

© MERIAN-Kartographie

SERVICE

AUSKUNFT

Tourismusverband Stadt Rab

Trç Municipium Arba 8 |
www.tzg-rab.hr | Tel. 0 51/72 40 64

SUSAK 🔖 F 10

200 Einwohner

In den Sommermonaten kommen täglich knapp 800 Tagesurlauber auf die sanft hügelige Insel Susak (Überfahrt von Lošinj, Dauer: rund 60 Minuten). Hier locken herrliche Sandstrände, die schöne Landschaft mit wogenden Schilffeldern und insbesondere die stille Einsamkeit.

Es gibt einen kleinen Laden, einen Leuchtturm, eine Post, eine übersichtliche Krankenstation und einfache Konobas. Was es nicht gibt, sind asphaltierte Straßen. Abgesehen von wenigen Traktoren ist die Insel autofrei.

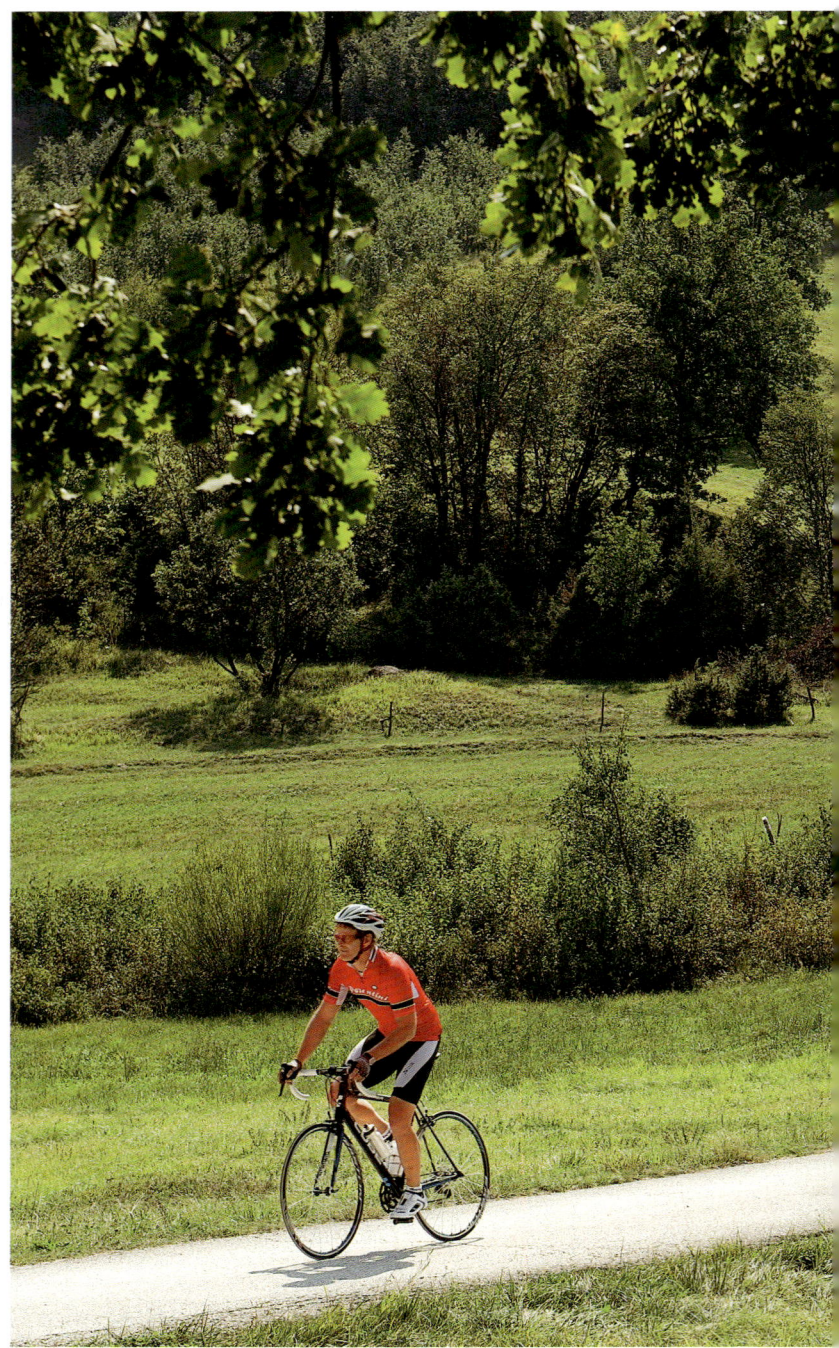

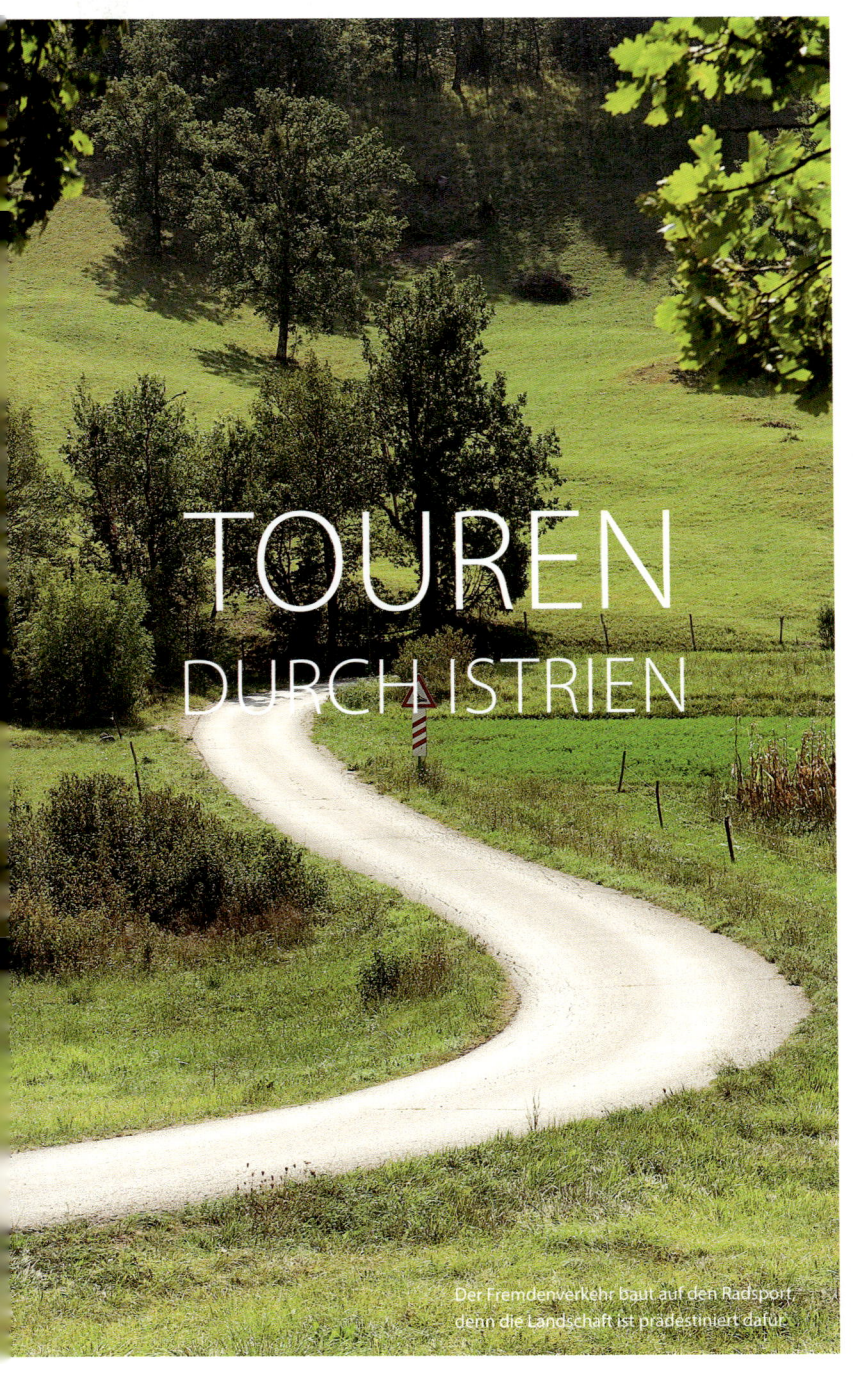

TOUREN
DURCH ISTRIEN

Der Fremdenverkehr baut auf den Radsport, denn die Landschaft ist prädestiniert dafür

VON POREČ DURCHS LANDESINNERE – DAS UNBEKANNTE HINTERLAND

CHARAKTERISTIK: Land und Leute abseits der ausgetretenen Pfade entdecken **DAUER:** 1–2 Tage **LÄNGE:** ca. 200 km **EINKEHRTIPPS:** Konoba Toklarija, Sovinjsko polje 11, Sovinjak (bei Buzet), Tel. 0 52/66 30 31, Mi–Mo 13–22 Uhr €€€; Humska Konoba, Hum 2, Tel. 0 52/66 00 05 €

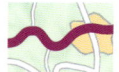 **B 5**

Das wahre Istrien liegt im Landesinnern, das Sie am besten von Poreč aus mit dem Auto, etwas Abenteuerlust und viel Zeit erkunden.

Poreč ▶ Buzet

Nach rund 13 km passiert man den Ort **Višnjan** mit der barocken Pfarrkirche und der Stadtloge am Hauptplatz. Ein Stopp ist nach so kurzer Fahrt vielleicht nicht jedermanns Sache, zumal schon bald ein ganz besonderer Grund zum Halten kommt: **Grožnjan** ⭐.

Der Künstlerort ist direkt über die Hauptstraße 21 und eine kleine Abzweigung auf der rechten Seite (achten Sie auf das Hinweisschild!) oder nach einem Abstecher nach Buje zu erreichen. Nehmen Sie sich viel Zeit zum Verweilen, denn der Ort ist einer der unbestrittenen Höhepunkte dieser Fahrt.

Wieder unten im Tal halten Sie sich Richtung Buzet. Auf der gut ausgebauten Straße geht es entlang der »begradigten Mirna« Richtung **Motovun**. 288 m »schwebt« der Ort über der Landschaft, lediglich überragt von der Pfarrkirche Sv. Stefan. Umgeben von einer bis zu 15 m hohen Stadtmauer, die stellenweise noch begehbar ist, haben sich Teile des mittelalterlichen Stadtbildes erhalten. Im Café hinter dem Stadttor – mit schönem Blick auf das Tal und den Fluss Mirna – lohnt sich eine Erfri-

schungspause, insbesondere nach einem Rundgang über die Stadtmauer. Wenn Sie nicht mit dem Auto zum Stadtkern aus dem 13. Jh. hinaufgefahren sind, sondern zu Fuß die insgesamt 1052 Stufen bewältigt haben, dann gibt es zwei Möglichkeiten der Erholung: im Trüffeldorf **Livade** oder im 5 km nordöstlich gelegenen **Istarske Toplice**. Hier sprudeln landesweit geschätzte Thermal- und Heilquellen, die bereits die Römer zu schätzen wussten. Kletterfans werden den imposanten Felsen hinter dem Heilbad ins Herz schließen. Dieser Steigplatz ist inzwischen gut erschlossen – mit 13 Aufstiegsmöglichkeiten und einer Länge von 22 bis 90 m.

Buzet ▶ Hum

In Buzet heißt es erneut die Augen nach oben richten: Der erstmals 804 erwähnte Ort thront auf einem Hügel über der Mirna-Quelle. Sehenswert sind, neben dem Heimatmuseum, die Stadttore und Verteidigungsanlagen sowie 14 Kirchen, von denen eine, nämlich Sv. Juri, mit wertvollen Gemälden ausgestattet ist. Hinter Buzet beginnt das Gebirge Ćićarija (über 1200 m hoch), das sich für Wanderungen und zum Bergsteigen eignet. Wer diesen sportlichen Ausflug plant, sollte in Buzet übernachten.

Bei der Restaurantauswahl haben Sie mindestens zwei empfehlenswerte Alternativen: Ein Muss, wenn Sie nicht schon tagsüber dort waren, ist die **Konoba Toklarija** im nahe gelegenen Sovinjak. Wenn Sie keinen Tisch mehr bekommen, folgen Sie der Route: Ein paar Kilometer weiter in Hum wird der Gast ebenfalls bestens versorgt.

Der nächste Abstecher ist sozusagen eine »Einbahnstraße«, aber für jeden Urlauber, der genug Zeit hat, lohnend: Beim 8 km entfernten Roč biegt man Richtung **Hum** 👫 ab, der »kleinsten Stadt der Welt« mit nicht einmal zwei Dutzend Häusern (die geschäftstüchtigen Bewohner haben sich diesen Titel einfallen lassen). Das ehemalige **Castrum Cholm** liegt am Ende der sogenannten Glagolitischen Allee (»Aleja glagoljaša«): Elf Gedenkstätten erinnern auf einer ca. 7 km langen Strecke an die Glagoliza, die erste altslawische Schrift, die von den slawischen Aposteln Kyrillos und Methodios im 9. Jh. entwickelt und verbreitet wurde. Die Skulpturen und Denkmäler an dieser Wegstrecke sollen die wichtigsten Stationen in der geschichtlichen Entwicklung des slawischen Schriftgutes darstellen. Vom kurzen Rundgang zwischen der mit Fresken geschmückten Kirche Sv. Jeronim und der Pfarrkirche können Sie sich ganz rustikal in der **Humska Konoba** ausruhen. Nach der exzellenten »Nedeva«-Suppe oder pikanten »Fuži« mit Trüffeln ist ein »Biska«, ein Mistelschnaps, Pflicht. Inzwischen gibt es hier im Sommer einfache Übernachtungsmöglichkeiten.

Buzet ▶ Pazin

Wieder zurück in Buzet, dem nördlichsten Punkt der Reise, folgt man den Hinweisschildern Richtung Prodani. Von

Es leben nur rund 60 Personen in Hum (▶ S. 131), der, wie sie selbst sagen, »kleinsten Stadt der Welt«, und beweisen damit ihr Gespür für Marketing: Hum ist ein beliebtes Ausflugsziel.

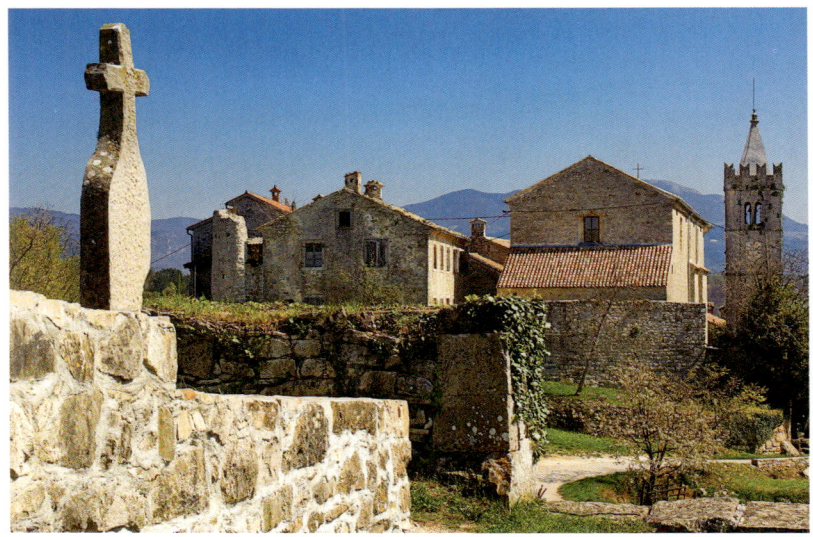

nun an führt der Weg nach Süden. Die schöne mittelalterliche Stadt **Draguć** wird man kaum passieren, ohne einen Stopp einzulegen, ehe man auf der Hauptstraße 21 nach Pazin kommt. Draguć wirkt so seiner Zeit entstiegen, dass hier schon viele historische Filmszenen entstanden – sogar für die Traumfabrik in Hollywood. Für die Zentralregierung in Zagreb ist Pazin das politische und wirtschaftliche Zentrum Istriens. In den Herzen der meisten Istrier steht allerdings Pula an der Adriaküste auf Platz eins. Und viele Urlauber würden wohl ebenso entscheiden.

Während bei den meisten Orten der Route bisher der Blick nach oben auf Hügel und Berge ging, richten sich in **Pazin** alle Augen nach unten: In einem 130 m tiefen Loch, der Paziner Höhle, verschwindet der Fluss Pazinčica. Direkt am Rand dieser Schlucht ragt das Kastell auf, dessen Grundmauern aus dem 9. Jh. datieren. Hier befindet sich das Heimatmuseum mit historischen

Trachten, traditionellen Gebrauchsgegenständen und ärchäologischen Funden aus der Region. Sehr schöne spätgotische Fresken lassen sich in der Kirche Sv. Nikolaus bestaunen. Wer in Pazin übernachten will: Das Hotel Lovac (Šime Kurilića 4, Tel. 0 52/62 43 24, €€) bietet Unterkunft, allerdings hängt dem Gebäude noch heute der sozialistische »Charme« der 1970er-Jahre an.

Der Besuch in Pazin ist nicht vollständig ohne einen Abstecher nach **Beram**: Die gotische Friedhofskirche Sv. Marija na Škriljinah etwa 2 km nordöstlich des Ortes gehört mit ihren mittelalterlichen Fresken im Inneren zu den kulturellen Höhepunkten ganz Istriens. Die Arbeiten fertigte Vincentius de Castua 1474. Insgesamt sind 46 Szenen aus dem Leben Christi und der Gottesmutter zu sehen. Am berühmtesten ist der sieben Meter lange »Totentanz«. Die Skelette haben Gesichter – und die wirken so lebensecht, weil der Maler hier Gesichter von echten Zeitgenossen verewigt hat. Ob Könige, Händler, Malerkollegen oder Bauern – vor dem Tod sind alle gleich. Die Kirche liegt etwas außerhalb, den Schlüssel holt man bei einer älteren Dame in Haus Nr. 38. Die Konoba im Ort serviert gute hausgemachte Pasta.

Wollen Sie's wagen?

220 m lange Stahlseile überspannen die Schlucht bei Pazin. Mutige Besucher können (natürlich mit Geschirr an der Drahtrolle gesichert) in rauschendem Tempo die Schlucht überwinden – und das in 100 m Höhe! Nach etwa zehn Sekunden und einer Spitzengeschwindigkeit von rasanten 60 km/h hat der Ritt über die Zipline ein Ende. Vom Frühling bis zum Ende des Sommers wird diese Mutprobe angeboten.
Startpunkt: Hotel Lovac (▶ S. 132)

Pazin ▶ Poreč

Zurück in Pazin, führt die Fahrt 15 km Richtung Süden nach **Žminj**, das im Herzen Rot-Istriens liegt. Den Namen verdankt die Region der roten Erde. Ihr »Weltruhm« geht dagegen auf das erstklassige Holz zurück, das im Mittelalter für Schiffe und Weinfässer verwendet wurde. Nachdem Sie einen Blick auf und in die Pfarrkirche mit dem schönen Altar sowie die Kirche der Heiligen

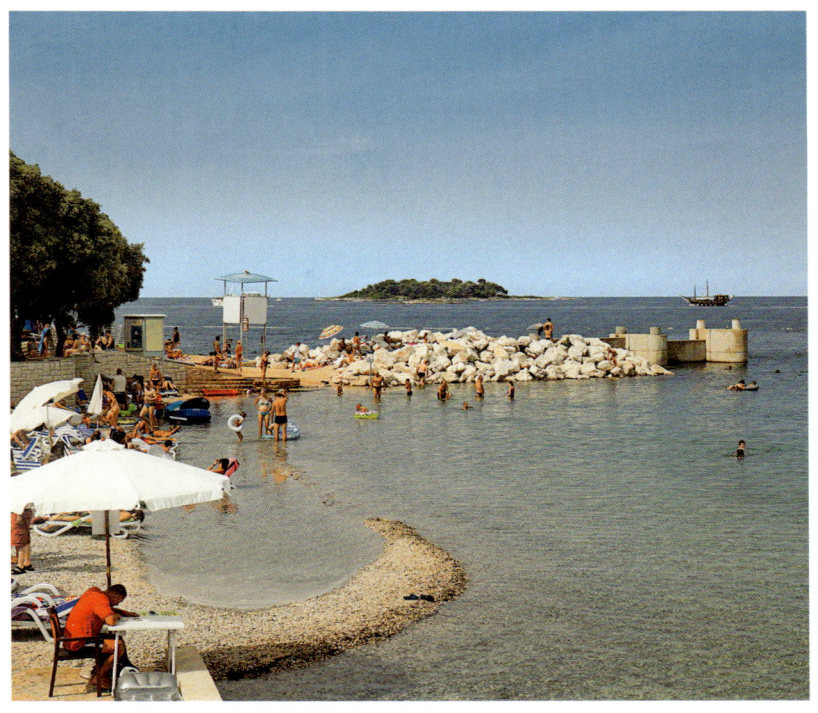

Der kleine Ort Vrsar (▶ S. 133) befindet sich am Eingang des Limski Fjords und hier darf – im Gegensatz zum Naturschutzgebiet und zur Freude der Gäste – gebadet werden.

Dreieinigkeit geworfen haben, können Sie bei viel Zeit noch einen Abstecher in das weiter südlich gelegene Renaissancestädtchen Svetvinčenat machen. Über Kanfanar erreichen Sie die Hauptstraße 2 (für Eilige bietet sich die Schnellstraße nach Norden an). Wer **Rovinj** nicht kennt, fährt an der »2« geradeaus weiter und erreicht den Urlaubsort nach 11 km. Wer lieber Richtung Poreč fahren möchte, hält sich rechts und kommt nach kurzer Zeit an den östlichen Ausläufer des **Limski Fjords** ⭐. Wem dort zu viel Rummel herrscht, der wende sich in Richtung des nahe gelegenen Weingutes Matošević. Dazu folgt man der Abzweigung nach Krunčići (besser vorher anrufen, Tel. 0 98/36 73 39).

Danach brechen Sie zur letzten Station auf – bald erreichen Sie bei **Vrsar** wieder die Küste. Wer vor dem Sonnenuntergang noch Zeit hat, macht auf dem Weg nach Poreč Halt am Skulpturenpark von Dušan Džamonja. Der liegt zwischen Vrsar und Funtana, neben dem Camping Valkanela und ist auf jeden Fall einen Abstecher wert. Anschließend geht es zurück zum Ausgangsort Poreč.

ISTRIEN AUFS DACH STEIGEN – WANDE-RUNG DURCH DAS UČKA-GEBIRGE ⑩

CHARAKTERISTIK: Leichte bis sportliche Bergwanderung auf den Gipfel des Vojak – je nach Wahl und Kondition **DAUER:** Halbtages- oder Tagesausflug **LÄNGE:** 7–20 km **EINKEHRTIPP:** Restaurant Dopolavoro, Učka 9, Ičići, Tel. 051/29 96 41, www.dopolavoro.hr €; unterwegs keine Einkehrmöglichkeit **AUSKUNFT:** Učka Naturpark, Liganj 42, 51415 Lovran, Tel. 0 51/29 37 53, www.pp-ucka.hr

Irgendwann mag es etwas eintönig sein, den ganzen Tag am Strand zu verbringen. Wer nun sportliche Herausforderungen sucht, die für die ganze Familie geeignet sind, sollte über einen Aufstieg zum **Vojak** (1401 m), Istriens höchstem Gipfel im Učka-Gebirge, nachdenken. Von dem historischen Aussichtsturm bietet sich ein herrlicher Blick über die Kvarner-Bucht mit ihren Inseln. Manchmal, bei klarem Wetter, reicht der Blick in Richtung Westen sogar bis Venedig. Hier oben kann der Naturpark mit einer einmaligen Tier- und Pflanzenwelt aufwarten, der Lehrpfad unterhalb des Gipfels erklärt auf Schautafeln die ökologischen Zusammenhänge und die Entstehung dieser einmaligen Karstlandschaft. Bei dieser Tour bietet der heimische Buchenwald angenehme Abkühlung für erhitzte Wanderer. Auch die anderen Wanderwege selbst sind hier oben gut ausgeschildert. Das Gebiet ist auch für Mountainbiker und Freeclimber geeignet. Unterkünfte stehen allerdings nur sehr begrenzt und in einfacher Ausstattung zur Verfügung. Also am besten früh starten und die Wanderung als Tagesausflug planen. Und packen Sie eine Jacke ein! Selbst bei schönstem Sommerwetter sind die Temperaturunterschiede zwischen Küste und Gipfel enorm.

Für Familien
Sie fahren bis zum 922 m hoch gelegene Poklonpass – mit dem eigenen Auto oder sonntags mit der Buslinie 34 von Opatija, Bushaltestelle Slatina (hin 9.30 Uhr oder 14.05 Uhr, zurück 15.45 Uhr). Von hier aus führt ein gut markierter Weg durch Buchenwälder über knapp 7 km und 480 Höhenmeter, vorbei an einem botanischen Lehrpfad, bis zum höchsten, von Sendemasten »gekrönten« Punkt auf dem Vojak. Eine leichte Wanderung, für die Sie 2,5 bis 3 Stunden benötigen.

Für Geübte
Von Lovranska Draga, also auf halber Höhe, lässt sich der Gipfel auf einer Alternativroute in gut 3,5 Stunden erreichen. Poklon bleibt dabei rechts liegen. Für diese Tour benötigen Sie etwa 6 Stunden.

Für Sportliche
Starten Sie frühzeitig in Lovran am Meer. Über Dobreć erreichen Sie Poklon nach etwa 3,5 Stunden. Dann folgen Sie der »Familien-Route«. Für diese Wanderung benötigen Sie eine gute Kondition und etwa 9 Stunden.

Sorgen Sie in jedem Fall für ausreichend Sonnenschutz und Getränke. Aber nehmen Sie auch warme Kleidung mit, denn auf dem Vojak kann es empfindlich kalt werden.

EHEMALIGE BAHNSTRECKE PARENZANA – ABWECHSLUNGSREICHE FAHRRADTOUR

CHARAKTERISTIK: Mittelschwere Mountainbiketour durch wunderschöne Landschaft **DAUER:** Tagesausflug **LÄNGE:** 61 km **EINKEHRTIPP:** in allen größeren Orten entlang der Strecke, z.B. Casa Romantica La Parenzana (▶ S. 66), Volpia 3, Buje, Tel. 0 52/77 74 60, www.parenzana.com.hr **AUSKUNFT:** www.istria-bike.com (hervorragendes Kartenmaterial)

Istrien machte in den letzten Jahren vor allem auf zwei Gebieten erstaunliche Fortschritte: kulinarisch – und sportlich! Inzwischen lässt sich ohne Zweifel behaupten: Die Region ist zu einem Eldorado für Biker aufgestiegen und kann Mallorca das Wasser reichen. Die vielleicht schönste Tour für geübte bis sportliche Mountainbiker ist der Radweg Parenzana.

Buje ▶ La Parenzana

Die Eckdaten sind schnell aufgelistet: Der gesamte Kurs ist 61 km lang. 97 % der Strecke sind Schotterwege, nur ein kleiner Teil wird auf Asphalt zurückgelegt. Zu bewältigen sind 610 Höhenmeter. Der höchste Punkt liegt auf 290 m. Der Start kann gut in Buje erfolgen, hier beginnt der schönste Teil, und dann kann die Route Richtung Süden führen. Kalkulieren Sie mindestens 4 Stunden Fahrtzeit ein. Wahrscheinlich werden Sie sowieso den ganzen Tag benötigen, denn diese Route ist landschaftlich und kulturell ein Highlight. Sie folgt der einstigen Schmalspurbahn, die Anfang des 20. Jh. Triest und Poreč verband. Die ehemalige Bahntrasse führt über malerische Brücken, durch alte Steintunnel, lichte Wälder und bietet den Radfahrern zudem immer wieder fantastische Aussichten über die Landschaft.

Die Eisenbahnlinie verband einst Triest und Poreč miteinander, Olivenöl und Wein gelangten so von Istrien aus in den Norden von Österreich-Ungarn. Als später die Italiener Istrien beherrschten, ließ Mussolini die Schienen abreißen, die Trasse jedoch blieb bestehen.

Die letzte Eisenbahn fuhr hier 1935 – die ersten Biker kamen zur Wiedereröffnung am 10. Mai 2008. Seitdem erfreut sich La Parenzana wachsenden Zuspruchs. Vor allem weil Orte wie Savudrija, Buje, Grožnjan, Oprtalj, Livade, Motovun und Vižinada auf der Strecke liegen.

Stärkung in Volpia

Vorsicht im Sommer: Nehmen Sie genügend zu trinken mit und denken Sie an den Sonnenschutz. Starten Sie früh am Tag, planen Sie über Mittag eine (längere) Rast ein. Am besten ist es natürlich, wenn Sie mit Ihrem eigenen Rad unterwegs sind. An vielen Orten lassen sich inzwischen aber auch gute, gepflegte Räder für einen oder mehrere Tage mieten (z.B. bei Sport centar Katoro oder Davor Bike in Umag). Ein perfekter Startpunkt mit Parkplatz und herrlich für die verdiente kulinarische Stärkung nach der Rückkehr ist die Casa Romantica La Parenzana in Volpia bei Buje.

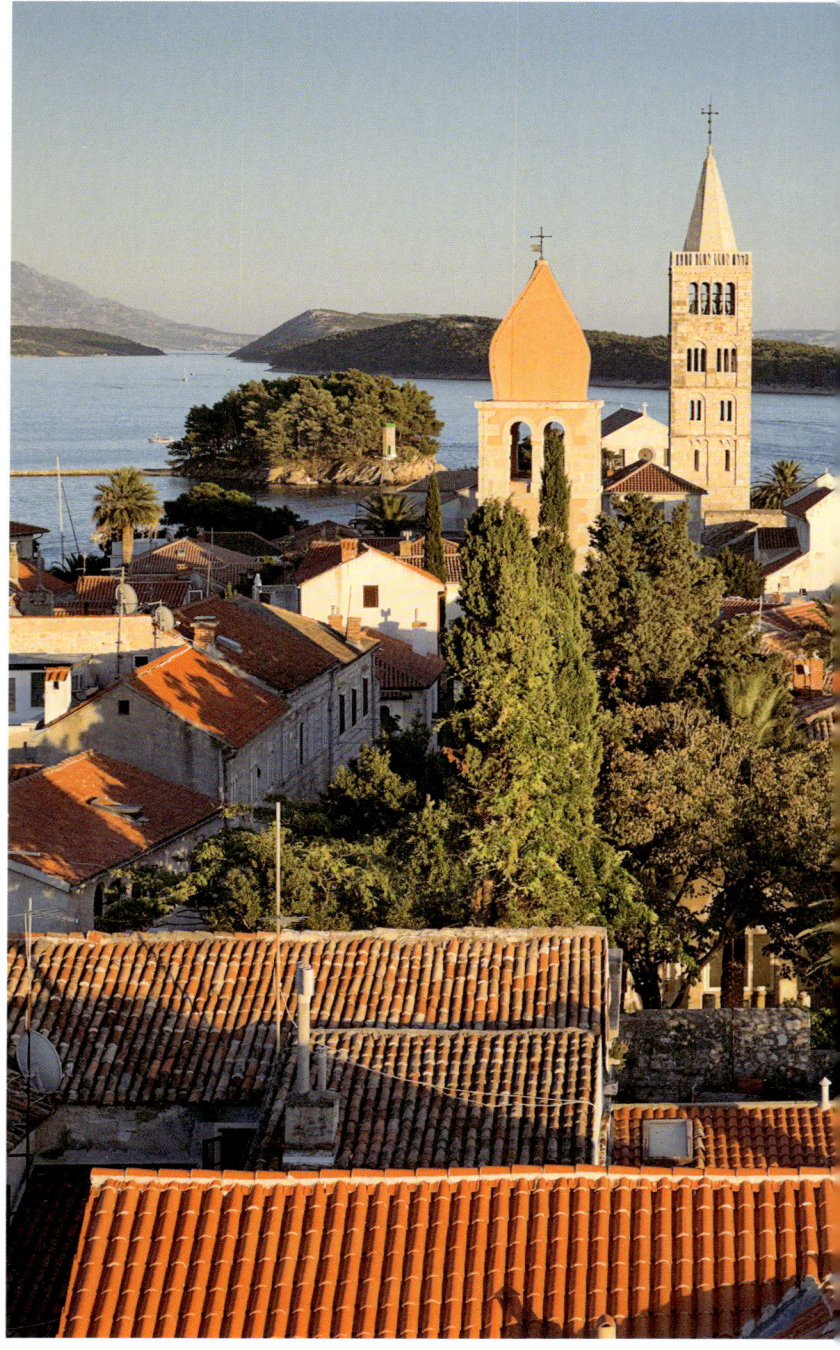

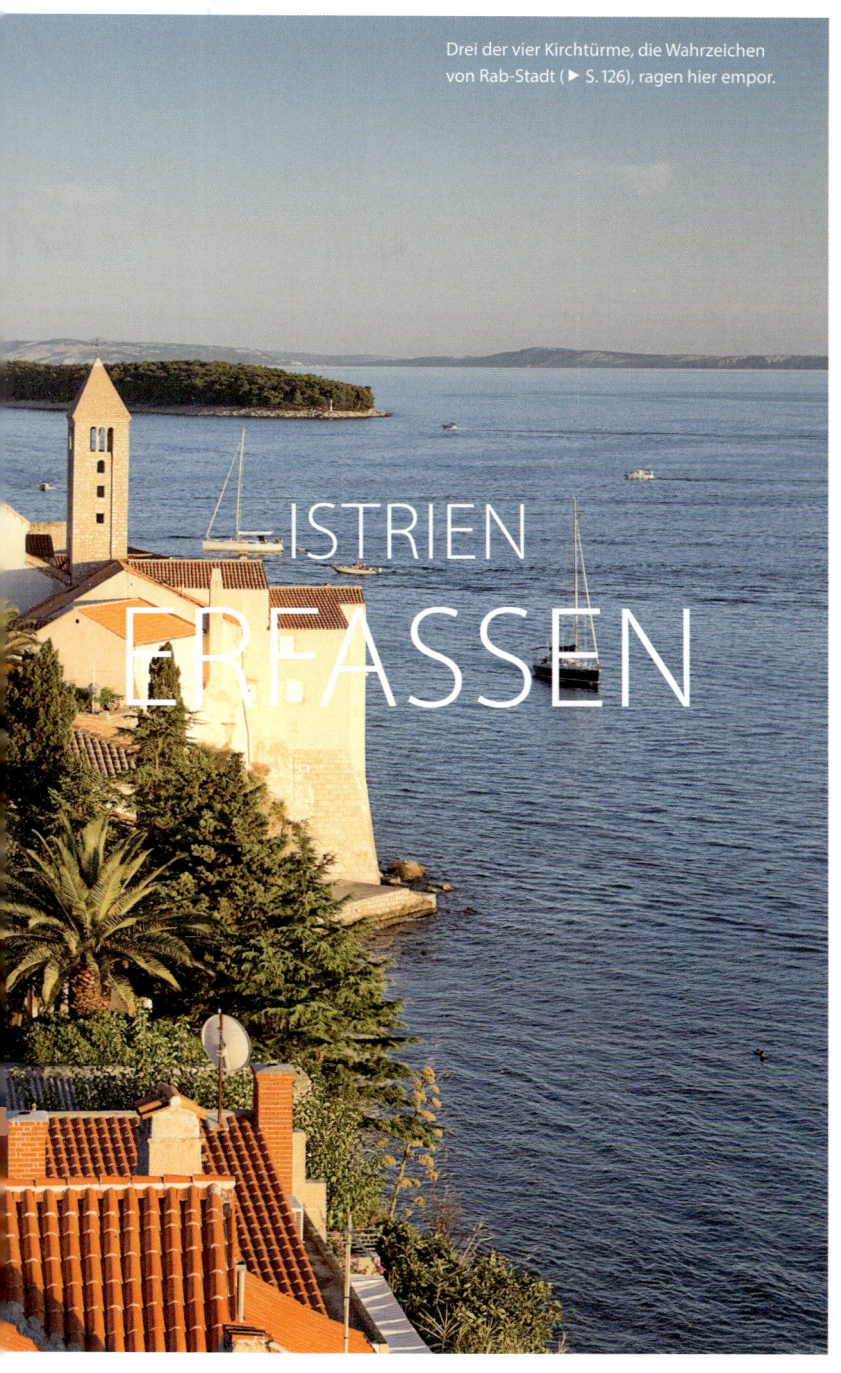

Drei der vier Kirchtürme, die Wahrzeichen von Rab-Stadt (► S. 126), ragen hier empor.

ISTRIEN ERFASSEN

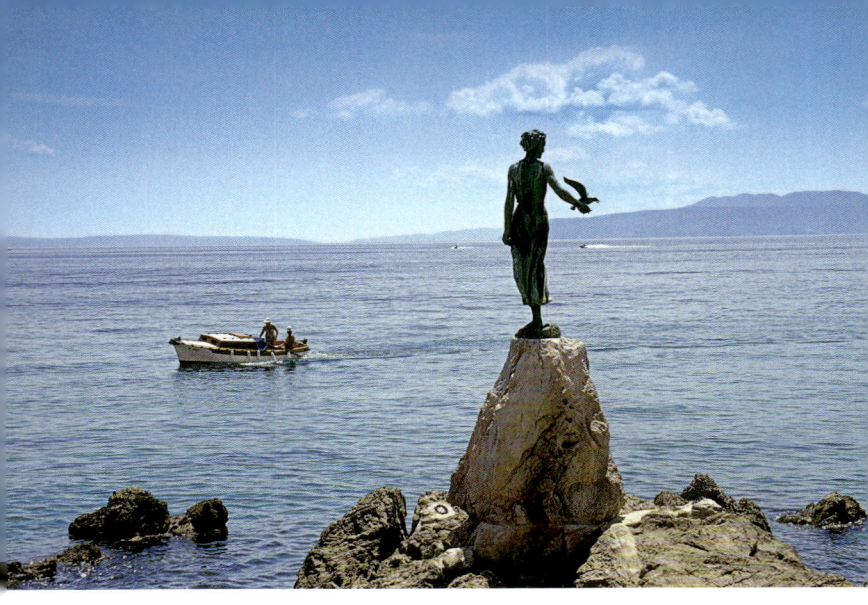

AUF EINEN BLICK

Hier erfahren Sie alles, was Sie über die kroatische Halbinsel wissen müssen – kompakte Informationen über Land und Leute, von Bevölkerung und Sprache über Geografie und Politik bis Religion und Wirtschaft.

BEVÖLKERUNG

In Istrien leben rund 208 000 Einwohner bei einer Bevölkerungsdichte von 76 Einwohnern/qkm. Die größte Gruppe bilden mit 68 % die Kroaten, mit weitem Abstand folgen die Italiener mit 6 %. Minderheiten sind Slowenen, Bosnier, Ungarn, Tschechen, Albaner und Montenegriner mit je weniger als 1 % Anteil an der Gesamtbevölkerung.

LAGE UND GEOGRAFIE

Istrien ist die größte Halbinsel der nördlichen Adria und liegt im äußersten Nordwesten von Kroatien. In nördlicher Richtung grenzt Istrien an Slowenien und einen kleinen Zipfel Italiens. Der Name der Halbinsel geht auf den Stamm der Histrier zurück, der hier in der Antike lebte. Der höchste Gipfel gehört zu dem Berg Vojak und befindet sich auf 1401 m Höhe. Er liegt im Učka-Gebirge, das sich von der Ostküste steil in die Höhe erhebt. Im Norden und in der Mitte Istriens dominiert eine sanfte Hügellandschaft, auch die Ortschaften sind größtenteils als Hügeldörfer und -städte angelegt.

◀ Die »Jungfrau mit der Möwe« empfängt an Opatijas (▶ S. 109) Hafen die Boote.

POLITIK

Die Republik Kroatien erklärte im Mai 1990 ihre Souveränität. Der Begriff »sozialistisch« wurde aus dem Staatsnamen gestrichen. In Zukunft soll eine marktwirtschaftlich orientierte Demokratie mit Mehrparteiensystem gelten. 1992 wurde der kroatische Staat international anerkannt. Nach langwierigen Verhandlungen wurde 1995 ein Friedensvertrag zwischen den kämpfenden Parteien ausgehandelt. Am 1. April trat die Mitgliedschaft zur NATO in Kraft. Ab 2004 wurde Kroatien offizieller EU-Beitrittskandidat. Seit dem Jahr 2013 ist das Land offizielles EU-Mitglied. Viele Familien haben Angehörige in den kriegerischen Auseinandersetzungen verloren. Vor diesem Hintergrund gehen – verständlicherweise – bei Diskussionen zum Thema Krieg die Emotionen noch immer schnell hoch. Deshalb ist es ratsam, das Thema von sich aus möglichst nicht anzuschneiden.

RELIGION

Rund 86 % der Kroaten bekennen sich zum katholischen Glauben. Insgesamt gibt es Anhänger von 24 weiteren Konfessionen.

SPRACHE

Die offizielle Amtsprache ist Kroatisch, in einigen Gebieten entlang der Westküste und im Binnenland wird Italienisch gesprochen. Orte mit größeren ethnischen Minderheiten werden offiziell zweisprachig geführt. Zahlreiche nordistrische Orte tragen deshalb auf Landkarten und Verkehrsschildern auch zwei Namen, wie z. B. Umag (Umago), Novigrad (Cittanova) oder Rovinj (Rovigno).

VERWALTUNG

Die Hauptstadt Kroatiens ist Zagreb. Politisches Zentrum Istriens und Sitz des Komitats (Parlaments) ist Pazin im Landesinneren. Als wirtschaftliches Zentrum gilt aber die Küstenstadt Pula.

WIRTSCHAFT

Wichtigster Erwerbszweig in Istrien ist seit Langem der Fremdenverkehr, dessen Ursprünge bis in das Jahr 1844 zurückgehen: Damals wurde in Opatija das erste Hotel eröffnet. Bedingt durch den Krieg auf dem Gebiet des ehemaligen Jugoslawien ging die Zahl der ausländischen Urlauber in den 1990er-Jahren stark zurück. Seitdem hat sich der Tourismus in Kroatien erholt: Mittlerweile besuchen ca. 10 Mio. Urlauber pro Jahr das Land. Die wichtigsten Wirtschaftszweige neben dem Tourismus sind der Dienstleistungsbereich, das verarbeitende Gewerbe und der Schiffbau.

AMTSSPRACHE: Kroatisch
EINWOHNER: ca. 208 000
BEVÖLKERUNG: 68 % Kroaten, 6 % Italiener, 3,5 % Serben, 3 % Bosnier, 1 % Albaner, 1 % Slowenen
FLÄCHE: 2813 qkm
GRÖSSTE STADT: Pula, 60 000 Einwohner
HÖCHSTER BERG: Vojak, 1401 m
INTERNET: www.istra.hr
RELIGION: 86 % Katholiken, 4,4 % Orthodoxe, 1,5 % Muslime
WÄHRUNG: Kroatische Kuna

GESCHICHTE

Die Halbinsel verdankt ihren Namen einem antiken Volksstamm – den Histriern. Danach prägten unterschiedlichste Zivilisationen ihre Geschichte. Und diese Einflüsse sind noch heute in der Kulinarik, der Kultur und Mentalität der Menschen spürbar.

5. Jh. v. Chr. Erste Spuren keltisch-illyrischer Kultur

Schon vor mehr als 2500 Jahren umfasst das Siedlungsgebiet der Histrier/Istrier die Halbinsel und reicht zeitweise auch darüber hinaus. Als Teil der Illyrier, des Volkes, das auf der nordöstlichen Balkanhalbinsel und im südöstlichen Italien lebt, sind sie maßgeblich von der griechischen Hochkultur beeinflusst. Istrische Münzen, Gebrauchsgegenstände und Kunstwerke fand man später bis hinauf in die Gegend von Triest, im Westen bis ins Gebiet der Veneter. Im Norden mischt sich die Kultur der Istrier mit der der Kelten, die im 4. und 5. Jh. v. Chr. mehrfach nach Istrien einfallen, aber keinen wesentlichen Einfluss auf die illyrische Kultur nehmen können. Viehzucht und Ackerbau bilden die Grundlage des jungsteinzeitlichen Lebens in Istrien. Doch die Illyrer sind auch geschickte Krieger und Seeräuber. Helm- und Waffenfunde erzählen von ihrer ausgereiften Kriegsausrüstung. Und auch Reste von großen Bauten wie die architektonisch ausgereiften Amphitheater zeugen von der frühen Kultur der Bewohner Istriens.

Ab 2. Jh. v. Chr. Römische Eroberung und Gründung der Provinz Venetia et Histria

Auch wenn die Römer die Istrier nicht nur als fleißige Bauern, sondern auch als verwegene Seeräuber und Kämpfer

5. Jh. v. Chr.

Erste Spuren keltisch-illyrischer Kultur.

Ab 2. Jh. v. Chr

Gründung der römischen Provinz Venetia et Histria mit Pula als Verwaltungszentrum.

6. Jh.

Byzanz übernimmt die Herrschaft über Istrien.

8. Jh.

Christianisierung unter fränkischer und byzantinischer Hoheit. 789 unterwirft Karlmann Istrien dem Fränkischen Reich.

kennenlernen, gelingt es ihnen im Jahr 178 v. Chr. doch, die Halbinsel vollständig zu erobern. Zu Cäsars Zeit im 1. Jh. v. Chr. gehört die Gegend zum römischen Illyricum. Unter Augustus (30 v. Chr.–14 n. Chr.) und Tiberius (14–37 n. Chr.) wird Istrien zusammen mit Venetien schließlich zur 10. römischen Region »Venetia et Histria«. Alle vormals freien Istrier sind damit fortan Bürger Roms, die Stadt Pula wird zum römischen Verwaltungszentrum ausgebaut. Kaiser Augustus lässt dort das für damalige Verhältnisse riesige Amphitheater bauen, dessen Reste dort noch heute zu bewundern sind, Vespasian setzt noch einen drauf und lässt es gut 50 Jahre später auf seine heutigen Ausmaße erweitern – man munkelt damals, um seiner aus Pula stammenden Geliebten eine kleine Freude zu machen.

Bis 5. Jh. Festival-Feeling im antiken Pula

Schon in der Antike schätzt man Vergnügungen auf Großveranstaltungen: Regelmäßig pilgern die Männer Istri-ens vom 1. bis ins 5. Jh. zum Amphitheater in Pula, wo sie tagelang die größten Gladiatoren ihres Landes in mächtigen Kampfspektakeln anfeuern, Wagenrennen verfolgen und Tierhatzen anschauen. Rund 23 000 Zuschauer fasst die große Freiluftarena, in der die Stimmung bei den Kämpfen kocht. Sind die Vorstellungen am Abend schließlich vorbei, sind die tapferen Gladiatoren verwundet und die wilden Löwen getötet, campieren die Besucher rund um das Theater herum, wie noch heute bei Festivals, in einer riesigen Zeltstadt. Das ist auch der Grund, warum außer den hochgestellten Persönlichkeiten kaum Frauen unter den Zuschauern sind. Zudem amüsiert man sich dort unter freiem Himmel mit Weib, Wein und Gesang weiter.

Das Spektakel ist allerdings nichts für feine Nasen: Weil die hygienischen Zustände bei der Massenveranstaltung verheerend gewesen sein müssen, besprüht man die großen Sonnenschutz-Tücher, die über die Arena gespannt werden, von den Türmen aus mit Duftwässerchen.

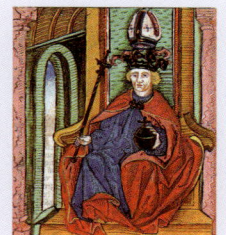

845–1088 Die Dynastie der Trpimirovići beherrscht den ersten unabhängigen Staat Kroatien.

1102 Der ungarische König Koloman lässt sich zum kroatischen König ausrufen.

Ab 14. Jh. Die Habsburger erobern in den kommenden Jahrhunderten immer mehr Landstriche. Bis 1797 ist Istrien in einen venezianischen und einen österreichischen Teil gespalten.

16. Jh. Mehrere Türken-Einfälle in Istrien.

Ab 8. Jh. Christianisierung unter fränkischer und byzantinischer Hoheit

Schon seit dem 2. Jh. lassen sich erste Spuren des Christentums in Istrien nachweisen. Mächtig wird die Religion aber erst, als Karlmann, Sohn Karls des Großen, im Jahr 789 Istrien dem Fränkischen Reich unterwirft. Es wird daraufhin im Jahre 803 in die fränkische Mark Friaul eingegliedert. 827 erhält das Patriarchat Aquileia die Metropolitangewalt über Istrien und seine Bischofssitze. Ein Jahr später wird die Mark Friaul in vier Grafschaften geteilt. Istrien bildet von da an zusammen mit der Grafschaft Friaul die Mark Aquileia, und das Christentum ist auf dem Vormarsch, Kirchen und Kapellen werden gebaut.

1102 Der ungarische König Koloman wird kroatischer König

Istriens Grenzen verschieben sich im Laufe der Jahrhunderte immer wieder. Bis heute lässt sich auch deshalb nicht klar abgrenzen, wo genau Kroatisch, Italienisch oder Slowenisch gesprochen wird. Fremde Sprachbrocken mischen sich in die jeweils andere Sprache. Dazu kommen weitere Einflüsse, etwa türkische oder österreichisch-ungarische: In den Jahren 1102 bis 1105 beherrscht der ungarische König Koloman als selbst ernannter König auch Kroatien. Damit beginnt ein Jahrhunderte währender politischer, aber auch kultureller Einfluss Ungarns auf Istrien, oft als Personalunion, der – zumindest politisch – erst im Jahr 1918 endgültig endet. Während dieser Zeit macht allerdings auch Venedig immer wieder seinen Einfluss und seine Macht geltend.

Ab 14. Jh. Österreich übernimmt mehr und mehr Landstriche

Istrien wird bis zum Fall der Venezianischen Republik im Jahr 1797 in einen venezianischen und einen österreichischen Teil geteilt. Dies akzeptieren die beiden Parteien aber nicht ohne Gewalt: Sie bekriegen sich wiederholt. Das Osmanische Reich greift seit Mitte des 15. Jh. Ungarn und Kroatien wiederholt an, und die Habsburger bringen bereits seit Mitte des 14. Jh. immer

Ende 18. Jh.

1815

1918

Besetzung Istriens durch die italienische Armee. Proklamation des Königreichs aus Slowenen, Serben und Kroaten (SHS-Staat).

Die Franzosen übernehmen infolge der Napoleonischen Kriege die Macht.

Istrien wird von Österreich beherrscht.

mehr Landstriche als »Österreichisches Küstenland« unter ihre Herrschaft. Über die lange Zeit sickern die fremden Einflüsse auch in den Alltag der Istrier: Bis heute sind in Pula die österreichischen Wurzeln noch deutlich zu spüren, viele Polesaner fühlen sich noch immer als Teil der österreichischen Kultur und weisen stolz auf ihre Vorfahren hin. Touristen können sich hier sogar oft noch immer ohne Probleme auf Deutsch verständigen, und im Gegensatz zum sonst eher italienisch beeinflussten Essen in Istrien kann man hier auch Rustikales wie Kaiserschmarrn auf den Teller bekommen. Deutlich spürbare Wurzeln gibt es zum Beispiel auch in dem aristokratischen alt-österreichischen Meerbad Lovran und in Opatija, das seinen Aufstieg zur ersten Tourismushochburg der Donaumonarchie verdankt.

1918 Italien übernimmt die Macht

Im Vorgriff auf die im Londoner Vertrag zugesagte Annexion Dalmatiens beginnt Italien im Jahr 1918 Teile Kroatiens zu besetzen. Auf der anderen Seite bildet sich der Staat aus den drei Nationalitäten der Slowenen, Kroaten und Serben. Dessen Nationalrat gelingt es aber nicht, Ordnung herzustellen, es herrschen nahezu anarchistische Zustände. Daraufhin beschließt der Nationalrat die sofortige Vereinigung mit dem Königreich Serbien, und am 1. Dezember 1918 erfolgt die Proklamation des Königreichs aus Slowenen, Serben und Kroaten (auch SHS-Staat genannt). Istrien hingegen wird italienisch und gehört von nun an zur Region Julisch Venetien. Eine Entscheidung, mit der nicht alle einverstanden sind, es kommt zu Protesten.

1921–1945 Faschismus

In die Geschichtsschreibung geht die Revolution der Bergleute an der Ostküste Istriens ein: Sie proklamieren nach einem Aufstand gegen die Regierung im Jahr 1921 die »Republik Labin«. Die kann allerdings nur 40 Tage dem Druck standhalten und wird dann niedergeschlagen. Sie gilt heute als die erste antifaschistische Rebellion der Geschichte. Mussolini und Hitler un-

---

Faschistische Repressionen stehen nun in Istrien an der Tagesordnung. Mussolini und Hitler unterstützen die Gründung eines »Unabhängigen Staates Kroatien«. Unter Ante Pavelić ermordet die faschistische »Ustaša« Juden, Muslime und Homosexuelle.

Franjo Tuđman von der nationalistischen HDZ-Partei gewinnt die Wahl. Gründung der Souveränen Republik Kroatien.

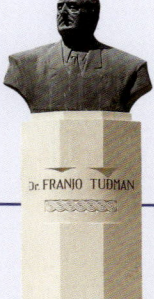

Dr. FRANJO TUĐMAN

1990

1921–1945

1945 Kroatien wird Sozialistische Republik des Bundesstaates Jugoslawien.

terstützen die Gründung eines »Unabhängigen Staates Kroatien«. Dieser ordnet als faschistisches Terrorregime »Ustaša« bis ins Jahr 1945 unter Ante Pavelić die Hinrichtung Hunderttausender Serben, Juden, Roma, Muslimen, Regimegegner, Kommunisten und anderer Menschen an. Italienische, slowenische und kroatische Partisanen kämpfen gegen den italienischen Faschismus. Nachdem sich Italien 1943 auf die Seite der Alliierten geschlagen hat, besetzt die deutsche Wehrmacht Istrien und stellt es als »Operationszone Adriatisches Küstenland« unter deutsche Besatzung.

1945 Sozialistische Republik des Bundesstaates Jugoslawien

Nach dem Zweiten Weltkrieg bilden die sechs Teilrepubliken Slowenien, Kroatien, Bosnien und Herzegowina, Montenegro, Serbien und Mazedonien den sozialistischen Bundesstaat Jugoslawien. Er wird am 29. November 1945 proklamiert und erhält Anfang 1946 eine Verfassung nach sowjetischem Vorbild. Auch die italienisch besetzten

Gebiete in Istrien fallen an Jugoslawien. Gut zwei Jahre später, im Jahr 1948, distanziert sich Tito deutlich vom Ostblock, bis es schließlich sogar zum vollständigen Bruch kommt. Er baut die wirtschaftlichen Kontakte Jugoslawiens zum Westen immer weiter aus. Bis zu 350 000 italienisch-venezianische Istrier verlassen in den Jahren nach dem Zweiten Weltkrieg ihre Heimat wegen Repressionen durch das Tito-Regime.

1991 Gründung der souveränen Republik Kroatien

Ab 1991 zerfällt Jugoslawien. Außer in Serbien gibt es in allen Teilrepubliken bei hoher Wahlbeteiligung Referenden für die Unabhängigkeit und staatliche Souveränität. In Kroatien gewinnt Franjo Tuđman von der nationalistischen HDZ-Partei die Wahlen. Am 19. Mai 1991 stimmen rund 90 % der Wahlberechtigten für eine unabhängige und souveräne Republik Kroatien. Am 25. Juni desselben Jahres ratifiziert das Parlament die Unabhängigkeitsurkunde – nach rund 800 Jahren mehr

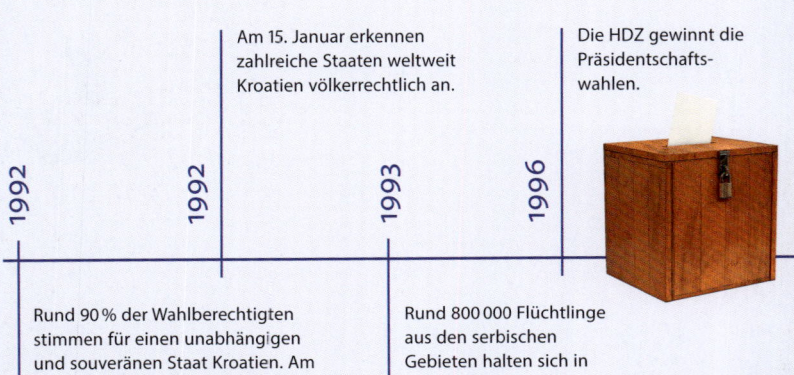

Am 15. Januar erkennen zahlreiche Staaten weltweit Kroatien völkerrechtlich an.

Die HDZ gewinnt die Präsidentschaftswahlen.

1992   1992   1993   1996

Rund 90 % der Wahlberechtigten stimmen für einen unabhängigen und souveränen Staat Kroatien. Am 25. Juni ratifiziert das Parlament die Unabhängigkeitsurkunde.

Rund 800 000 Flüchtlinge aus den serbischen Gebieten halten sich in Kroatien auf.

oder weniger massiver Fremdherrschaft und in den letzten Jahrzehnten Zugehörigkeit zu Jugoslawien. Rund 800 000 Serben sehen sich dadurch bedroht, und es kommt zu Ausschreitungen. Am 15. Januar 1992 erkennen zahlreiche Staaten Kroatien völkerrechtlich an. Am 22. Mai 1992 tritt Kroatien den Vereinten Nationen bei.

2000 Ziel: Mitgliedschaft in NATO und Europäischer Union

Stjepan »Stipe« Mesić von der Volkspartei HNS (Hrvatska narodna stranka) gewinnt die Wahl als Nachfolger des im Jahr 1999 verstorbenen Franjo Tuđman. Bis 2010 bleibt er Staatspräsident Kroatiens. Seine Politik ist sozialdemokratisch bis linksliberal. Als Staatsoberhaupt steht er vor allem für eine konsequente Demokratisierung und euro-atlantische Integration seines Landes, den gesellschaftlichen Ausgleich und generell für eine konsequente Annäherung seines Landes an Europa. Sein Ziel: Kroatiens soll in absehbarer Zeit Mitglied in NATO und EU werden.

2009 Kroatien wird offizielles NATO-Mitglied

Das erste Ziel der konsequent europafreundlichen Politik Mesić' ist am 1. April 2009 erreicht: Kroatien wird als offizielles Mitglied in die NATO aufgenommen.

2013 Auch das zweite Ziel wird erreicht: Kroatien tritt der EU bei

Am 1. Juli 2013 tritt die Republik Kroatien nach einem positiven Referendum der Bevölkerung als 28. Mitglied der Europäischen Union bei, nachdem im Jahr 2003 der Beitrittsantrag gestellt und zwei Jahre später mit den Beitrittsverhandlungen begonnen worden war. Geplant sind zudem der Beitritt zum Schengen-Raum voraussichtlich im Jahr 2015 und die Einführung des Euro als neues Zahlungsmittel, das dann die Landeswährung Kuna ablöst. Von dem Beitritt profitieren nicht zuletzt die Urlauber aus den anderen europäischen Ländern: Die Einreise wird einfacher und schneller, und die lästigen Grenzkontrollen und strengen Zollvorschriften werden Geschichte.

Stipe Mesić von der Volkspartei HNS gewinnt die Wahl. Sein Ziel: Kroatiens Mitgliedschaft in NATO und EU.

2010

Ivo Josipovic wird Staatspräsident.

2000

2009 Kroatien wird in die NATO aufgenommen.

2013 Kroatien tritt am 1. Juli als 28. Mitglied der EU bei.

KULINARISCHES LEXIKON

A

ajwar – pikante Würzbeilage für
    Fleischgerichte
arbun – Rotbrasse

B

bakalar – Stockfisch
bečik – paniert
beli luk – Knoblauch
biftek s tartufima – Beefsteak mit
    Trüffelpilzen
bijelo vino – Weißwein
biska – spezieller Schnaps
boca – Flasche
borgonja – lokaler Rotwein
    (trocken)
brancin u foliji – Seebarsch in Folie
brancin na soli – Seebarsch in
    Salzkruste

C

čaj – Tee
časa – Glas
cipal – Meeräsche
crno vino – Rotwein

D

dagnje – Miesmuscheln
dinja – Melone
divlač – Wild
domaća kuhinja – regionale Küche
doručak – Frühstück

F

fuži – Maultaschen

G

gostiona – landestypische Gaststätte
govedina – Rindfleisch

H

hladno – kalt
hrvatica – lokaler Roséwein (trocken)

I

istarski specijaliteti – istrische
    Spezialitäten
istarska supa – istrische Suppe mit
    Rotwein, Brot

J

jaja – Eier
janjetina – Lammfleisch
janjetina ispod peke – Lammfleisch auf
    der Tonplatte
juha – Suppe

K

kava – Kaffee
kavana – einheimisches, einfaches Café
kobasice – Würstchen
kolač – Kuchen
komad – Stück
komarca – Goldbrasse
konoba – Weinkeller
kruh – Brot
krumpir – Kartoffel
kujundžuša – kroat. Weißwein
kvalitetno vino – Qualitätswein

L

lignja – Tintenfisch
limunada – Limonade
lozovaca – Weinbrand

M

malvazija – lokaler Weißwein (trocken)
masline – Oliven
med – Honig

meso – Fleisch
meso na zaru – Fleisch vom Rost
mlijeko – Milch
morski račići – kleine Meereskrebse

N

na buzaru – gedünstet
na lešo – gekocht
naravni – natur (bei Speisen)
njoki s divljači – Gnocchi mit Wild

O

odojak – Ferkel
ombolo – luftgetrocknetes Schweinefleisch
ostrige – Austern

P

palačinke – Pfannkuchen
papar – Pfeffer
patka – Ente
pelinkovac – Magenbitterlikör
perad – Geflügel
piće – Getränk
pikantno – pikant
pile – Hühnchen
pivo – Bier
pošip – kroatischer Weißwein
povetica – Kuchen, eine Strudelart
povrće – Gemüse
prošek – Süßwein
pršut – Schinken
pljeskavica – gegrillte Bulette
pola kilogram – Pfund
prstači – Steinbohrermuschel
pura – Maisbrei (Art Polenta)
purica – Truthahn

R

račići – Garnelen
rakovi – Krebs
ražnjići – gemischte Fleischspieße
resance – Nudeln

riba – Fisch
riba na zaru – Fisch vom Rost
– u kruhu – Fisch in Brot
– u pećnici – Fisch aus dem Backofen
– u soli – Fisch in Salzkruste
riblji specijaliteti – Fischspezialitäten
riza – Reis
ručak – Mittagessen

S

samoposlužni restoran – Selbst-
  bedienungsrestaurant
sir – Käse
skoljke na zaru – Muscheln vom Rost
skuša – Makrele
sladoled – Eis
slano – salzig
slatko – süß
šnicl – Schnitzel
sok – Saft
sol – Salz
stol – Abendessen
stolno vino – Tischwein
suho – trocken (Wein)
šunka – Schinken
svinjetina – Schweinefleisch

T

tartufi – Trüffelpilze
teletina – Kalbfleisch
teran – lokaler Rotwein (trocken)
tijesto – Nudelteig
travarica – Kräuterlikör

V

vočni sok – Fruchtsaft
voče – Obst
voda – Wasser
vrhunsko – Wein der Spitzenklasse

Z

žlahtina – kroatischer Weißwein
zivjeli – Zum Wohl!

SERVICE

Anreise und Ankunft

MIT DEM AUTO

Der schnellste und inzwischen eigentlich der einzig ratsame Weg zum Ziel Istrien führt über München, Salzburg und die Tauernautobahn nach Villach (10-Tages-Vignette Österreich 8,50 €, 2-Monats-Vignette 24,80 €). Der Tauerntunnel, Katschbergtunnel und Karawankentunnel sind gebührenpflichtig (für Pkw insgesamt 16,50 €).

Von Villach aus geht es Richtung Slowenien. Die Grenze wird bei Bled (nach dem Karawankentunnel) überquert. Sloweniens Autobahnen sind mautpflichtig. Und nicht nur in Kroatien spricht man von »Räuberei« angesichts der zu zahlenden Tarife: 15 € für sieben Tage oder – und dies trifft meist auf Kroatienurlauber zu – 30 € für einen Monat. In Istrien zeigen sich viele Tourismuskenner verärgert über diese Preise und unterstellen bewusstes Abkassieren. Über Landstraßen durch Slowenien zu fahren, um die Maut zu umgehen, ist jedoch nicht ratsam.

Positiv: Inzwischen geht die sehr gut ausgebaute Autobahn bis nach Koper. Wer Richtung Opatija oder Rijeka will, nimmt eine frühere Abfahrt und fährt weiter auf der Landstraße. Von Koper selbst sind es 16 km bis zur Grenze. An Spitzentagen kann es auf der Bergstrecke zu Staus kommen. Nach der Grenze beginnt sofort die istrische Autobahn – ebenfalls mautpflichtig (ab 2,50 Kn; je nach Strecke).

Einst bevorzugte Anreise-Varianten über Italien sind angesichts der oben beschriebenen guten Verbindung nicht mehr ratsam. Ab München benötigen Sie heute rund sechs Stunden bis nach Poreč.

MIT DER BAHN

Eine bequeme Anreisemöglichkeit, doch vor Ort wird es dann etwas kompliziert – es sei denn, Sie wollen in Istrien per Bus unterwegs sein. Dreimal täglich gibt es eine direkte Bahnverbindung (Schlafwagen möglich) von München über Wien nach Zagreb mit Anschluss nach Rijeka (Dauer ca. 8,5 Stunden).

MIT DEM BUS

Von fast allen deutschen Großstädten bestehen Busverbindungen nach Kroatien. Das umfangreichste Netz bietet die Gesellschaft Touring, die von verschiedenen deutschen Städten u. a. Verbindungen nach Zagreb, Rijeka, Split und Dubrovnik im regelmäßigen Liniendienst unterhält. Außerdem gibt es zahlreiche kleinere Charteranbieter, die kroatische Arbeitnehmer in die Heimat bringen. Zwischen den größeren Orten innerhalb Istriens besteht ein gutes und preiswertes Busnetz. **Deutsche Touring GmbH/Eurolines Germany**

Am Römerhof 17, 60486 Frankfurt a. M. | Servicehotline Tel. 0 69/7 90 35 01 | www.eurolines.de

MIT DEM FLUGZEUG

Croatia Airlines (www.croatiaairlines.hr) ist die nationale Fluggesellschaft, die mehrere deutsche Städte mit Zagreb und teilweise mit Dubrovnik verbindet. Wer nach Rijeka will, muss leider umständlich über Zagreb fliegen. Besser sieht die Lage während der Sommermonate aus, dann bieten u. a. Billigfluggesellschaften wie TUI (www.tuifly.com) oder Germanwings (www.germanwings.com) zeitweise Flüge nach Rijeka, Pula und Dubrovnik an. Ebenso fliegen Ryanair und Easyjet. Diese Flüge sind wesentlich günstiger als Linien-Carrier.

Auf www.atmosfair.de und www.myclimate.org kann jeder Reisende durch eine Spende für Klimaschutzprojekte für die CO_2-Emission seines Fluges aufkommen.

Auskunft

IN DEUTSCHLAND, ÖSTERREICH UND DER SCHWEIZ

Kroatische Zentrale für Tourismus

– Hochstr. 43, 60311 Frankfurt a. M. |
Tel. 0 69/2 38 53 50 | www.croatia.hr
– Liechtensteinstr. 22 a/1/1/7, 1090 Wien |
Tel. 01/5 85 38 84 | www.croatia.hr
– Seestr. 160, 8004 Zürich |
Tel. 0 43/3 36 20 30 | www.croatia.hr

IN KROATIEN

Kroatische Zentrale für Tourismus

Iblerov trg 10/IV, 10000 Zagreb |
Tel. 01/4 69 93 33 | www.croatia.hr

Tourismusverband Istrien ▶ S. 61, d 3

Pionirska 1, 52440 Poreč |
Tel. 0 52/45 27 97 | www.istra.hr

Tourismusverband der Region Kvarner ◢ F 3

Nikole Tesle 2, 51410 Opatija |
Tel. 0 51/27 29 88, Kvarner Info Tel.
0 51/62 33 33 | www.kvarner.hr

Buchtipps

Janko Ferk, Sandra Agnoli: Die Parenzana: Gehen. Genießen. Rad fahren. Von Triest bis Poreč (Styria Regional, 2013). Ein wunderbares Buch für alle, die die multinationale Bahntrasse durch Italien, Slowenien und Istrien per Fahrrad erkunden wollen. Hintergrundinfos zur Geschichte und unzählige Einkehrmöglichkeiten am Rand des 110 km langen Wander- und Radweges ergänzen den Band.

Marisa Madieri: Wassergrün. Eine Kindheit in Istrien (Paul Zsolnay Verlag, 2012). Keine leichte Sommerlektüre. Trotzdem spannend für alle, die sich für dieses Kapitel in der Geschichte Istriens interessieren: Die Autorin verbrachte ihre Kindheit in Rijeka, erzählt in Form eines Tagebuches von der Zeit kurz vor der Flucht aus ihrer Heimatstadt. Ohne Hass erzählt sie von diesem Abschnitt in der kroatischen bzw. jugoslawischen Geschichte, in der man sich nicht immer fair gegenüber der italienischen Minderheit verhielt.

Nenad Popović (Hrsg.): Kein Gott in Susedgrad. Junge Literatur aus Kroatien (Schöffling, 2008). Das Buch ist eine einmalige Gelegenheit, auf deutscher Sprache einen guten Überblick über die junge kroatische Literaturszene zu bekommen. Herausgeber Nenad Popović studierte in Zagreb, Bonn und Freiburg und gründete im Jahr 1990 in Zagreb den Verlag Durieux, den er bis heute leitet.

Diplomatische Vertretungen

Botschaft der Bundesrepublik Deutschland

Ulica Grada Vukovara 64, 10000 Zagreb |
Tel. 01/6 30 01 00

Österreichisches Honorarkonsulat

Stipana Konzula Istranina 2, 51000 Rijeka |
Tel. 0 51/33 85 54

Schweizer Botschaft

Bogovićeva 3, 10 000 Zagreb |
Tel. 01/4 87 88 00 |
www.eda.admin.ch/zagreb

Feiertage

1. Januar Neujahr
6. Januar Heilige Drei Könige
Ostermontag
1. Mai Tag der Arbeit
30. Mai Nationalfeiertag
22. Juni Antifaschistischer
Widerstand
5. August Staatsfeiertag
15. August Mariä Himmelfahrt
8. Oktober Unabhängigkeitstag
(Dan Neovisnosti)
1. November Allerheiligen
25./26. Dezember Weihnachten

Geld

10 Kuna	1,30/1,60 SFr
1 €	7,60 Kuna
1 SFr	6,25 Kuna

Die mit der Staatsgründung 1991 eingeführte kroatische Kuna (Kn) ist in 100 Lipa unterteilt. Es sind Münzen zu 1, 2, 5, 10, 20 und 50 Lipa sowie 1, 2 und 5 Kuna im Umlauf. Außerdem gibt es Banknoten zu 5, 10, 20, 50, 100, 200, 500 und 1000 Kuna. Man kann bis zu 2000 Kuna (in Scheinen zu höchstens 500 Kuna) einführen. Fremdwährungen können unbeschränkt ein- und ausgeführt werden. »Kuna« bedeutet »Marder«, und für genauso bissig halten Finanzexperten die Währung: Sie ist ihrer Meinung nach überbewertet. Durch die hohe Mehrwertsteuer (25 %) herrscht das gleiche Preisniveau wie in Deutschland.

Kreditkarten werden meist anstandslos akzeptiert. Bewegt man sich im Landesinneren, sollte man allerdings genügend Bargeld bei sich haben. Beim Verlassen des Landes werden Kuna nur gegen Vorlage der Umtauschbescheinigung zurückgenommen.

Kleidung

Im Sommer ist leichte Kleidung wegen teilweise tropischer Temperaturen angebracht. Allerdings können Küstenwinde auch im Sommer tagelang für Abkühlung und Regenschauer sorgen: Deshalb sollte man auch einen Pullover oder eine Windjacke mit ins Gepäck legen.

In den Herbst- und Wintermonaten sollten Sie auf jeden Fall warme Anziehsachen mitnehmen. Kleidungsvorschriften gibt es in den Touristenhotels kaum. Ein sportlich-legeres Outfit ist angesagt.

Links und Apps

LINKS

www.istra.hr
www.kvarner.hr
Die beiden wichtigsten Adressen, wenn es um Infos zu Istrien und Kvarner Bucht geht, sind die Seiten der regionalen Tourismusverbände, mit unzähligen Tipps und Adressen rund um die Region.

www.adriaforum.com
In diesem lebhaften Community-Forum ist Kroatien in allen Facetten das Thema. Ein Bereich des Forums konzentriert sich nur auf Istrien, ein anderer auf die Kvarner Bucht. Neben einem Reiseführerbereich erhält man Infos zu Unterkünften und Camping.

www.kroatien-links.de
Übersicht über viele Internetseiten – mehr als 3600 Links zum Reiseland Kroatien inklusive Istrien.

www.istria-gourmet.com
Alles zu kulinarischen Fragen. Umfangreiche Übersicht von Spitzenrestaurants bis zu einfachen Konobas. Auch eine App »Istra Gourmet« mit Restaurants, Wein- und Olivenrouten gibt es inzwischen.

www.kvarner-gourmet.com
Das Pendant aus der Region Kvarner Bucht: Restaurant-Adressen, Gastro-Veranstaltungen, Weinproduzenten und Winzergenossenschaften, aber auch regionale Rezepte.

www.istrienmagazin.at
Online-Ausgabe der preisgekrönten Zeitschrift »Istrien Magazin«, herausgegeben durch den Tourismusverband Istrien. Viele aktuelle Informationen, Portraits von Persönlichkeiten, Orten und Lokalitäten auf der Halbinsel.

www.ferienwohnung.de
Angebote zu preisgünstigen Übernachtungsmöglichkeiten; die Adressen eignen sich insbesondere für Familien mit Kindern.

www.skippertipps.de
DIE Seite für alle, die die Region per Boot erkunden wollen, die besten Tipps rund um Kroatien, Slowenien und Montenegro. Mit Reiseberichten, Routenvorschlägen, Wetterinfos u. v. m.

APPS

Istrien erkunden
Die App des Tourismusverbands bietet 1500 Sehenswürdigkeiten, Restaurants, Veranstaltungen u. v. m.
Android/iOS | kostenlos

Kvarner Gourmet & Food
Der Tourismusverband der Region Kvarner hat sich in seiner App auf die gastronomischen Facetten der Region konzentriert: Hier finden Sie Gourmet-Adressen, Restaurants und Winzer in der Kvarner Bucht.
Android/iOS | kostenlos

Medizinische Versorgung

KRANKENVERSICHERUNG
Der Abschluss einer Auslandsreisekrankenversicherung ist ratsam.

KRANKENHAUS
Gut ausgestattete Krankenhäuser befinden sich z. B. in Pula und Rijeka.

APOTHEKEN
Apotheken sind in der Regel Mo–Fr von 8–21 und Sa von 8–14 Uhr geöffnet. Sie sind durch ein grünes Kreuz gekennzeichnet. Manche Apotheken schließen im Winter früher.

Nebenkosten

1 Tasse Kaffee	ab 0,80 €
1 Bier	ab 1,20 €
1 Cola	ab 1,00 €
1 Brot (ca. 1 kg)	ab 1,00 €
1 Schachtel Zigaretten	ab 2,00 €
1 Liter Benzin	etwa 1,40 €
Mietwagen/Tag	etwa 35,00 €

Notruf

Euronotruf Tel. 112
(Polizei, Feuerwehr, Rettungsdienst)

Post

Der Versand einer Postkarte nach Deutschland, Österreich oder in die Schweiz kostet 3,50 Kn. Die Sendung ist etwa eine Woche unterwegs. Briefmarken bekommt man nicht nur bei der Post, sondern auch an zahlreichen Souvenirständen oder in Hotels. Die Briefkästen sind gelb.

Reisedokumente

Deutsche, Österreicher und Schweizer können mit einem gültigen Reisepass oder Personalausweis (Identitätskarte) einreisen. Kinder benötigen ein eigenes Reisedokument. Bei der Reise mit dem Auto oder Motorrad ist es ratsam, die grüne Versicherungskarte vorlegen zu können.

Reiseknigge

Essen und Trinken: In vielen Restaurants ist ein Gedeckpreis (pro Person) obligatorisch. Schauen Sie also genau auf die Speisekarte!
Fotografieren: Eigentlich kein Problem, doch bei militärischen Anlagen sollte man sich noch immer ein Foto verkneifen.
Nationalstolz: Verzichten Sie auf politische Diskussionen, vor allem wenn es um die jugoslawisch geprägte Vergangenheit geht.
Oben ohne: Zwar wurde in Kroatien der FKK-Urlaub erfunden, doch sollte sich das »nackte Treiben« auf die Strände und die ausgewiesenen Anlagen beschränken.
Sport: Sehr wichtig, vor allem, wenn Kroatien auf der internationalen Ebene auftritt.
Trinkgeld: Gern gesehen – und wenn der Service stimmt, auch immer angebracht. 10 % vom Rechnungspreis sind üblich.

Reisewetter

Der Sommer ist gekennzeichnet von teilweise tropischen Temperaturen, die nicht selten weit über 30 °C liegen. Mit rund 2600 Sonnenstunden im Jahr und angenehmen Wassertemperaturen gilt die istrische Adriaküste als eine der sonnigsten Regionen in Europa. Baden kann man von Mai bis Oktober. Allerdings können kühle Küstenwinde auch im Sommer tagelang für Erfrischung und Regenschauer sorgen. Ungemütlich kann es dann vor allem in Privatpensionen werden, da sie oftmals nicht mit einer Heizung ausgestattet sind.
Im Herbst und Winter sind niedrige Temperaturen, kalte Winde und Regen (oder Schneefall) normal. Mit etwas Glück kann der Frühling zu einer herrlichen Reisezeit werden: Wenn in Mitteleuropa noch Aprilschauer für Gänsehaut sorgen, blühen an der istrischen Küste schon die Bäume.

Strom

Die Stromspannung beträgt 220 Volt. Zweipolige Stecker passen in alle Steckdosen.

Telefon

VORWAHLEN

D, A, CH ▶ Kroatien 0 03 85
Kroatien ▶ D 00 49
Kroatien ▶ CH 00 41
Kroatien ▶ A 00 43

Anschließend wählt man die jeweilige Ortskennzahl ohne Null am Anfang. Auslandsgespräche können von allen Hotels, Postämtern und öffentlichen

Telefonzellen geführt werden. Neben Münzen können auch Telefonkarten an öffentlichen Automaten verwendet werden. Der Empfang der Mobilfunknetze D1 und D2 ist landesweit möglich. Für Vieltelefonierer und -internetsurfer empfiehlt sich der Kauf einer Prepaid-Karte oder eines Internet-Sticks. Alle großen kroatischen Netzbetreiber (Telecom Croatia, ViP Net, Tele2 Croatia, BonBon) haben Prepaid-Tarife im Angebot, die mit unterschiedlichem Karten-Guthaben von ca. 2 bis 10 € aufgeladen werden können.

Tiere

Hunde und Katzen benötigen zur Einreise einen EU-Heimtierausweis bzw. einen Schweizer Heimtierausweis (wird vom Tierarzt ausgestellt) mit Nachweis einer Tollwutimpfung. Das Tier muss durch einen Mikrochip identifizierbar sein.

Verkehr
AUTO
Das istrische Hinterland wird mittlerweile von zwei mautpflichtigen Schnellstraßen (genannt »Ypsilon«) erschlossen. Die Höchstgeschwindigkeiten für Pkw betragen in geschlossenen Ortschaften 50 km/h, außerorts 80 km/h, auf Schnellstraßen 100 km/h, auf Autobahnen 130 km/h.

Sollten Sie in einen Unfall verwickelt werden, müssen Sie auf jeden Fall die Polizei rufen. Lassen Sie sich eine polizeiliche Unfallbestätigung (»potvrda«) ausstellen. Die Promillegrenze beträgt 0,5 – es ist also äußerste Vorsicht geboten. Geradezu schon ein Volkssport ist in den Sommermonaten das Einrichten privater Parkplätze: Nicht nur in den Tourismusorten wird der Besucher zur Kasse gebeten; Kleingeld sollte man deshalb stets bei sich haben.

Vorsicht sollten Sie auf den engen, schlecht asphaltierten Straßen auf den Inseln der Kvarner Bucht walten lassen. Vom letzten Sonntag im Oktober bis zum letzten Sonntag im März herrscht in Kroatien auch tagsüber Lichtpflicht! Hilfe im Notfall bietet die Pannenhilfe des kroatischen Autoclubs (HAK), die rund um die Uhr unter Tel. 1987 zu erreichen ist. ADAC-Mitglieder erhalten

Klima (Mittelwerte)

	Januar	Februar	März	April	Mai	Juni	Juli	August	September	Oktober	November	Dezember
Tages-temperatur	14	15	17	19	22	26	28	29	27	23	18	15
Nacht-temperatur	6	6	8	10	13	17	20	20	18	14	10	8
Sonnen-stunden	5	7	7	8	10	11	11	11	9	7	6	5
Regentage pro Monat	8	6	8	6	5	3	1	3	5	9	8	5
Wasser-temperatur	14	13	14	15	17	21	24	25	24	21	18	15

zudem deutschsprachige Hilfe unter Tel. 01/3 44 06 66.

Hrvatski Autoklub (Kroatischer Autoclub HAK)

Avenija Dubrovnik 44, 10020 Zagreb | Tel. 01/6 61 19 99 | www.hak.hr

BUS

Die meisten istrischen Küstenorte sind durch ein gutes Busnetz oftmals stündlich miteinander verbunden. Abgelegene Orte – häufig im Landesinneren – werden jedoch nur einmal täglich bedient. Ähnlich ist die Situation auf den kleineren Inseln in der Kvarner Bucht. Aus den nördlich gelegenen Orten Istriens gibt es täglich Liniendienste nach Triest. Infos: www.autotrans.hr

Zoll

Die Zollkontrollen sind an den Grenzen innerhalb der EU nach dem Beitritt von Kroatien entfallen. Nur den Pass bzw. Personalausweis müssen Sie an der Grenze noch zücken – aber auch nur bis Kroatien dem Schengen-Raum beitritt. Im Rahmen des Binnenmarktes können die meisten Produkte unbegrenzt zwischen den EU-Ländern ein- und ausgeführt werden. Einschränkungen gelten für Tabakwaren oder alkoholische Getränke in Ihrem Reisegepäck. Diese sind nur so weit abgabenfrei, als sie dem Eigenbedarf dienen. Ungefähre Richtmengen für den Eigenbedarf finden Sie auf den unten genannten. Infoseiten. Zwar muss man sich am Grenzübergang nun nicht mehr mit Fahrzeugkontrollen und Kofferraumdurchsuchung herumschlagen. Trotzdem: Mobile Einheiten des Zolls können immer noch auf dem gesamten Staatsgebiet Kontrollen durchführen – also anhalten, wenn die Kelle mit der Aufschrift »Stop Carina« die Zollbeamten angekündigt.

Weitere Auskünfte unter www. zoll.de, www.bmf.gv.at/zoll und www.zoll.ch

Entfernungen (in Kilometern) zwischen wichtigen Orten
*außer von Krk, Crikvenica und Rijeka mit der Fähre von Brestova

	Buzet	Cres*	Crikvenica	Krk	Opatija	Poreč	Pula	Rijeka	Rovinj	Veli Lošinj*
Buzet	–	96	92	111	46	48	91	55	75	153
Cres*	96	–	54	33	53	96	91	70	102	57
Crikvenica	92	54	–	49	54	126	142	37	132	111
Krk	111	33	49	–	73	145	161	56	151	90
Opatija	46	53	54	73	–	80	88	17	86	110
Poreč	48	96	26	145	80	–	53	89	38	153
Pula	91	91	142	161	88	53	–	105	95	127
Rijeka	55	70	37	56	17	89	105	–	95	127
Rovinj	75	102	132	151	86	38	39	95	–	159
Veli Lošinj*	153	57	111	90	110	153	148	127	159	–

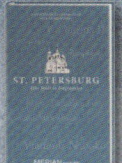
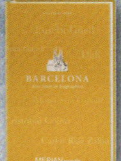
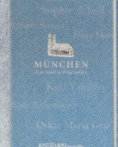
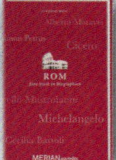
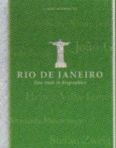
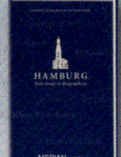

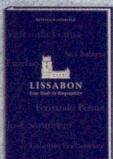
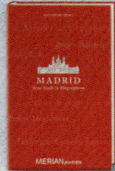
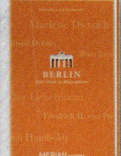
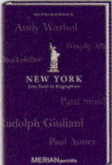
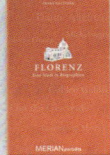
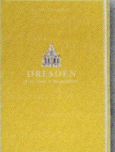

Erlesene
Ziele

Auf den Spuren berühmter
Persönlichkeiten

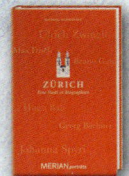
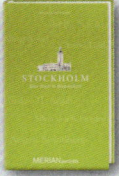
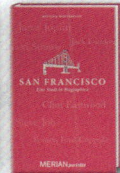
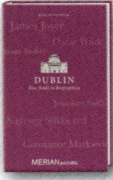
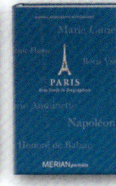
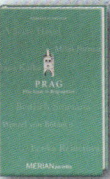

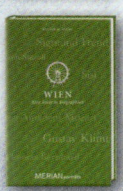
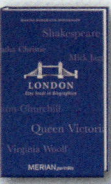
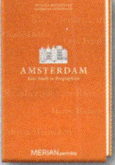
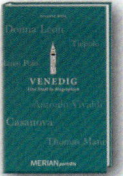
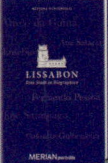
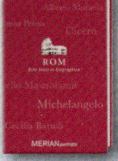

MERIAN
Die Lust am Reisen

ORTS- UND SACHREGISTER

Wird ein Begriff mehrfach aufgeführt,
verweist die **fett** gedruckte Zahl auf die Hauptnennung.
Abkürzungen: Hotel [H] · Restaurant [R]

Liebe Leserinnen und Leser,

vielen Dank, dass Sie sich für einen Titel aus unserer Reihe MERIAN *momente* entschieden haben. Wir wünschen Ihnen eine gute Reise. Wenn Sie uns nun von Ihren Lieblingstipps, besonderen Momenten und Entdeckungen berichten möchten, freuen wir uns. Oder haben Sie Wünsche, Anregungen und Korrekturen? Zögern Sie nicht, uns zu schreiben!

Alle Angaben in diesem Reiseführer sind gewissenhaft geprüft. Preise, Öffnungszeiten usw. können sich aber schnell ändern. Für eventuelle Fehler übernimmt der Verlag keine Haftung.

© 2014 TRAVEL HOUSE MEDIA
GmbH, München
MERIAN ist eine eingetragene Marke der
GANSKE VERLAGSGRUPPE.

TRAVEL HOUSE MEDIA
Postfach 86 03 66
81630 München
merian-momente@travel-house-media.de
www.merian.de

Alle Rechte vorbehalten. Nachdruck, auch auszugsweise, sowie die Verbreitung durch Film, Funk, Fernsehen und Internet, durch fotomechanische Wiedergabe, Tonträger und Datenverarbeitungssysteme jeglicher Art nur mit schriftlicher Genehmigung des Verlages.

BEI INTERESSE AN MASSGESCHNEIDERTEN MERIAN-PRODUKTEN:
Tel. 0 89/4 50 00 99 12
veronica.reisenegger@travel-house-media.de

BEI INTERESSE AN ANZEIGEN:
KV Kommunalverlag GmbH & Co KG
Tel. 0 89/9 28 09 60
info@kommunal-verlag.de

1. Auflage

VERLAGSLEITUNG
Dr. Malva Kemnitz
REDAKTION
Simone Duling
LEKTORAT
bookwise, München
BILDREDAKTION
Dr. Nafsika Mylona
SCHLUSSREDAKTION
Ulla Thomsen
HERSTELLUNG
Bettina Häfele, Katrin Uplegger
SATZ/TECHNISCHE PRODUKTION
bookwise, München
REIHENGESTALTUNG
Independent Medien Design, Horst Moser, München (Innenteil), La Voilà, Marion Blomeyer & Alexandra Rusitschka, München und Leipzig (Coverkonzept)
KARTEN
Gecko-Publishing GmbH für MERIAN-Kartographie
DRUCK UND BINDUNG
Firmengruppe APPL, aprinta Druck, Wemding

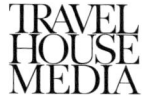

Ein Unternehmen der
GANSKE VERLAGSGRUPPE

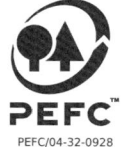

PEFC/04-32-0928

BILDNACHWEIS
Titelbild (Blick auf Altstadt von Rovinj), look-foto
Bildagentur Huber: F. Cogoli 38, 84, Gräfenhain 22, 98, 108, Stadler 37 | Corbis: A. Copson/JAI 42 | Design-hotel Bevanda 16, 113 | Fotolia: cowboy5437 54, DAN 76, Dario Bajurin 70 | gemeinfrei 140l, 141, 143 | Getty Images: C. Coleman 13r | Hugo Gerhard Ströhl ((CC BY-SA 3.0)) 142 | Imago: Caro 104, P. Widmann 13l | Interfoto: M. Evans 160o | Istria Ispirit 19 | JAHRESZEITEN VERLAG: M. Schinharl 29, 87, Arthur F. Selbach 80, 117, 118, 120, 125, 133, 136/137 | laif: P. Hirth 14, 15, M. Kirchner 45, 128/129, T. Linkel 2, 6, 26, 41, 58, 65, 68, 73, 103, H. Madej 12, 88, 91, 111 | look-foto 138 | mauritius images: imagebroker 47, 83, R. Mattes 25, Photononstop 30 | Pula City Tour 160u | Schapowalow: F. Cogoli/SIME 20/21, 67, 131 | Shutterstock: A. Chaikin 145, foto76 34, James Steidl 144, OPIS Zagreb 4/5, Roberta Patat 114, Sea Wave 55, Sunny Forest 53, Tanya Ustenko 62, worker 140r | Tourismusverband Opatija: TVB Matulji 48 | Vario Images: imagebroker 94 | Vela Vrata Hotel 17 | Your Photo Today: Geopress 56/57, www.allover.cc 92 | Zoonar.com: W. Poelzer 52

Mathe

Das Übungsskript für Vorklinik und Physikum

1. Auflage

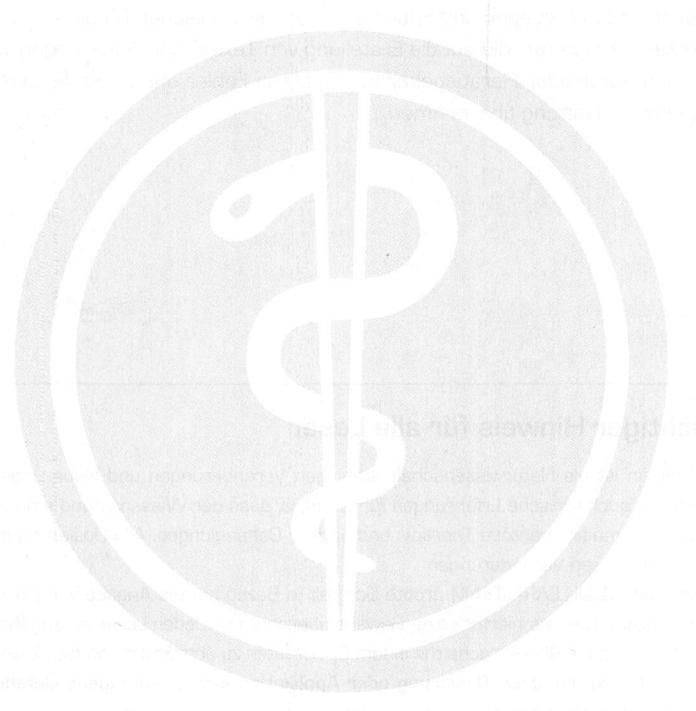

www.medi-learn.de

Autor: Jochen Dutzmann und Michael Maisch

Herausgeber:
MEDI-LEARN Verlag GbR
Elisabethstr. 9, 35037 Marburg/Lahn

Herstellung:
MEDI-LEARN Kiel
Dorfstraße 57, 24107 Kiel-Ottendorf
Tel: 0431/780 25-0, Fax: 0431/780 25-262
E-Mail: redaktion@medi-learn.de, www.medi-learn.de

Verlagsredaktion: Dr. Waltraud Haberberger, Petra Hinrichs, Jens Plasger, Christian Weier, Tobias Happ
Layout und Satz: Kristina Junghans
Illustration: Daniel Lüdeling, Rippenspreizer.com
Druck: Druckzentrum A.C. Ehlers, Kiel

1. Auflage 2011

ISBN-13: 978-3-938802-69-4

© 2011 MEDI-LEARN Verlag, Marburg

Wichtiger Hinweis für alle Leser

Die Medizin ist als Naturwissenschaft ständigen Veränderungen und Neuerungen unterworfen. Sowohl die Forschung als auch klinische Erfahrungen führen dazu, dass der Wissensstand ständig erweitert wird. Dies gilt insbesondere für medikamentöse Therapie und andere Behandlungen. Alle Dosierungen oder Angaben in diesem Buch unterliegen diesen Veränderungen.
Obwohl das MEDI-LEARN-TEAM größte Sorgfalt in Bezug auf die Angabe von Dosierungen oder Applikationen hat walten lassen, kann es hierfür keine Gewähr übernehmen. Jeder Leser ist angehalten, durch genaue Lektüre der Beipackzettel oder Rücksprache mit einem Spezialisten zu überprüfen, ob die Dosierung oder die Applikationsdauer oder -menge zutrifft. **Jede Dosierung oder Applikation erfolgt auf eigene Gefahr des Benutzers.** Sollten Fehler auffallen, bitten wir dringend darum, uns darüber in Kenntnis zu setzen.

Vorwort

„A mathematician is a blind man in a dark room looking for a black cat which isn't there." *Charles Darwin*

Warum dieses Skript ?

Als Dozenten in den Medi-Learn-Repetitorien sowie als Hiwis in biochemischen und physiologischen Praktika haben wir Autoren uns auch nach unserer eigenen vorklinischen Zeit noch intensiv mit Physikumsinhalten und - fragen auseinandergesetzt. In Gesprächen mit Physikumskandidaten kristallisierte sich heraus, dass für sie viele Physikumsfragen nicht aufgrund mangelnden Verständnisses der fachlichen Zusammenhänge schwer zu beantworten waren, sondern weil mathematische Grundlagen und die Übung im Umgang mit Zahlen und Formeln fehlten. Daran sollte und muss aber unserer Meinung nach niemand im Physikum scheitern...

Übung macht den Meister. Das Konzept:

Den Umgang mit Zahlen und Einheiten muss und kann man üben. Im Physikum werden keine mathematischen Quantensprünge verlangt, aber gerne kleine und damit leicht zu übersehende Fehler in die fünf Antwortmöglichkeiten eingebaut. Aus eigener Physikumserfahrung möchten wir euch empfehlen, Aufgaben mit Rechenanteil zunächst ohne Blick auf die vorgegebenen Antwortmöglichkeiten zu rechnen und das eigene Ergebnis danach mit den Vorgaben abzugleichen. Auf Grundlage dieser Idee ist auch dieses Skript aufgebaut: Am Beginn eines jeden Themas sind die wichtigsten Fakten kurz zusammengefasst und anschließend die Originalaufgaben früherer Physika abgedruckt – allerdings ohne Antwortmöglichkeiten. Die findet ihr im separaten Lösungsteil am Ende des Hefts mit ausführlichen und kommentierten Lösungswegen, der Angabe, aus welchem Jahr die Frage stammt und dem Schwierigkeitsgrad (= Routine, lösbar, teuflisch oder IMPP-Hammer).

Und noch ein Tipp vorneweg: Viele Aufgaben lassen sich sogar ohne die Kenntnis von Formeln lösen, indem ihr euch einfach nur die Einheiten genau anseht. Daher ist es so wichtig, durch Üben mehr Sicherheit in der Rechnerei zu bekommen und damit den (Durch-)Blick zu erlangen, der es euch ermöglicht, schwarze Katzen auch in völliger Dunkelheit und mit vor Aufregung blinden Augen zu erkennen...

In der Hoffnung, euch beim Überwinden der mathematischen Hürden Hilfestellung geben zu können, wünschen wir euch viel Spaß bei der Arbeit mit diesem Skript und viel Erfolg im Physikum.

Online-Service zur Skriptenreihe

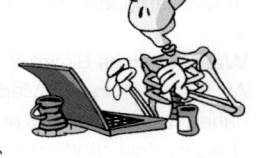

Die mehrbändige MEDI-LEARN Skriptenreihe zum Physikum ist eine wertvolle fachliche und lernstrategische Hilfestellung, um die berüchtigte erste Prüfungshürde im Medizinstudium
sicher zu nehmen.
Um die Arbeit mit den Skripten noch angenehmer zu gestalten, bietet ein spezieller Online-Bereich auf den MEDI-LEARN Webseiten ab sofort einen erweiterten Service.
Welche erweiterten Funktionen ihr dort findet und wie ihr damit zusätzlichen Nutzen aus den Skripten ziehen könnt, möchten wir euch im Folgenden kurz erläutern.

Volltext-Suche über alle Skripte
Sämtliche Bände der Skriptenreihe sind in eine Volltext-Suche integriert und bequem online recherchierbar: Ganz gleich, ob ihr fächerübergreifende Themen noch einmal Revue passieren lassen oder einzelne Themen punktgenau nachschlagen möchtet: Mit der Volltext-Suche bieten wir euch ein Tool mit hohem Funktionsumfang, das Recherche und Rekapitulation wesentlich erleichtert.

Digitales Bildarchiv
Sämtliche Abbildungen der Skriptenreihe stehen euch auch als hochauflösende Grafiken zum kostenlosen Download zur Verfügung. Das Bildmaterial liegt in höchster Qualität zum großformatigen Ausdruck bereit. So könnt ihr die Abbildungen zusätzlich beschriften, farblich markieren oder mit Anmerkungen versehen. Ebenso wie der Volltext sind auch die Abbildungen über die Suchfunktion recherchierbar.

Errata-Liste
Sollte uns trotz eines mehrstufigen Systems zur Sicherung der inhaltlichen Qualität unserer Skripte ein Fehler unterlaufen sein, wird dieser unmittelbar nach seinem Bekanntwerden im Internet veröffentlicht. Auf diese Weise ist sicher gestellt, dass unsere Skripte nur fachlich korrekte Aussagen enthalten, auf die ihr in der Prüfung verlässlich Bezug nehmen könnt.

Den Onlinebereich zur Skriptenreihe findet ihr unter www.medi-learn.de/skripte

1 Basics - Grundrechenarten 1

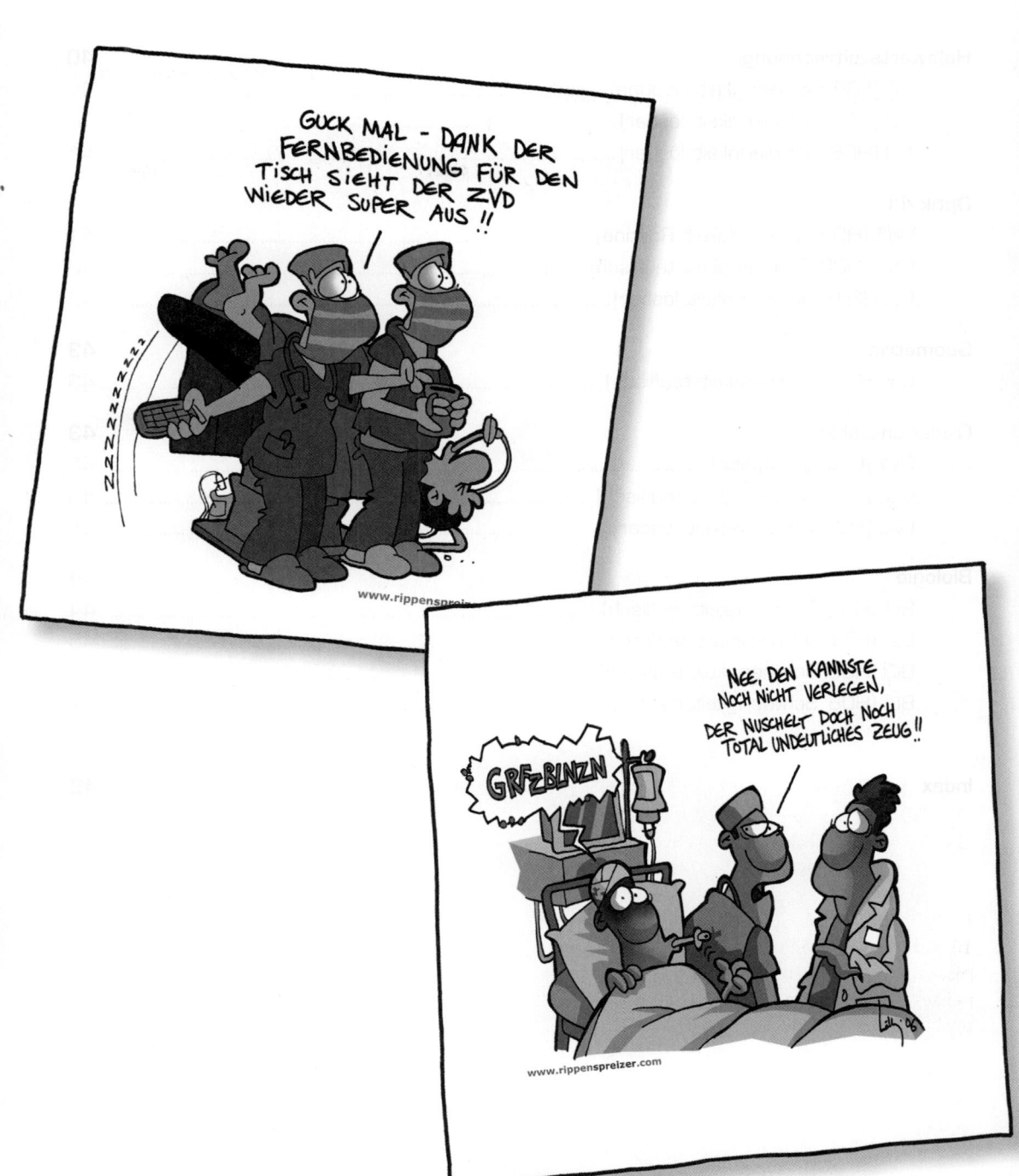

Diese und über 600 weitere Cartoons
gibt es in unseren Galerien unter:

www.Rippensreizer.com

1 Basics - Grundrechenarten

Addieren, Subtrahieren, Multiplizieren und Dividieren: Das erscheint auf den ersten Blick einfach, jedoch ist im Physikum kein Taschenrechner erlaubt. Hat man seit der Grundschule nichts mehr ohne diesen kleinen elektronischen Helfer gerechnet, sind ohne Übung die kleinen Tricks und Kniffs, die euch helfen, ein zumindest gerundetes Ergebnis im Kopf zu erzielen, wahrscheinlich längst vergessen. Sollte dem so sein, könnt ihr sie an dieser Stelle auffrischen.

Übrigens...

Das schriftliche Examen legt großen Wert auf das Multiplizieren und Dividieren, weshalb dieses Skript diesen beiden Rechenarten auch den größten Raum widmet. Leider reichen jedoch manchmal Rechenkenntnisse allein nicht aus, um eine Aufgabe korrekt lösen zu können, da zusätzlich eine bestimmte Formel oder ein gewisser Wert bekannt sein muss. Die am häufigsten gefragten Formeln und Werte fürs Examen findet ihr in der Formelsammlung im Umschlag dieses Skriptes.

1.1 Multiplikation – Das Mal nehmen

Das Beherrschen der Multiplikation ist in fast allen Rechenaufgaben des schriftlichen Examens ein Muss, um zum richtigen Ergebnis zu kommen. Dabei tauchen neben Zahlen auch Einheiten, Variablen und Zehnerpotenzen (s. S. 10) auf, die multipliziert werden müssen. Kenntnisse über das Kleine Einmaleins hinaus sind dabei sehr hilfreich, und vor großen Zahlen solltet ihr keine Angst haben.

Soll man z.B. 4000·70 rechnen, kann man sich mit 4·7=28 und dem Anhängen von 4 Nullen (= 280000) helfen. Komplizierte Malaufgaben wie die Multiplikation von Dezimalzahlen werden im schriftlichen Examen normalerweise nicht gestellt. Sollte dennoch einmal nach dem Ergebnis von 1,47·2,31 gefragt werden, könnt ihr euch der Lösung durch Runden mit kleinen Schritten nähern:

- 1,47 ~ 1,5 und 2,31 ~ 2,33
- 1,5·2=3. Bleiben noch 0,33 übrig, die mit 1,5 multipliziert werden müssen.

- 0,33 sind ein Drittel und ein Drittel von 1,5 sind 0,5. Addiert ergibt 3+0,5=3,5.

Das Ergebnis von 1,47·2,31 ist also in etwa 3,5. Die korrekte Lösung lautet übrigens 3,3957, aber keine Bange: In diesem Fall werden die Antwortmöglichkeiten nicht dicht am gerundeten Ergebnis liegen wie z.B. A) 3,5 und B) 3,4, sondern sich klar davon abheben wie z.B. A) 3,5 , B) 2,5 und weitere noch deutlich größere oder kleinere Werte.

Übrigens...

Ein Produkt ist eine Rechenoperation, bei der zwei oder mehr Größen miteinander multipliziert werden. Das Ergebnis dieser Berechnung nennt man ebenfalls Produkt. Beispiel: a·b = c oder c·d·e·f = g.

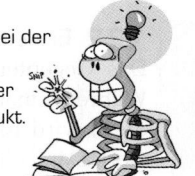

1.2 Division - Bruchrechnen – Das Teilen

Wie die Multiplikation gehört auch das Bruchrechnen zu den Basics beim Lösen der Physikumsaufgaben. Das Bruchrechnen fällt vielen Physikumskandidaten besonders schwer, weil diese Form des Rechnens im Alltag selten verwendet wird. Daher findet ihr hier noch mal die absoluten Grundlagen.

Bei Betrachtung eines Bruchs, lassen sich 3 Elemente unterscheiden:

$$a \longleftarrow \text{Zähler}$$
$$— \longleftarrow \text{Bruchstrich}$$
$$b \longleftarrow \text{Nenner}$$

1.2.1 Kürzen von Brüchen

Kürzen bedeutet, das gleiche Vielfache von Zähler und Nenner wegzunehmen.

Im Beispielbruch $\dfrac{20}{100}$ lassen sich die beiden großen Zahlen 20 und 100 jeweils durch 10 teilen, also eine Null oben und eine Null unten streichen.

$$\frac{20}{100} \Big| :10 \rightarrow \frac{2\cancel{0}}{10\cancel{0}} = \frac{2}{10}$$

Zusätzlich bietet sich die Möglichkeit durch 2 zu teilen.

$$\frac{2}{10} \Big| : 2 = \frac{1}{5}$$

Hierbei ist 2 der „größte gemeinsame Teiler", also die größte Zahl durch die man Zähler und

Nenner teilen kann um eine Natürliche Zahl (1, 2, 3, 4, 5, usw.) zu erhalten.

Ihr hättet selbstverständlich auch sofort

$$\frac{20}{100} \ |: 20 = \frac{1}{5}$$

rechnen können. In diesem Fall wäre 20 der größte gemeinsame Teiler. Allerdings macht das anfängliche Kürzen von Zehnerpotenzen (= 10, 100, 1000, usw.) den Bruch zunächst übersichtlicher, da so die ganz großen Zahlen verschwinden.

1.2.2 Erweitern von Brüchen

Das Gegenteil des Kürzens ist das Erweitern. Während man beim Kürzen durch etwas dividiert, wird beim Erweitern mit etwas multipliziert. Dazu gleich wieder ein Beispiel.

Den Bruch $\dfrac{1}{0,2}$

sollte man am Besten mit 10 erweitern. Dies bedeutet, den Zähler und den Nenner mit 10 zu multiplizieren. $\quad\dfrac{1}{0,2}\ | \cdot 10 \rightarrow \dfrac{1 \cdot 10}{0,2 \cdot 10} = \dfrac{10}{2} = 5$

Durch dieses Vorgehen ändert sich am Ergebnis nichts, das Rechnen wird aber dadurch viel einfacher. Das Erweitern macht besonders Brüche übersichtlich, die im Nenner eine Dezimalzahl (= „Zahl mit Komma") haben.

Übrigens...

Wichtig ist die Unterscheidung zwischen Kürzen/Erweitern und Rechnen mit der Gleichung:
- Beim Kürzen/Erweitern wird Gleiches über und unter dem Bruchstrich auf nur einer Seite des Gleichheitszeichens weggestrichen/hinzugefügt.
- Beim Rechnen mit einer Gleichung (z.B. Umstellen einer Formel), passiert links und rechts der Gleichung etwas (s. S. 4).

1.2.3 Was geschieht mit dem Ergebnis beim Verändern von Zähler und Nenner?

Gegeben sei die Formel $\quad a = \dfrac{b}{c}$

Die Frage lautet, wie sich das Ergebnis a verändert, wenn der Wert im Zähler (= b) oder im Nenner (= c) größer oder kleiner wird. Bei solchen Aufgaben ist es zur Veranschaulichung hilfreich, Beispielwerte einzusetzen.

Zählerbeispiel: c = 1 konstant $\rightarrow a = \dfrac{b}{1}$

Setzt man nun eine Zahl für b ein, z.B. 100, ergibt sich für

$$a = \frac{100}{1} = 100$$

Größere Werte im Zähler z.B. b=1000 bedeuten größere Ergebnisse $\quad a = \dfrac{1000}{1} = 1000$

Kleinere Werte z.B. b=10 liefern kleinere Ergebnisse $\quad a = \dfrac{10}{1} = 10$

Übrigens...

Unter jede beliebige Zahl x kann man eine 1 schreiben, ohne dass sie sich dadurch verändert: $\dfrac{x}{1}$ Beim Kürzen ist es oft hilfreich, sich diese (unsichtbare) 1 im Nenner zu vergegenwärtigen.

Wichtiger, aber weniger leicht durchschaubar sind die Veränderungen im Nenner:

$$b = 1 \ \text{konstant} \rightarrow a = \frac{1}{c}$$

Setzt man eine Zahl für c ein, z.B. 10 ergibt sich $\quad a = \dfrac{1}{10} = 0,1$

Vergrößert man den Wert für c auf 1000 ergibt sich $\quad a = \dfrac{1}{1000} = 0,001$

Je größer der Wert im Nenner wird, desto kleiner wird das Ergebnis.

Verkleinert man den Wert für c auf 1 ergibt sich

$$a = \frac{1}{1} = 1$$

bei einem Wert für c von 0,001 ergibt sich

$$a = \frac{1}{0,001} = 1000$$

Je kleiner der Wert im Nenner wird, desto größer wird das Ergebnis.

Doch wie lassen sich eigentlich so komplizierte Brüche wie $\quad a = \dfrac{1}{0,001} = ?$

im Kopf rechnen?

Hier gilt es, zunächst die Kommazahlen in Brüchen verschwinden zu lassen. Dies gelingt, indem ihr die Brüche mit 10 oder einem Vielfachen von 10 (= 100, 1000 usw.) erweitert (s. S.2) oder indem ihr sie umformt. Zum Umformen solltet ihr folgendes Wissen parat haben:

- 0,1 sind ein Zehntel = $\dfrac{1}{10}$

- 0,01 ein Hundertstel = $\dfrac{1}{100}$ und

- 0,001 ein Tausendstel = $\dfrac{1}{1000}$ usw.

Eingesetzt in dieses Beispiel ergibt sich $a = \dfrac{1}{\frac{1}{1000}}$

Jetzt kommt ein wichtiger Trick zum Einsatz.

MERKE:
Alles was innerhalb eines Doppelbruchs im Nenner des unteren Bruchs steht, wandert in den Zähler.

$$a = \frac{1}{\frac{1}{1000}} \quad = \quad a = 1 \cdot \frac{1000}{1}$$

Die Einsen lassen sich kürzen

$$a = \frac{1 \cdot 1000}{1}$$

und als Ergebnis bleibt a = 1000 stehen.

Übrigens…

Diesen Trick kann man nicht nur für Zahlen anwenden, sondern auch für Einheiten und Variablen. Es bleibt euch überlassen ob ihr lieber erweitert oder den Doppelbruch erstellt. Beherrschen solltet ihr auf jeden Fall beide Rechenoperationen.

1.2.4 Addieren, Subtrahieren, Multiplizieren und Dividieren von Brüchen

Will man Brüche miteinander verrechnen, gilt es ebenfalls einige Kleinigkeiten zu beachten. Die einfachste Rechenoperation dürfte die Multiplikation von Brüchen sein: hier werden jeweils Zähler und Nenner miteinander multipliziert:

$$\frac{n_1}{m_1} \cdot \frac{n_2}{m_2} = \frac{n_1 \cdot n_2}{m_1 \cdot m_2}, \text{ Beispiel: } \frac{3}{5} \cdot \frac{4}{6} = \frac{3 \cdot 4}{5 \cdot 6} = \frac{12}{30} = \frac{2}{5}$$

In diesem Beispiel könnte man allerdings 4 und 6 sowie später auch die 3 wunderbar kürzen:

$$\frac{3 \cdot 4}{5 \cdot 6} = \frac{3 \cdot 2}{5 \cdot 3} = \frac{2}{5}$$

Das Dividieren von Brüchen läuft ganz ähnlich. In den vorangegangenen Abschnitten habt ihr bereits den Zusammenhang von Divisionen und Brüchen im Allgemeinen kennen gelernt. Daneben habt ihr erfahren, dass man in Doppelbrüchen den Nenner des unteren in den Zähler des oberen Bruchs schreiben kann und, dass sich der Nenner des oberen Bruchs in den Nenner des Gesamtbruchs verschieben lässt. Dem zugrunde liegt die Rechenregel, dass man bei der Division von Brüchen, den Kehrwert des zweiten Bruches mit dem ersten Bruch multipliziert:

$$\frac{\frac{n_1}{m_1}}{\frac{n_2}{m_2}} = \frac{n_1}{m_1} \div \frac{n_2}{m_2} = \frac{n_1}{m_1} \cdot \frac{m_2}{n_2}$$

Komplizierter wird es beim Addieren und Subtrahieren von Brüchen. Hierbei müssen die Brüche nämlich zunächst „gleichnamig" gemacht werden, was ihr durch Erweitern erreicht. Erst danach dürft ihr die Zähler addieren oder subtrahieren, der Nenner bleibt erhalten.

$$\frac{3}{4} + \frac{1}{2} - 1 = \frac{3}{4} + \frac{2}{4} - \frac{4}{4} = \frac{3 + 2 - 4}{4} = \frac{1}{4}$$

Übrigens…

Im schriftlichen Physikum taucht diese Rechenform vor allem im physikalischen Teil auf. Hier wird gerne mal verlangt, dass man die Widerstände oder die Leitwerte von Reihen- oder Parallelschaltungen errechnet. Hierbei ist es wichtig zu wissen, dass
- der elektrische Leitwert der Kehrwert des Widerstandes ist
- sich in einer Reihenschaltung (= Serienschaltung) die Widerstände addieren und
- sich in einer Parallelschaltung die Leitwerte addieren.

1.2.5 Bruchstriche mal anders

Bisher wurden Divisionen in zwei Formen dargestellt:

- als Bruch = $\dfrac{a}{b}$ oder a/b

- mit dem Geteiltzeichen = a÷b oder a:b

Daneben gibt es noch eine dritte Schreibweise, die genau dasselbe ausdrückt und im Physikum vor allem bei Einheiten verwendet wird:

- das "hoch Minus 1" = $a \cdot b^{-1}$

Hierbei wird die Variable, die Einheit oder der Wert im Nenner mit dem Zähler zu einem Produkt zusammengefasst und mit einem „hoch Minus 1" versehen. Beispiele:

$$\frac{a}{b} = a \cdot b^{-1}$$

$$100\text{km/h} = 100\text{km} \cdot \text{h}^{-1}$$

$$60\text{Hz} = 60 \cdot \frac{1}{\text{s}} = 60 \cdot \text{s}^{-1}$$

Wichtig ist, sich dadurch nicht verwirren zu lassen und zur Not die Einheit noch einmal ausführlich in einem Bruch aufzuschreiben.

Übrigens...

Steht „hoch Minus 1" nach einer Einheit, lässt es sich mit „pro" übersetzen: 100km·h^{-1} sind also 100km pro Stunde, 60·s^{-1} bedeutet 60 Mal pro Sekunde usw.

1.3 Formeln umstellen

Bevor man Zahlenwerte in eine Formel einsetzt, empfiehlt es sich, diese erst der Fragestellung anzupassen. Das verschafft Übersichtlichkeit und hilft somit Fehler zu vermeiden.

MERKE:
Erst umformen, dann einsetzen.

Übrigens...

Ihr erspart euch einige Auswendiglernerei, wenn ihr, weil ihr umstellen könnt, nur eine anstelle dreier Formeln wissen müsst.

Damit ihr Formeln ohne Probleme umstellen könnt, folgen jetzt die wichtigsten Tricks und Kniffs, erläutert anhand einer der für das Physikum wichtigsten Formeln: dem **Ohm-Gesetz**.

$$U = R \cdot I \qquad \begin{array}{l} U = \text{Spannung} \\ R = \text{Widerstand} \\ I = \text{Stromstärke} \end{array}$$

In dieser Form ist das Ohm-Gesetz leicht zu merken, man muss lediglich an den Vornamen eines bekannten Fernsehmagiers denken. Gar nicht magisch ist allerdings das Umstellen der Formel, sollte in einer Frage mal nicht nach der Spannung gefragt sein, sondern nach Widerstand oder Stromstärke. Sollt ihr den Widerstand R ausrechnen, gilt es, R allein auf eine Seite des Gleichheitszeichens zu bringen. Ob R dabei am Ende links oder rechts steht, ist irrelevant. Mit Blick auf die Formel könnt ihr sehen, dass man dazu nur I nach links bringen muss. I steht in einem Produkt mit R. Um die beiden voneinander zu trennen, muss man sich der gegenteiligen Rechenform bedienen, also der Division. Dividiert man nun durch I,

$$U = R \cdot I \,\big|{:}\, I$$

muss I **auf beiden Seiten** der Gleichung dividiert werden.

$$\frac{U}{I} = R \cdot \frac{I}{I}$$

Jetzt kann man I rechts kürzen

$$\frac{U}{I} = \frac{R \cdot \cancel{I}}{\cancel{I}} = \frac{U}{I} = R \quad \text{bzw} \quad R = \frac{U}{I}$$

und schon ist die Gleichung nach dem Widerstand R aufgelöst.

Übrigens...

Aus Gründen der Übersichtlichkeit schreibt man das Ergebnis meist links vom Gleichheitszeichen.

Ist nach der Stromstärke I gefragt, müsst ihr I alleine auf eine Seite der Gleichung bringen. Ausgehend von der nach R aufgelösten Gleichung,

$$R = \frac{U}{I}$$

empfiehlt es sich, das I erst nach links und danach das R nach rechts zu bringen.

Um den Bruch $\dfrac{U}{I}$

zu trennen, müsst ihr wieder die gegenteilige Rechenform anwenden, die Multiplikation.

$$R = \dfrac{U}{I}\,\bigg|\cdot I \to R \cdot I = U \cdot \dfrac{I}{I}$$

I gekürzt

$$\to R \cdot I = \dfrac{U \cdot \cancel{I}}{\cancel{I}} \to R \cdot I = U \,\bigg|: R \to R \cdot \dfrac{I}{R} = \dfrac{U}{R}$$

R gekürzt

$$\to \dfrac{\cancel{R} \cdot I}{\cancel{R}} = \dfrac{U}{R} \to I = \dfrac{U}{R}$$

Alles klar? Dann versucht das Umstellen doch gleich noch mal anhand eines etwas schwierigeren Beispiels: der Formel der allgemeinen Gasgleichung

$$p \cdot V = n \cdot R \cdot T$$

p = Druck, V = Volumen, n = Stoffmenge,
R = Gaskonstante, T = Temperatur

In den Physikumsfragen auch oft umgestellt nach dem Druck p zu finden:

$$p = \dfrac{n \cdot R \cdot T}{V}$$

Diese Druck-Gleichung soll nun zum Volumen V aufgelöst werden. Dazu multipliziert ihr zunächst mit V und dividiert anschließend durch p.

$$p = \dfrac{n \cdot R \cdot T}{V}\,\bigg|\cdot V \to p \cdot V = \dfrac{n \cdot R \cdot T \cdot V}{V}$$

$$\to p \cdot V = \dfrac{n \cdot R \cdot T \cdot \cancel{V}}{\cancel{V}} \to p \cdot V = n \cdot R \cdot T \,\bigg|: p$$

$$\to \dfrac{p \cdot V}{p} = \dfrac{n \cdot R \cdot T}{p} \to \dfrac{\cancel{p} \cdot V}{\cancel{p}} = \dfrac{n \cdot R \cdot T}{p}$$

$$\to V = \dfrac{n \cdot R \cdot T}{p}$$

V und p werden so einfach nur miteinander vertauscht. Als nächstes sollt ihr diese Gleichung zur Temperatur T auflösen. Dazu multipliziert ihr zuerst mit p und dividiert anschließend durch n·R.

$$V = \dfrac{n \cdot R \cdot T}{p}\,\bigg|\cdot p \to V \cdot p = \dfrac{n \cdot R \cdot T \cdot p}{p}$$

$$\to V \cdot p = \dfrac{n \cdot R \cdot T \cdot \cancel{p}}{\cancel{p}} \to V \cdot p = n \cdot R \cdot T \,\bigg|: (n \cdot R)$$

$$\to \dfrac{V \cdot p}{n \cdot R} = \dfrac{n \cdot R \cdot T}{n \cdot R} \to \dfrac{V \cdot p}{n \cdot R} = \dfrac{\cancel{n \cdot R} \cdot T}{\cancel{n \cdot R}}$$

$$\to \dfrac{V \cdot p}{n \cdot R} = T \quad \text{bzw.} \quad T = \dfrac{V \cdot p}{n \cdot R}$$

Übrigens...

Produkte und Brüche darf man „am Stück" innerhalb der Gleichung verschieben und kürzen. Schritt für Schritt (zunächst |:n, anschließend |:R) wäre natürlich auch richtig, würde das Umformen aber weniger übersichtlich machen.

Bevor ihr euch nun gleich auf die Basics Aufgaben stürzt, empfiehlt es sich, einige Formeln zu schnappen und daran das Umstellen zu üben. Denn je mehr ihr übt, desto sicherer, fehlerfreier und schneller werdet ihr dabei.

1.4 Aufgaben

Ba1 (Übungsaufgabe)

Bei einem Lungenfunktionstest zeigt der Patient ein AZV (= Atemzugvolumen) von 0,4L und eine AF (= Atemfrequenz) von 20 min^{-1}. Wie hoch ist circa die Totraumventilation unter der Annahme eines normalen Totraumanteils?

Ba2 (Übungsaufgabe)

Mit einem EMG (= Elektromyografie) wird die elektrische Muskelaktivität gemessen. Ein 65jähriger Patient zeigt eine Aktivität von 360 Zuckungen in einer Minute seiner rechten Finger. Wie groß ist die Frequenz in Hz?

Ba3

Das Elektrokardiogramm (= EKG) eines Patienten wird auf einem Papierstreifen aufgezeichnet, der mit einer Geschwindigkeit von 50 mm/s unter den Schreibstiften hindurchtransportiert wird. Die R-Zacken erscheinen in regelmäßigem Abstand von 30 mm auf dem Papier. Wie groß ist die Herzfrequenz?

Ba4

Durch einen Körper mit dem elektrischen Leitwert 2 mS fließt Strom mit der elektrischen Stromstärke 0,2 A. Welche elektrische Spannung liegt zwischen Ein- und Austrittspunkt des Körpers?

Ba5

Bei einer Reizstromtherapie (transkutane elektrische Nervenstimulation) bilden die beiden Hautkontakte und das Gewebe eine elektrische Serienschaltung mit den Leitwerten 1 mS, 2 mS und 1 mS: Wie groß ist der Gesamtleitwert dieser Anordnung?

Die Lösungen dieser Aufgaben findest du ab Seite 24.

2 Rechnen mit Einheiten

Eine Vielzahl der Aufgaben des schriftlichen Physikums lässt sich ohne die Kenntnis physikalischer, chemischer oder mathematischer Formeln lösen, oft reicht schon das Beherrschen der Grundrechenregeln, vor allem im Bereich des Bruchrechnens, zusammen mit einem Blick auf die Einheiten der Werte in Frage und Antwortmöglichkeiten. Es empfiehlt sich hierbei Schritt für Schritt vorzugehen:

1. **Infos extrahieren**: Zunächst solltet ihr erfassen, welche Informationen (in Form von Zahlen und den dazugehörigen Einheiten) in der Aufgabe enthalten sind, und zwar BEVOR ihr mit dem Rechnen beginnt. So könnt ihr „Verwirrangaben" (= im folgenden Beispiel die Angabe der 500kHz) von vornherein aus euren Überlegungen streichen und damit eine potenzielle Fehlerquelle ausschließen.

2. **Welche Einheiten haben die Lösungen?** Im nächsten Schritt hilft der Blick auf die Einheiten der Antwortmöglichkeiten, der euch verrät, wie ihr die verbleibenden Zahlen (häufig als Bruch) anordnen müsst, um zur richtigen Lösung zu gelangen.

3. **Einheiten angleichen**: Stimmen die Einheiten in Frage und/oder Lösung nicht überein, solltet ihr versuchen sie so umzuformen, dass sie es tun. Beispiel: Wird in einer Frage ein Wert mit der Einheit Watt und ein anderer mit der Einheit Joule angegeben, so mag das im ersten Moment verschieden aussehen, auf den zweiten Blick ist es das jedoch nicht mehr, denn die Watt lassen sich umformen zu Joule pro Sekunde.

Hierzu ein Beispiel aus dem Frühjahresphysikum 2009: Ein Elektroskalpell (zum „Schneiden" mit elektrischem Wechselstrom in der Chirurgie) wird als „monopolare" Elektrode verwendet. Die Gegenelektrode („Neutralelektrode") am Rücken des Patienten hat eine Kontaktfläche von etwa 500 cm^2. Der Strom zwischen den Elektroden hat eine Frequenz von etwa 500 kHz und eine Stromstärke von etwa 1 A. (Die Ladungsträger treten senkrecht durch die Kontaktfläche.) Etwa wie groß ist die Stromdichte an der Gegenelektrode?

(A) $40\,\dfrac{\mu A}{m^2}$ (B) $0,2=\dfrac{A}{m^2}$ (C) $20\,\dfrac{A}{m^2}$ (D) $50\,\dfrac{m^2}{kA}$ (E) $5\,\dfrac{m^2}{A}$

Diese Frage lässt sich selbst ohne das wertvolle Wissen über Wechselstrom und Neutralelektroden schnell und einfach beantworten. Der Aufgabentext enthält die Werte 500cm², 500kHz und 1A. Die Einheiten der Antwortmöglichkeiten verraten, dass etwas gesucht wird, das sich durch

$$\frac{Stromstärke}{Fläche}$$

(s. Lösungen A bis C) oder aber durch

$$\frac{Fläche}{Stromstärke}$$

(s. Lösung D bis E) ausdrücken lässt.
Nirgends zu finden ist dagegen eine Zeiteinheit, also Sekunden, Minuten, Stunden usw.
Da ein Hertz definiert ist als

$$Hz = \frac{1}{s}$$

dürft ihr die 500 kHz bei euren Überlegungen getrost außen vor lassen. Was bleibt sind die 500cm² (=0,05 m²) und das 1A, die zusammen in Form eines Bruchs die gesuchte Stromdichte darstellen sollen.
Beide Möglichkeiten eines Bruchs

$$\frac{1A}{0,05m^2} = \frac{100A}{5m^2} = 20\,\frac{A}{m^2} \quad \text{als auch}$$

$$\frac{0,05m^2}{1A} = \frac{50m^2}{1000A} = 50\,\frac{m^2}{kA}$$

finden sich in Form der Antwortmöglichkeiten (C) und (D). Doch welche ist davon die richtige? Beschreibt die Stromdichte wie viele Quadratmeter man pro Ampère hat oder umgekehrt wie viele Ampère pro Quadratmeter? Hier hilft ein wenig physikalisches Grundverständnis. Wenn man weiß, dass die Dichte beschreibt, wie viel von etwas pro Fläche oder Volumen vorhanden ist, hat man auch schon die richtige Antwort gefunden:

$$\text{(C)} \quad 20\,\frac{A}{m^2}$$

Übrigens...

- Diese Form der Herangehensweise an eine Physikumsaufgabe empfiehlt sich vor allem dann, wenn notwendige physikalische oder chemische Grundkenntnisse beim Lernen unglücklicherweise auf der Strecke geblieben sind.
- Knapp ein Drittel der Teilnehmer des Physikums, in dem diese Aufgabe gestellt wurde, hatte ein Problem mit der Umrechnung von 500cm² zu 0,05m² und kreuzte deshalb fälschlicherweise (B) an. Beim Umformen der Einheiten von Flächen und Volumina muss aber immer auch der Exponent der Einheit in der Zehnerpotenz mit berücksichtigt werden. Also NICHT etwa 500cm²=500·10⁻²m²=5m² , sondern 500cm²=500·10⁻²·²m²=500·10⁻⁴m²=0,05m².

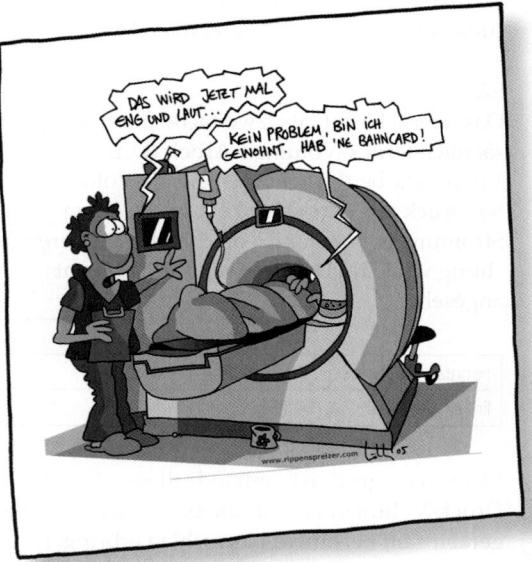

2.1 Aufgaben

Aus lerntheoretischen Gründen halten wir es grundsätzlich für sinnvoll, die Lösungsvorschläge im ersten Schritt außer Acht zu lassen und die Aufgaben frei zu rechnen. Bei Aufgaben, die den hier aufgeführten Fragen ähneln, kann es jedoch hilfreich sein, sich die Einheiten der Lösungen anzuschauen und sie als Anhaltspunkt für den Rechenweg zu nehmen. Diejenigen unter euch, die diesen Anhaltspunkt wollen, können sich die fünf Lösungsmöglichkeiten auf der nächsten Seite dieses Skripts ohne Lösungskommentar ansehen.

E1

Bei einem Patienten beträgt bei einer Druckdifferenz zwischen Alveole und Umgebungsluftdruck von 0,2 kPa die Ausatemstromstärke 0,5 $L \cdot s^{-1}$. Wie groß ist der (momentane) Atemwegs(strömungs)widerstand?

E2

Das Herz leistet als zweifache Pumpe hauptsächlich Druck-Volumen-Arbeit (Druckarbeit, Volumenarbeit), indem es jeweils Volumen unter Druck aus den Ventrikeln gegen einen Strömungswiderstand verschiebt. Zur Vereinfachung wird der Druck jeweils als konstant angesehen.

	Druck	Volumen
rechter Ventrikel	2 kPa	70 mL
linker Venrikel	14 kPa	70 mL

Etwa wie groß ist anhand dieser Daten die Druck-Volumen-Arbeit, die beide Herzventrikel gemeinsam bei einem Herzschlag erbringen?

E3

Myoglobin (= Mb) dient u.a. dem Transport von O_2 in Muskelzellen. Die Geschwindigkeitskonstante $k_{\rightarrow}$ für die Bindung von O_2 an Mb sei $2 \cdot 10^7$ $L \cdot mol^{-1} \cdot s^{-1}$. Die Gleichgewichtskonstante K für die Bindung von O_2 an Mb sei 10^6 $L \cdot mol^{-1}$.
Welche Geschwindigkeitskonstante $k_{\leftarrow}$ ergibt sich daraus für die Dissoziation des O_2 vom Mb?

E4

Die mittlere erythrozytäre Hämoglobinkonzentration (= MCHC) sei 320 g/L Erythrozyten. Die Molekülmasse von Hämoglobintetrameren beträgt etwa $64 \cdot 10^3$ u.
Wie viel Sauerstoff pro Liter Erythrozyten kann intraerythrozytär an Hämoglobin gebunden maximal transportiert werden?

E5

Zur Bestimmung der afferenten Leitungsgeschwindigkeit des N. medianus wird am Daumen elektrisch gereizt und am Handgelenk sowie am Ellenbogen durch Oberflächenelektroden das Summenaktionspotential abgeleitet. Die Leitungsstrecke vom Daumen zum Handgelenk beträgt 10 cm und die Zeitdauer zwischen Reizbeginn und Summenaktionspotential 4 ms. Die Leitungsstrecke vom Daumen zum Ellenbogen beträgt 40 cm und die Zeitdauer zwischen Reizbeginn und Summenaktionspotential 10 ms. Welche Nervenleitungsgeschwindigkeit ergibt sich aus diesen Messdaten?

E6

Die Osmolarität einer Lösung ist dem Blutplasma isoton. Das Volumen der Lösung beträgt 0,6 L. Durch Zugabe von 60 mmol einer gut löslichen, nicht in Ionen dissoziierenden Substanz wird die Osmolarität der Lösung um etwa 0,1 osmol/L erhöht, ohne das Volumen nennenswert zu verändern.
Etwa wie viel (reines) Wasser muss zu den 0,6 L gegeben werden, damit die Lösung wieder isoton wird?

E7

In der Regenbogenpresse findet man immer mal wieder den gut gemeinten Rat, eine Diät zur Gewichtsreduktion könne dadurch unterstützt werden, dass man nur gekühlte Speisen und Getränke zu sich nimmt. Der spezifische Brennwert von Bier sei etwa

$$2000 \, \frac{kJ}{kg}$$

seine spezifische Wärmekapazität etwa $4 \, \dfrac{kJ}{kg \cdot K}$

und seine Dichte näherungsweise so groß wie die von Wasser.
Etwa welche Energie wird benötigt, um 0,5 L Bier von 7 °C auf 37 °C Körpertemperatur zu erwärmen?

E8

Mit Heparin versetzte Blutproben werden zur Abtrennung des Plasmas mit der Winkelgeschwindigkeit $\omega = 300 \, s^{-1}$ (also fast 3 000 Umdrehungen pro Minute) zentrifugiert.
Wie groß ist die auf die Proben in einem radialen Abstand r = 20 cm von der Drehachse wirkende Beschleunigung (bei gleichförmiger Kreisbewegung)?

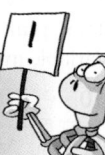

Die Lösungskommentare zu diesen Aufgaben findest du ab Seite 26.

2.2 Lösungsmöglichkeiten

E1
(A) 0,08 kPa²·L⁻¹·s

(A) $0,08 \, kPa^2 \cdot L^{-1} \cdot s$
(B) $0,1 \, kPa \cdot L \cdot s^{-1}$
(C) $0,4 \, kPa \cdot L^{-1} \cdot s$
(D) $2,5 \, L \cdot s^{-1} \cdot kPa^{-1}$
(E) $12,5 \, L \cdot s^{-1} \cdot kPa^{-2}$

E2
(A) 0,11 Nm
(B) 1,1 Nm
(C) 2,2 Nm
(D) 11 Nm
(E) 2,2 kNm

E3
(A) $0,05 \, s^{-1}$
(B) $0,5 \, s^{-1}$
(C) $1 \, s^{-1}$
(D) $2 \, s^{-1}$
(E) $20 \, s^{-1}$

E4
(A) 2 mmol/L Erythrozyten
(B) 5 mmol/L Erythrozyten
(C) 10 mmol/L Erythrozyten
(D) 20 mmol/L Erythrozyten
(E) 50 mmol/L Erythrozyten

E5
(A) 10 m/s
(B) 25 m/s
(C) 40 m/s
(D) 50 m/s
(E) 70 m/s

E6
(A) 0,1 L
(B) 0,2 L
(C) 0,3 L
(D) 0,4 L
(E) 0,5 L

E7
(A) 4 kJ
(B) 40 kJ
(C) 60 kJ
(D) 120 kJ
(E) 600 kJ

E8
(A) $12 \, m \cdot s^{-2}$
(B) $60 \, m \cdot s^{-2}$
(C) $3,6 \cdot 10^3 \, m \cdot s^{-2}$
(D) $1,8 \cdot 10^4 \, m \cdot s^{-2}$
(E) $4,5 \cdot 10^5 \, m \cdot s^{-2}$

3 Zehnerpotenzen und dekadische Logarithmen

Das Rechnen mit Logarithmen und vor allem mit Zehnerpotenzen gehört zu den Topthemen der Aufgaben mit mathematischem Anteil im Physikum. In dieser Disziplin geht es nicht nur darum Kommata richtig von rechts nach links und zurück von links nach rechts verschieben zu können, sondern auch darum, Einheiten korrekt zuzuordnen und auf einen Blick zu erkennen, dass z.B. $1 \cdot 10^{-6}$ m gleichbedeutend mit 1μm ist und dass dies wiederum 0,001 mm entspricht. Diese Gedankengänge sollte man zum Zeitpunkt der Physikumsprüfung blind entlang laufen können und zwar vorwärts und rückwärts...

3.1 Warum überhaupt Zehnerpotenzen?

Zehnerpotenzen helfen, lange und damit unübersichtliche Dezimalzahlen kurz zusammenzufassen. Der Exponent gibt dabei – vereinfacht ausgedrückt – die Anzahl der Nullen hinter der 1 an, wenn es sich um eine Zahl größer als 1 handelt, oder aber die Anzahl der Nullen vor der 1, wenn die Zahl zwischen 0 und 1 liegt. Zehnerpotenzen ersparen euch umständliches und mühevolles Nullenzählen beim Erkennen einer Zahl. Wer z.B. weiß, dass ein femto 15 Nullen hat, erkennt diese Zahl viel einfacher in der Form 10^{-15} als ausgeschrieben 0,000000000000001.
Einen Überblick über die Physikumsfavoriten dieser Zahlenspezies gibt euch folgende Tabelle:

3.2 Rechnen mit Zehnerpotenzen

MERKE:
Beim Multiplizieren zweier Zehnerpotenzen, addiert man ihre Exponenten: $10^n \cdot 10^m = 10^{n+m}$.
Beispiel: $10^4 \cdot 10^5 = 10^9$
Dividiert man zwei Zehnerpotenzen, zieht man den Exponenten der zweiten Zehnerpotenz von dem der ersten ab: $10^n \div 10^m = 10^{n-m}$.
Beispiel $10^8 \div 10^{-3} = 10^{8-(-3)} = 10^{11}$

Schon mit Kenntnis dieser beiden Rechenregeln, lässt sich eine weitere sehr hilfreiche Regel ableiten. Dazu folgendes Beispiel:

$$\frac{10^{12}}{10^{-6}} = 10^{12} \div 10^{-6} = 10^{12-(-6)} = 10^{12+6} = 10^{12} \cdot 10^6$$

$$= 10^6 \cdot 10^{12} = 10^{6+12} = 10^{6-(-12)} = 10^6 \div 10^{-12} = \frac{10^6}{10^{-12}}$$

Oder allgemein und kurz gefasst: $\dfrac{10^{-n}}{10^m} = \dfrac{10^{-m}}{10^n}$

Zehnerpotenzen in Brüchen kann man also beliebig vom Zähler in den Nenner und vom Nenner in den Zähler setzen, vorausgesetzt man verändert dabei die Vorzeichen ihrer Exponenten. Das ist vor allem dann praktisch, wenn beispielsweise die gesuchte Variable im Nenner eines Bruches steht:

$$\frac{10^{96}}{x^{-3}} = x^3 \cdot 10^{96}$$

Symbol	Vorsilbe	Faktor	Dezimalzahl
M	mega-	$[10^3]^2 = 10^6$	1000000
k	kilo-	$[10^3]^1 = 10^3$	1000
h	hekto-	10^2	100
da	deka-	10^1	10
-	-	10^0	1
d	dezi-	10^{-1}	0,1
c	centi-	10^{-2}	0,01
m	milli-	$[10^{-3}]^1 = 10^{-3}$	0,001
μ	mikro-	$[10^{-3}]^2 = 10^{-6}$	0,000001
n	nano-	$[10^{-3}]^3 = 10^{-9}$	0,000000001
p	pico-	$[10^{-3}]^4 = 10^{-12}$	0,000000000001
f	femto-	$[10^{-3}]^5 = 10^{-15}$	0,000000000000001

Tabelle 1: Zehnerpotenzen

Und weiter geht's mit dem Potenzieren und Wurzelziehen bei Zehnerpotenzen: Möchte man zwei Zehnerpotenzen potenzieren, multipliziert man beide Exponenten.
$(10^n)^m = 10^{n \cdot m}$, zum Beispiel $(10^3)^5 = 10^{3 \cdot 5} = 10^{15}$

Möchte man bei Zehnerpotenzen die Wurzel ziehen, dividiert man den Exponenten durch 2.

$\sqrt{10^n}$ lässt sich umformen zu $(10^n)^{\frac{1}{2}}$ und gemäß der Regel, die ihr gerade kennen gelernt habt, weiter umformen

zu $10^{n \cdot \frac{1}{2}}$, zum Beispiel

$$\sqrt{10^{10}} = (10^{10})^{\frac{1}{2}} = 10^{10 \cdot \frac{1}{2}} = 10^5.$$

Solltet ihr jemals die n-te Wurzel einer Zehnerpotenz (= $\sqrt[n]{10^m}$) ziehen müssen, wird euch selbst dies gelingen.

$\sqrt[n]{10^m}$ bedeutet nämlich lediglich $(10^m)^{\frac{1}{n}}$.
Also zum Beispiel

$$\sqrt[5]{10^{20}} = (10^{20})^{\frac{1}{5}} = 10^{20 \cdot \frac{1}{5}} = 10^{\frac{20}{5}} = 10^4.$$

3.3 Zehnerpotenzen für Fortgeschrittene – der dekadische Logarithmus

$\log(10) = 1 = \log(10^1)$

$\log(100) = 2 = \log(10^2)$

$\log(1000) = 3 = \log(10^3)$

$\log(10000) = 4 = \log(10^4)$

Durch dekadisches Logarithmieren lässt sich also der Exponent der Zehnerpotenz herausfinden, die der Zahl entspricht, die logarithmiert wurde. Doch wofür braucht man als Mediziner überhaupt einen Logarithmus?

Gefragt wird der Logarithmus im Physikum vor allem in Chemie, bei der Berechnung von pH- und pK-Werten oder in der Nernst-Gleichung. Zur Erinnerung:

- pH = neg. dekadischer Logarithmus der H_3O^+-Ionen Konzentration,
- pK = neg. dekadischer Logarithmus der Dissoziationskonstante K.
- Mit der Nernst-Gleichung lässt sich z.B. das Membranpotenzial berechnen.

Beispiele:
Bei einer H_3O^+-Ionen Konzentration von 10^{-2} beträgt der pH-Wert der Lösung 2.
Hat eine Säure einen Ks-Wert von 10^6, beträgt ihr pKs Wert -6, was bedeutet, dass sie eine starke Säure ist.
Daneben findet man den Logarithmus aber auch bei allen exponentiellen Vorgängen, wie z.B. dem Zellwachstum, der Zerfallskonstante beim radioaktiven Zerfall oder in der Physiologie des Hörens: Der in Dezibel gemessene Schalldruckpegel ist eine logarithmische Maßeinheit.

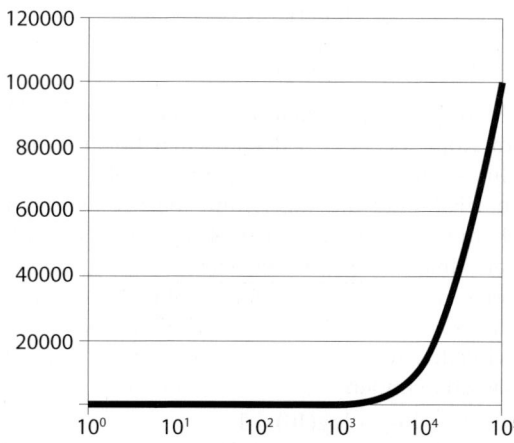

Abbildung 1: Logarithmische exponentielle Kurve

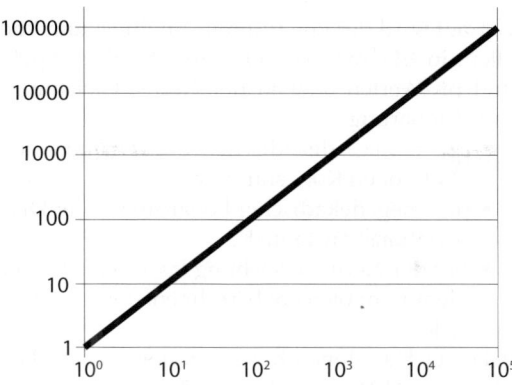

Abbildung 2: Halblogarithmische exponentielle Kurve

Für das zweite Beispiel gilt:

$$\log(726) = ?$$
$$\log(100) = 2$$
$$\log(1000) = 3$$

Analog zur obigen Vorgehensweise muss hier das gesuchte Ergebnis irgendwo zwischen 2 und 3 liegen. Da 726 eine Zahl ist, die dichter an 1000 und damit an log(1000)=3 liegt, als an 100 und damit log(100)=2, könnt ihr davon ausgehen, dass log(726) größer als 2,5 sein wird.

$$\log(100) = 2 \longleftrightarrow \log(1000) = 3$$

3.4 „Krumme" Logarithmen – und wie man sie ohne Taschenrechner herausfindet

Natürlich gibt es auch „krumme" Logarithmen:

$\log(3) = 0{,}477121254$,
das bedeutet $10^{0{,}477121254} = 3$

$\log(726) = 2{,}860936621$,
das bedeutet $10^{2{,}860936621} = 726$

Die Notwendigkeit des Errechnens der dekadischen Logarithmen solcher „krummer" Zahlen ist im Examen eine echte Rarität. Sollte es dennoch einmal nötig sein, reicht im Regelfall eine Annäherung. Nehmt dazu einfach mal das erste Beispiel:

$$\log(3) = ?$$
$$\log(1) = 0$$
$$\log(10) = 1$$

Um diese Aufgabe zu lösen, bildet man zunächst im Kopf die beiden dekadischen Logarithmen „links und rechts" der gesuchten Zahl 3. In diesem Fall sind das log(1) und log(10). Da die 3 eher im unteren Bereich zwischen 1 und 10 liegt, kann man noch grob schätzen, dass log(3) kleiner sein wird als 0,5. Mit diesem Wissen darf man sich auch schon an die fünf Antwortmöglichkeiten wagen und wird dort sicherlich die passende finden.

$$\log(1) = 0 \longleftrightarrow \log(10) = 1$$

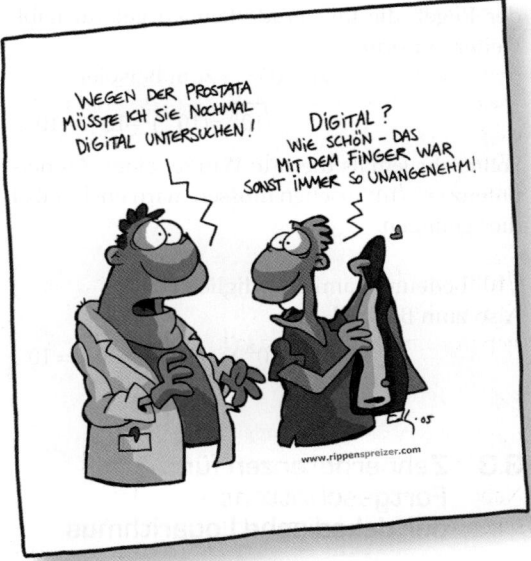

3.5 Aufgaben

Z1

Bei einem Patienten mit Verdacht auf Ablösung der Retina wird zur Abklärung das Ultraschall-Puls-Echo-Verfahren verwendet. Der Schallkopf, der als Schallgeber und Empfänger fungiert, wird auf die Cornea gesetzt. Die Schallgeschwindigkeit im Auge beträgt etwa 1,5 km/s. Der Abstand zwischen den Vorderflächen von Cornea und Retina beträgt bei dem Patienten 22,5 mm. Etwa wie groß ist die gesamte Laufzeit des Signals (also von der Cornea-Vorderfläche zur Retina-Vorderfläche und wieder zurück zur Cornea-Vorderfläche)?

Z2

Eine Person hat einen Energieumsatz in körperlicher Ruhe von 100 W. Die Außentemperatur ist so hoch wie die Hauttemperatur und die 100 W Wärme werden vollständig durch Evaporation (Verdunstung von Wasser) abgegeben. Die spezifische Verdunstungswärme von Wasser beträgt etwa 2,4 MJ/kg. Etwa welches Volumen an Wasser verliert hierbei der Körper durch Evaporation während einer Stunde?

Z3

Die intrazelluläre Na^+-Konzentration beträgt etwa 15 mmol/L. Etwa wie viele Na^+-Ionen befinden sich in 1 μm^3 (= 1 fL) intrazellulärem Volumen?

Z4

Eine Sauerstoff-Vorratsflasche enthält $V_0 = 10$ L bei einem Anfangsdruck $P_0 = 2 \cdot 10^7$ Pa.
Näherungsweise darf hierbei das Gas als ideal angesehen werden. Wenn man das Gas ohne Änderung der Temperatur mit Umgebungsdruck $P_U \approx 1 \cdot 10^5$ Pa ausströmen lässt, erhält man insgesamt etwa:

Z5

Die Nernst-Gleichung für das Gleichgewichtspotential U_G lautet für einwertige Ionen und bei 30°C nach Einsetzen der Zahlenwerte für die Konstanten:

$$U_G = 60\,mV \cdot \lg \frac{c_a}{c_i}$$

lg bedeutet Logarithmus zur Basis 10, also $\log_{10}$
Die (physikochemisch wirksame) Konzentration der Na^+-Ionen sei extrazellulär c_a=100 mmol/L und zytosolisch c_i=10 mmol/L. Außerdem sei die Zellmembran praktisch nur für Na^+-Ionen durchlässig. Etwa welches Potential U_G (transmembranär innen gegen außen) stellt sich ein?

Z6

Ein Patient mit entzündeten Nasennebenhöhlen erhält eine Mikrowellenbestrahlung. Das Mikrowellentherapiegerät sendet elektromagnetische Wellen mit einer Frequenz von etwa 2,5 GHz. Etwa wie groß ist die Wellenlänge dieser Strahlung in Luft?

Z7

Der von einem Schallkopf eines medizinischen Geräts zur sonographischen Diagnostik emittierte Ultraschall hat die Frequenz 10 Mhz. Bei einer Schallgeschwindigkeit im Gewebe von etwa 1,5 km/s ist dort die Wellenlänge etwa:

Z8

Einem Patienten werden innerhalb von 10s kontinuierlich 10ml einer Lösung in eine Vene injiziert. Die Kanüle hat eine Länge von 33mm und eine Innenquerschnittsfläche von 0,5 mm². Etwa mit welcher (mittleren) Strömungsgeschwindigkeit tritt die Flüssigkeit aus der Kanüle aus?

Z9

Der menschliche Körper besteht zu etwa 70 % aus Wasser. Dies entspricht etwa 50 L H_2O bei einem Körpergewicht von 70 kg. Wie hoch ist die Konzentration eines wasserlöslichen Medikaments mit der molaren Masse 200 g/mol, wenn eine Tablette von 20 mg eingenommen wird und sich das Medikament gleichmäßig im gesamten Körperwasser verteilt?

Z10

Die pH-Messung zweier Speichelproben ergibt: pH-Wert der Probe 1 = 6,1; pH-Wert der Probe 2 = 6,4. Etwa wie groß ist die H_3O^+-Ionenkonzentration der Probe 1 im Vergleich zu der von Probe 2?

$(10^{-3} \approx 0,5;\ 6,1 / 6,4 \approx 0,95;\ 6,4 / 6,1 \approx 1,05;$

$e^{0,3} \approx 1,35; 10^{0,3} \approx 2,0)$

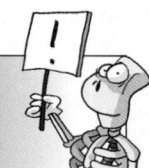

Die Lösungen dieser Aufgaben findest du ab Seite 31.

4 Prozentrechnung

Das Rechnen mit Prozenten ist das Rechnen mit Teilen von Hundert (= Hundertstel), das Rechnen mit Promille das Rechnen mit Teilen von Tausend (= Tausendstel).

Übrigens…

Prozent leitet sich von den lateinischen Worten pro (= vor, für) und centum (= hundert) ab. Analog dazu leitet sich Promille ab von pro und mille (= tausend).

Sicherheit im Rechnen mit Prozenten und Promille ist nicht nur im Supermarkt bei der neusten Rabattaktion oder zur Prüfung der Fahrtauglichkeit nach Alkoholkonsum nützlich sondern kann euch auch statt Punkten in Flensburg, Punkte im schriftlichen Examen bescheren.

In dieser Tabelle findet ihr diejenigen Prozentzahlen zusammen mit ihren Brüchen und Dezimalzahlen, mit denen sich die meisten anderen Prozente ausrechnen lassen.

Prozent in %	Bruch	Dezimal
100	$\frac{1}{1}$	1
75	$\frac{3}{4}$	0,75
50	$\frac{1}{2}$	0,5
33	$\frac{1}{3}$	0,33
25	$\frac{1}{4}$	0,25
20	$\frac{1}{5}$	0,2
10	$\frac{1}{10}$	0,1
1	$\frac{1}{100}$	0,01

Tabelle: 2: Übersicht Prozentzahlen

Das wichtigste Instrument beim Prozentrechnen ist der **Dreisatz**. Die Bezeichnung Dreisatz bedeutet, dass man im Normalfall nur drei Rechenschritte braucht, um zum Ziel zu gelangen.

Beispiele:

a) Wie viel sind 40% von 50m?

1. Satz: Man definiert 100% gleich dem Ausgangswert. 100% = 50m

2. Satz: Man rechnet vom Ausgangswert auf einen einfach zu handhabenden Zwischenwert runter, mit dem sich der Zielwert leicht errechnen lässt. In diesem Fall würden sich als Zwischenwert z.B. 10% anbieten, da sie ein Zehntel des Ausgangswertes sind und mit vier multipliziert die gesuchten 40% liefern.

10% = ? m

Um von 100% auf 10% zu gelangen, muss man durch 10 teilen; was bedeutet, dass man auch die 50m auf der anderen Seite des Gleichheitszeichens durch 10 teilen muss.

$$100\% = 50\,\text{m}\,\big|:10$$

$$10\% = 5\,\text{m}$$

3. Satz: Den Zwischenwert von 10% müsst ihr jetzt nur noch mit vier multiplizieren, um auf den gewünschten Zielwert von 40% zu kommen.

$$100\% = 50\,\text{m}\,\big|:10$$

$$10\% = \frac{50}{10} = 5\,\text{m}\,\big|\cdot 4$$

$$40\% = 5\,\text{m}\cdot 4 = \mathbf{20\,m}$$

b) Wie viel sind 73% von 70kPa?

1. Satz: 100% = Ausgangswert:

100% = 70kPA

2. Satz: Einen geschickten Zwischenwert errechnen:

$$100\% = 70\,\text{kPa}\,\big|:10$$

$$10\% = 7\,\text{kPa}\,\big|:10$$

$$1\% = 0,7\,\text{kPa}$$

3. Satz: Von den Zwischenwerten auf den Zielwert:

$$70\% = 7\cdot 7\,\text{kPa} = 49\,\text{kPa}$$

$$3\% = 3\cdot 0,7\,\text{kPa} = 2,1\,\text{kPa}$$

$$73\% = 49\,\text{kPa} + 2,1\,\text{kPa} = \mathbf{51,1\,kPa}$$

4.1 Aufgaben

P1

Etwa wie viel festes Kochsalz muss zur Herstellung von 2 L einer physiologischen Kochsalzlösung (= 0,9%igen NaCl-Lösung) abgewogen werden?

P2

Der Luftdruck in einer Flugzeugkabine beträgt 80 kPa (bei sehr geringer Luftfeuchtigkeit und ansonsten normaler Zusammensetzung der Luft). Etwa wie groß ist der O_2-Partialdruck in der Kabine?

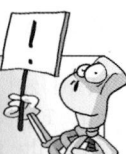

Die Lösungen dieser Aufgaben findest du ab Seite 36.

5 Fehlerrechnung

Dieser Abschnitt lehnt sich eng an das Skript Physik an. Die Physikumsaufgaben zur Fehlerrechnung erfordern jedoch weniger physikalisches Geschick als vielmehr Sicherheit und Übung im Umgang mit der Mathematik, die ihr sicherlich nach Durcharbeiten dieses Abschnitts haben werdet.

Man unterscheidet zwei Arten von Fehlern:

- Den **absoluten Fehler** mit einem Fehlerintervall, das einen zählbaren und damit absoluten Wert angibt. Beispiel: 10kg±2kg. Der tatsächliche Wert liegt hier zwischen 8kg und 12kg.
- Den **relativen Fehler** mit einem Fehlerintervall, das einen Anteil des gemessenen Wertes angibt. Beispiel: 10kg±20%. 20% von 10kg = 2kg. Der tatsächliche Wert liegt auch hier zwischen 8kg und 12kg.

Übrigens...

Im schriftlichen Physikum taucht am häufigsten der relative Fehler auf.

5.1 Arithmetischer Mittelwert

Der arithmetische Mittelwert wird umgangssprachlich Durchschnitt genannt und beschreibt – mathematisch gesprochen - die kumulierten (= aufsummierten) Messwerte, dividiert durch die Anzahl der Messungen.

$$\text{Mittelwert} = \frac{\Sigma \text{ Messwerte}}{\text{Anzahl Messungen}}$$

Beispiel:

Wird der Puls eines Patienten zu drei Zeitpunkten gemessen und beträgt bei der ersten Messung 100min^{-1}, bei der zweiten 110min^{-1} und bei der dritten 120min^{-1}, ergibt sich ein arithmetischer Mittelwert von:

$$\text{Mittelwert} = \frac{100\,\text{min}^{-1} + 110\,\text{min}^{-1} + 120\,\text{min}^{-1}}{3 \text{ Messungen}}$$

$$= \frac{330\,\text{min}^{-1}}{3 \text{ Messungen}} = 110\,\text{min}^{-1}$$

5.2 Aufgaben

F1

Ein Gerät zur Messung des Augeninnendrucks zeigt 20 mmHg Druckdifferenz zum Außenluftdruck. Das Gerät weist eine absolute Messunsicherheit von ± 3,0 mmHg auf. Wie groß ist die relative Messunsicherheit der gemessenen Druckdifferenz?

F2

Die Körpertemperatur eines Patienten wird fünfmal gemessen und ergibt folgende Werte:

37,2 °C
37,8 °C
37,2 °C
37,5 °C
37,3 °C

Wie groß ist der arithmetische Mittelwert?

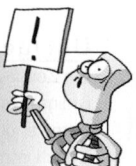

Die Lösungen dieser Aufgaben findest du ab Seite 37.

6 Halbwertszeitrechnung

Die Halbwertszeit ist als die Zeit definiert, nach der nur noch die Hälfte der Menge einer Ausgangssubstanz oder die Hälfte ihrer Zerfallsaktivität vorhanden ist. Beispielsweise hat die radioaktive Substanz ^{235}Uran eine Halbwertszeit von 704 Jahren. Wenn ein Uranbrennstab heute $2 \cdot 10^{12}$ Teilchen radioaktiven ^{235}U besitzt, so sinkt die Anzahl der aktiven Uranteilchen in 704 Jahren auf die Hälfte = $1 \cdot 10^{12}$.

Nach drei Halbwertszeiten sind nur noch 12,5% der radioaktiven Teilchen vorhanden (s. Tab. 3 und Abb. 3).

Anzahl Halbwertszeiten	0	1	2	3	4	5
Anzahl/Aktivität in %	100	50	25	12,5	6,25	3,13
Anzahl/Aktivität im Bruch	$\frac{1}{1}$	$\frac{1}{2}$	$\frac{1}{4}$	$\frac{1}{8}$	$\frac{1}{16}$	$\frac{1}{32}$

Tabelle 3: Aktivität in Abhängigkeit der Halbwertszeiten

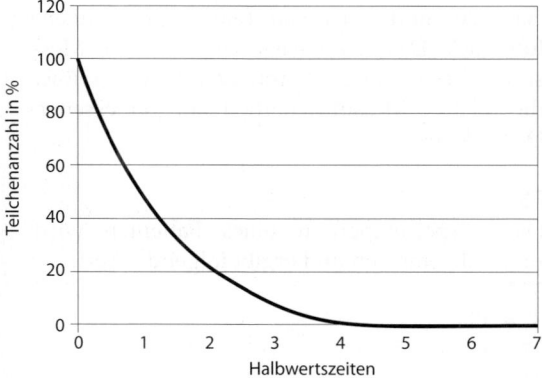

Abbildung 3: Teilchenanzahl in Abhängigkeit der Halbwertszeiten

Übrigens...

Die Zeitdauer bis zur Bedeutungslosigkeit einer radioaktiven Substanz wird mit 10 Halbwertszeiten angegeben. Nach 10 Halbwertszeiten sind jedoch immer noch radiaktive Teilchen vorhanden und zwar genau: $\frac{1}{1024} = 0,1\%$

Nun zu einem andern Beispiel: Das Isotop ^{21}F hat eine Halbwertszeit von 4s (s. Tab 4).

Anzahl Halbwertszeiten	0	1	2	3	4	5
Zeit in s	0	4	8	12	16	20
Aktivität in %	100	50	25	12,5	6,25	3,13

Tabelle 4: Halbwertszeiten von ^{21}F

Mit jeder weiteren Halbwertszeit addieren sich in der Zeitzeile 4s und die Aktivität in % halbiert sich. Dieser Zusammenhang lässt sich mit folgender Formel darstellen:

Zeit = Anzahl Halbwertszeiten · Halbwertszeit

Wird z.B. nach der Zeit gefragt, nach der ^{21}F auf 12,5% seiner Ursprungsaktivität gefallen ist, sollte man überlegen, nach wie vielen Halbwertszeiten 12,5% erreicht sind und anschließend nur noch einsetzen: Zeit = 3 · 4s = 12s.

6.1 Aufgaben

H1

Das radioaktive Iod-Isotop ^{131}I, das in der Radioiodtherapie eingesetzt wird, zerfällt mit einer Halbwertszeit von etwa 8 Tagen in das stabile ^{131}Xe. Etwa wie lange dauert es, bis die Aktivität eines radioaktiven ^{131}I-Präparates auf 10 % der Ursprungsaktivität abgefallen ist?

H2

In der Nuklearmedizin kommt u.a. das radioaktive Sauerstoffisotop ^{15}O zum Einsatz. Seine Aktivität nimmt in 20 min auf etwa 0,1 % des ursprünglichen Wertes ab. Etwa wie groß ist die Halbwertszeit des Nuklids?

H3

Bei einer Lebersonographie wird Ultraschall von 3,5 MHz eingesetzt, der im Gewebe exponentiell mit einer Halbwertstiefe von 1,2 cm abnimmt. Auf welchen Bruchteil hat die Schallintensität nach 6 cm Gewebedicke abgenommen?

Die Lösungen dieser Aufgaben findest du ab Seite 38.

Bewerbungs-Prophylaxe (↑, -Training) *f*: (engl.) prophylaxis
application: Indizierte P. zur Sicherung der angestrebten
Anstellung im Krankenhaus. Mit Hilfe einer Bewerbungs-
Prophylaxe beugen Sie einer Budgetporose vor und ver-
hindern eine monetäre Neuralgie. Um mehr zu erfahren,
konsultieren Sie bitte einen Spezialisten der Deutschen
Ärzte Finanz.

**Nicht alles was für Medizinstudierende und Ärzte wichtig ist,
erfährt man aus dem Pschyrembel.**

Gut, dass Ihnen die Heilberufe-Spezialisten der Deutschen Ärzte
Finanz ein umfangreiches Seminarangebot anbieten können. Hier
erfahren Sie alles, was für einen optimalen Berufsstart und eine
weitsichtige Karriereplanung wichtig ist. Melden Sie sich gleich im
Internet an: www.aerzte-finanz.de.

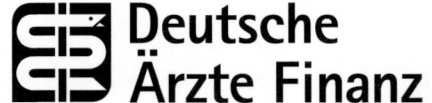

Deutsche Ärzte Finanz – Ihr Partner im Studium und Beruf

Optimale Lernhilfen für Vorklinik und Klinik – kostenlos, z.B.:

Biochemieposter:

Grundverständnis zu biochemischen Prozessen im menschlichen Körper mit nur einer Lernhilfe

Länderinformationen für Ihre Auslands-Famulatur:

Umfangreiche Informationen zu über 30 Ländern mit Erfahrungsberichten, wichtigen Adressen, Infos zu Land und Leuten

Bestens auf den Berufseinstieg vorbereitet: Mit unserem kostenlosen Seminarprogramm. Gleich online anmelden!

Bewerber-Workshop

Wie gestalten Sie Ihre Bewerbung wirkungsvoll? Und wie hinterlassen Sie einen nachhaltigen Eindruck im Vorstellungsgespräch?
- Die erfolgreiche Bewerbungsstrategie
- Die professionelle schriftliche Bewerbung
- Das Vorstellungsgespräch

PJ-Infotreff

Im PJ setzen Sie Ihr Wissen erstmals in die Praxis um. Wir zeigen Ihnen, wie Sie sich für Ihre Assistenzarzt-Tätigkeit vorbereiten.
- Formalitäten und grundlegende Informationen zur Assistenzarztzeit
- Das erste Gehalt
- Gesetzliche und private Versicherungen

Weitere Lernhilfen und Seminare finden Sie unter **www.aerzte-finanz.de!**

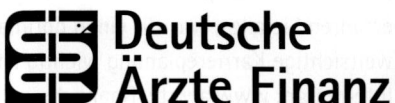

Deutsche Ärzte Finanz

7 Optik

Auch in den Aufgaben zu diesem Fachgebiet gibt es wieder viele Überschneidungen mit dem Skript Physik. Abgesehen davon, benötigen die Fragen zur Optik aber auch einen besonderen mathematischen Zugang, der euch in diesem Kapitel vorgestellt wird.

Klarer Favorit der mathematischen Aufgaben zur Optik ist die Brechkraft. Sie kann mit folgender Formel berechnet werden:

$$D = \frac{1}{f}$$

D = Brechkraft, f = Brennweite

Die Brechkraft verhält sich also reziprok zur Brennweite, was bedeutet, dass eine große Brechkraft mit einer kurzen Brennweite einhergeht und umgekehrt. Die Einheit der Brechkraft ist die Dioptrie (= dpt).
Eine Dioptrie entspricht $\frac{1}{m} = m^{-1}$.

Ein weiterer Physikumsliebling ist die Akkommodationsbreite des Auges. Berechnet wird sie, indem man die höchste Brechkraft unseres Auges (= kürzester Abstand, in dem ein Gegenstand scharf gesehen wird) von der geringsten Brechkraft abzieht (= weitester Abstand, in dem ein Gegenstand scharf gesehen wird):

$$\text{Akkommodationsbreite} = \frac{1}{N} - \frac{1}{F}$$

N = Nahpunkt, F = Fernpunkt

Da bei Normalsichtigen (= Emmetropen) und Weitsichtigen (= Hyperopen) der Fernpunkt im Unendlichen liegt, nähert sich der Ausdruck

$$\frac{1}{F} = \frac{1}{\infty}$$

der Null (1 geteilt durch eine sehr hohe Zahl ergibt eine sehr kleine Zahl, vgl. Basics, Bruchrechnen, S. 2).
Da man beim Berechnen sämtlicher Brennweiten sowie Nah- und Fernpunkte ständig 1 durch diese dividieren muss, ist es wichtig, fit im Bruchrechnen zu sein. Ihr könnt das an folgendem Beispiel wiederholen:

Die Brennweite **f** einer Linse beträgt +0,2m. Wie hoch ist die Brechkraft?

$$D = \frac{1}{f} = \frac{1}{0,2m}$$

Hier empfiehlt es sich, im Zähler und Nenner mit 10 zu erweitern.

$$D = \frac{1}{0,2m}\Big|\cdot 10 \to D = \frac{1\cdot 10}{0,2m\cdot 10} = \frac{10}{2m} = 5m^{-1}$$

Damit ist die Brechkraft 5m^{-1} = **+5dpt**.

Um es euch nicht ganz so einfach zu machen, werden in den Aufgaben des schriftlichen Physikums die Brennweite und der Nahpunkt meist in Zentimetern und nicht in Metern angegeben. Damit ihr das Ergebnis trotzdem in dpt angeben könnt, solltet ihr die cm am besten sofort in m umrechnen. Die Umwandlung von

$$\frac{1}{cm} \quad \text{in} \quad \frac{1}{m} = dpt$$

ist komplizierter und daher eine unnötige Fehlerquelle.

Übrigens...

• Sammellinsen haben eine positive Brennweite und somit auch eine positive Brechkraft. Daher werden Sammellinsen bei der Behandlung von Weitsichtigkeit eingesetzt, die ja mit einer verringerten Brechkraft einhergeht.

• Streulinsen haben eine negative Brennweite und werden bei Kurzsichtigkeit eingesetzt, da kurzsichtige Augen zu stark brechen und damit zuviel Brechkraft haben.

7.1 Aufgaben

Op1

Bei einem weitsichtigen Auge beträgt der Abstand des (akkommodativen) Nahpunkts zum Auge 50 cm. Welchen Brechwert („Brechkraft") muss eine vorgesetzte Linse haben, um den Nahpunkt von 50 cm auf 25 cm zu verlagern? (Die Entfernung des Korrekturglases vom Auge sei vernachlässigbar klein.)

Op2

Ein normalsichtiger 20-jähriger Proband betrachtet einen Gegenstand in der Sehweite 25 cm. Anschließend hält er ein Brillenglas von +6 dpt gleichsam als Lupe in solcher Entfernung vor ein Auge, dass er mit entspanntem Auge (Akkommodation auf „unendlich" große Entfernung!) den Gegenstand betrachten kann. Der Gegenstand ist nun größer als vorher zu sehen. Etwa wie groß ist diese Vergrößerung?

Op3

Ein Großvater befürchtet, sein 8-jähriger Enkel sei kurzsichtig, da dieser Gegenstände in 7 cm Abstand zu den Augen hält, wenn er sie ganz genau betrachtet. Etwa welche Akkommodationsbreite hat sein in Wirklichkeit emmetroper Enkel höchstwahrscheinlich?

Die Lösungen dieser Aufgaben findest du ab Seite 39.

8 Geometrie

Fragen mit geometrischem Inhalt sind unter den Mathefragen im Physikum eher selten, weshalb auch nur ganz kurz auf sie eingegangen wird. Sollten jetzt bei euch panische Erinnerungen an die Schulzeit aufkommen, wo nach der Berechnung des Volumens eines Kegels gefragt wurde, könnt ihr beruhigt sein: Mit der Formel für die Berechnung der Kreisfläche und des Volumens einer Kugel sind bereits fast alle Fragen abgedeckt.

Kreisfläche: $A = \pi \cdot r^2$

A=Fläche, π 3, r=Radius

Volumen einer Kugel: $V = \dfrac{4}{3} \cdot \pi \cdot r^3$

V=Volumen, π 3, r=Radius

Übrigens…

Die Kreiskonstante π ist auf drei Nachkommastellen gerundet 3,141. Für die Aufgaben des schriftlichen Examens reicht es, sich zum Kopfrechnen die Drei zu merken.

Falls in einer Frage der Durchmesser und nicht der Radius vorgegeben ist, stellt auch das kein Problem dar: Der Radius ist die Hälfte des Durchmessers.

Etwas schwieriger, aber immer noch locker lösbar, ist das Kopfrechnen mit den Potenzen „hoch 2" und „hoch 3" in diesen beiden Formeln. Dazu solltet ihr euch einfach vergegenwärtigen, dass r^3 nichts anderes ist als r·r·r.

8.1 Aufgaben

G1

Wenn sich der Pupillendurchmesser von 1,5 mm auf 7,5 mm erweitert, so erhöht sich bei unveränderter Beleuchtung der Lichtstrom durch die Pupille auf das Wievielfache?

Die Lösung dieser Aufgabe findest du auf Seite 41.

9 Oxidationszahlen

Komplexe Rechenkünste und höhere Mathematik sind hier Gott sei Dank nicht von Nöten. Dennoch braucht es ein wenig Übung und Rechnerei, um die zu den Oxidationszahlen gestellten Fragen im Physikum schnell und sicher beantworten zu können.

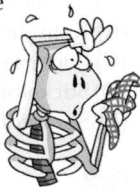

9.1 Was sind Oxidationszahlen?

Chemische Bindungen entstehen oft durch den Austausch oder das „Sich-Teilen" von elektrischen Ladungen. Die Möglichkeit eines Atoms, sich mit anderen Atomen elektrische Ladungen zu teilen, wird durch die Anzahl der Elektronen in der äußersten Schale dieses Atoms bestimmt; die Anzahl dieser Außenelektronen spiegelt sich in der Anordnung der Elemente im Periodensystem wider. So besitzt Natrium als ein Element der ersten Hauptgruppe ein einziges Außenelektron, Chlor als Element der siebten Hauptgruppe besitzt sieben. Alle Elemente streben einen Zustand an, in dem die äußerste Elektronenschale voll, also im Regelfall mit acht Elektronen, besetzt ist. Dieses Bestreben fasst man unter dem Begriff der „Oktettregel" zusammen. Die Elemente Natrium und Chlor erreichen den Zustand der acht Außenelektronen dadurch, dass Natrium sein äußerstes Elektron Chlor leiht, sich damit die äußerste Schale des Natriumatoms „auflöst" und die darunter liegende, voll besetzte Schale nun seine äußerste ist. Das Chloratom ergänzt mit dem geliehenen Elektron seine unvollständige Außenschale zu einer mit acht Elektronen besetzten vollständigen. Hierbei gehen Natrium und Chlor eine Bindung ein und bilden Natriumchlorid.

Da es hierbei zu Ladungsverschiebungen kommt (= eine negative Ladung geht von Natrium zu Chlor), die der findige Chemiker gerne beschreiben möchte, führte man die Oxidationszahlen ein. Diese beschreiben die Ladung, die jedes einzelne Element innerhalb einer Bindung hat. Um Verwechslungen mit der Ladung von Ionen auszuschließen (z.B. Na^+), benutzt man für die Oxidationszahlen römische Ziffern: Natrium in NaCl bekommt also eine +I, weil eine negative Ladung fehlt, Chlor hat eine negative Ladung zu viel und bekommt folglich eine -I.

Übrigens…

Das Abgeben elektrischer Ladung nennt man Oxidation, das Aufnehmen elektrischer Ladung Reduktion.

9.2 Woher weiß man, wer welche Oxidationszahl bekommt?

Gleich mal zur Beruhigung vorneweg: Es ist weder nötig, das gesamte Periodensystem der Elemente „runterbeten" zu können, noch müsst ihr abstrakte Chemie im Physikum herleiten können. Wenn ihr einige wenige Regeln kennt und beachtet, lassen sich die Oxidationszahlen nahezu aller Elemente prima herleiten.

Zu allererst gilt: **Elemente haben immer die Oxidationszahl 0.** Wer sollte hier auch wem Elektronen geben und damit eine Ladungsveränderung herstellen? Entwedr steht das Atom wie bei Mg oder Zn gänzlich für sich alleine, so dass es kein weiteres Atom gibt, von dem es sich (oder dem es) Elektronen leihen könnte, oder aber es gibt ein solches weiteres Atom wie z.B. bei Cl_2, wo jedoch beide Partner das gleiche Bedürfnis haben Elektronen zu bekommen (oder abzugeben), was mit einem klaren Unentschieden endet.

Zweitens ist darauf zu achten, dass sich **Oxidationszahlen innerhalb eines Moleküls zu 0, Oxidationszahlen innerhalb komplexer Ionen zur Ladung des Ions ergänzen.** Um bei unserem Beispiel zu bleiben: in NaCl geben +I für Natrium und -I für Chlor in der Summe 0. Im Fall von HCO_3^- als einem Beispiel für ein „komplexes Ion" müssen die Oxidationszahlen aller beteiligten Elemente die Gesamtladung -1 ergeben.

Dann bleibt noch, sich zu merken, dass **Wasserstoff (= H) die Oxidationszahl +I hat und Sauerstoff (=O) die Oxidationszahl –II**, die meisten weiteren Oxidationszahlen jedoch variieren. Für das gerade angesprochene HCO_3^- bedeutet dies, dass mit einem Wasserstoffatom ein +I, und mit den drei Sauerstoffatomen dreimal -II, also insgesamt -VI Ladungen des Ions bekannt sind. Diese beiden Ladungen ergeben verrechnet miteinander -V. Was noch fehlt, ist die Oxidationsstufe des Kohlenstoffatoms. Da die Gesamtladung des Ions -1 ist, muss der Kohlenstoff hier die Oxidationszahl +IV haben.

<u>**Übrigens…**</u>

Mit diesen drei Regeln im Hinterkopf lassen sich auch schon die meisten der Fragen zu diesem Thema beantworten. Merken solltet ihr euch noch eine im Physikum gern gefragte Ausnahme: das Wasserstoffperoxid H_2O_2. In diesem Molekül erhält Sauerstoff ausnahmsweise die Oxidationszahl -I. In der Summe beträgt die Oxidationszahl des Moleküls dann wieder 0 (zweimal +I vom H und zweimal –I vom O). Für einige wenige Fragen könnt ihr euch außerdem merken, dass Alkalimetalle (z.B. Natrium und Kalium, also Atome der 1. Hauptgruppe) stets die Oxidationszahl +I, Erdalkalimetalle (z.B. Calcium und Magnesium, also Atome der 2. Hauptgruppe) stets die Oxidationszahl +II und die Halogene (z.B. Fluor und Chlor, also Atome der 7. Hauptgruppe) stets die Oxidationszahl –I haben. Damit habt ihr dann aber auch wirklich nichts mehr zu befürchten…

9.3 Aufgaben

Ox1 (Übungsaufgabe)

Bevor ihr euch gleich an die Originalaufgaben macht, empfiehlt es sich ein wenig Übung im Umgang mit der Bestimmung von Oxidationszahlen zu erlangen. Also los…

a) HCl
b) NH_3
c) H_2O
d) CH_4
e) CO
f) CO_2
g) MgO
h) Fe_2O_3
i) H_2S
j) $NaNO_2$
k) NH_4Cl
l) HCO_3^-
m) HSO_4^-
n) HPO_4^{2-}

Ox2

In welchem der hier aufgeführten Moleküle weist das N-Atom die höchste Oxidationszahl auf?

(A) Ammoniumchlorid
(B) Kaliumcyanid
(C) Lachgas
(D) Stickstoff
(E) Stickstoffmonoxid

Ox3

Zur Beschreibung von Redox-Reaktionen dienen Oxidationszahlen (= Oxidationsstufen) als Hilfsgrößen. Welche Aussage trifft zu?

(A) In H_2O_2 hat jedes der beiden O die Oxidationszahl −2.
(B) In HPO_4^{2-} hat P die Oxidationszahl +5.
(C) In MnO_4^- hat Mn die Oxidationszahl +5.
(D) In N_2 hat jedes der beiden N die Oxidationszahl +1.
(E) In SO_2 hat S die Oxidationszahl +2.

Die Lösungen dieser Aufgaben findest du ab Seite 41.

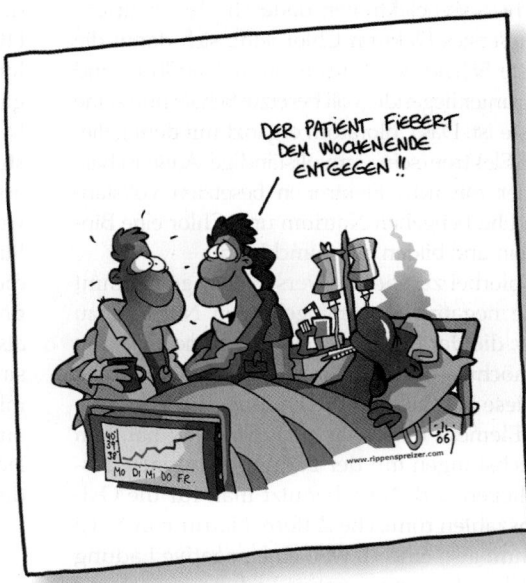

DER PATIENT FIEBERT DEM WOCHENENDE ENTGEGEN !!

Diese und über 600 weitere Cartoons gibt es in unseren Galerien unter:

www.Rippenspreizer.com

10 Biologie

Obwohl die Biologie ja nicht von Haus aus mathematisch ist, finden sich im Physikum dennoch einige Aufgaben, zu deren Lösung einfache mathematische Fertigkeiten vonnöten sind. Der Schwerpunkt liegt hierbei auf der Wahrscheinlichkeitsrechnung im Rahmen von Erbgängen. Um diese Art Aufgaben bewältigen zu können, solltet ihr wissen, dass

- jedes Gen im Körper mindestens zweimal und zwar auf unterschiedlichen Allelen vertreten ist und
- man daher heterozygote von homozygoten sowie dominante von rezessiven Erbgängen unterscheiden kann.

Zur Erinnerung einpaar Begriffsdefinitionen:

- Heterozygot bedeutet, dass sich das, für ein bestimmtes Merkmal verantwortliche Gen auf nur einem der beiden Allele befindet.
- Homozygot bedeutet, dass sich solch ein Gen auf beiden Allelen befindet.
- Dominant bedeutet, das Gen für ein bestimmtes Merkmal muss nur auf einem Allel vorhanden oder verändert sein, damit es zur Merkmalsausprägung kommt. Dominante Allele werden mit Großbuchstaben gekennzeichnet.
- Rezessiv bedeutet, das Gen muss auf beiden Allelen vorhanden oder verändert sein, damit es zur Merkmalsausprägung kommt. Rezessive Allele werden mit Kleinbuchstaben gekennzeichnet und sind wahre Physikumslieblinge.
- Der Begriff Genotyp bezeichnet die genetische Ausstattung, der Begriff Phänotyp das Erscheinungsbild. Beispielsweise ist bei einer autosomal-rezessiven Erkrankung ein heterozygoter Merkmalsträger genotypisch „krank", phänotypisch allerdings vollkommen gesund und daher von Gesunden (=Nicht-Merkmalsträgern) nicht zu unterscheiden.

10.1 Vererbung genetischer Merkmale

Im Rahmen der Vererbung bekommt ein Kind jeweils ein Allel eines Gens vom Vater und eines von der Mutter. Es ist ein alter, aber hilfreicher Trick, sich mit Hilfe einer Skizze oder einer Tabelle die möglichen Genotypen der Kinder darzustellen. Diese Übersichtlichkeit erleichtert euch das fehlerfreie Rechnen der Aufgaben.

Skizze

Dabei zeichnet man beide Allele der Eltern auf und verteilt diese - gekennzeichnet durch Linien - gleichmäßig auf die Kinder. In diesem Beispiel werden die Kinder zweier heterozygoten Eltern betrachtet, die Genträger einer autosomal-rezessiven Erkrankung sind. Beide Elternteile haben also den Genotyp Aa, wobei a das kranke Allel darstellt.

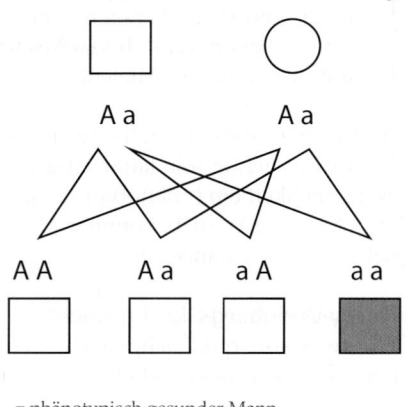

= phänotypisch gesunder Mann
= phänotypisch gesunde Frau

= phänotypisch kranker Mann
= phänotypisch kranke Frau

Abbildung 4: autosomal-rezessiver Erbgang

Übrigens...

Das Geschlecht ist bei autosomalen Erbgängen irrelevant. Dass die Eltern vier Jungen haben, ist damit bedeutungslos. Wichtig ist hier nur die Verteilung der Allele auf die Nachkommen. Das Geschlecht der Kinder spielt nur bei gonosomalen Erbgängen eine Rolle.

Tabelle

Dabei trägt man die Allele des Vaters in die Spalten und die Allele der Mutter in die Zeilen ein. Als Beispiel dienen auch hier wieder die Kinder zweier heterozygoter Elternteile einer autosomal-rezessiven Erkrankung.

		Vater	
		A	a
Mutter	A	AA	Aa
	a	aA	aa

Tabelle 5: Autosomal-rezessiver Erbgang

In diesem Beispiel einer autosomal-rezessiven Erkrankung gibt es 3 verschiedene Kombinationsmöglichkeiten mit unterschiedlich hohen Wahrscheinlichkeiten:

- $\frac{1}{4}$ = 25% AA = phänotypisch gesundes Kind mit zwei gesunden Allelen.
- $\frac{2}{4}$ = 50% Aa = aA = phänotypisch gesundes Kind, Genträger da heterozygot
- $\frac{1}{4}$ = 25% aa = phänotypisch krankes Kind mit zwei kranken Allelen.

Was im Rahmen humangenetischer Beratungen für Eltern sehr wichtig sein kann, ist die Wahrscheinlichkeit ein (phänotypisch) gesundes Kind (=AA, Aa, aA) zu bekommen. In diesem Beispiel läge diese Chance bei $\frac{3}{4}$ = 75%.

Das Hardy-Weinberg-Gleichgewicht

Das Hardy-Weinberg-Gleichgewicht beschreibt die Häufigkeit bestimmter Allele in einer idealen Population.

	A	a
A	AA	Aa
a	aA	aa

Tabelle 6: Autosomal-rezessiver Erbgang

Die zwei Formeln hierfür lauten:
1. $p^2+2pq+q^2=1$ und
2. $p+q=1$

mit p = A und q = a

In der 1. Formel wurden zwei neue Variablen für die Allele A und a verwendet: p^2 = AA, 2pq = 2Aa und q^2 = aa. Da dies allen Anordnungsvarianten der Allele entspricht, ergibt sich die Summe 1 (=100%).

In der 2. Formel gibt es außer A und a (= p und q) kein weiteres Allel, womit auch hier die Summe 1 (=100%) ist.

Dazu gleich mal ein Beispiel von einer Population im Hardy-Weinberg-Gleichgewicht:

In einer Bevölkerung komme das Allel A mit einer Häufigkeit von 1:5 vor. Wie hoch ist dabei der Anteil der heterozygoten Genträger?

Der Schlüssel zur Beantwortung dieser Art von Fragen ist mal wieder das genaue Lesen der Frage und das Extrahieren der darin enthaltenen Infos.

Angegeben ist die Häufigkeit des Allels A (=p) mit 1:5 = 0,2 = 20%.

Gesucht sind alle Heterozygoten 2Aa = 2pq.

Rechenweg:

Es empfiehlt sich zunächst mit der 2. Formel q zu berechnen: p+q=1 → q=1−p → q=1−0,2 = 0,8 = 80%.

Da nach 2pq gefragt ist, braucht ihr die 1. Formel gar nicht, sondern rechnet einfach munter so weiter:

Alle Heterozygoten=2·p·q →2·0,8·0,2 .

Hier bietet es sich an, die Null vor dem Komma zu ignorieren und zunächst 8·2 = 16 zu rechnen. Jetzt stellt ihr die 0 mit dem Komma wieder davor und erhaltet 0,8·0,2 = 0,16. Anschließend wird diese Zahl noch mit 2 multipliziert und fertig ist die Antwort: 2·0,16 = **0,32**.

Der Anteil der Heterozygoten beträgt in dieser Bevölkerung also 0,32 = 32%

10.2 Aufgaben

Bi1

Unter phänotypisch gesunden Geschwistern eines Trägers einer autosomal-rezessiven Krankheit ist die Wahrscheinlichkeit, heterozygot zu sein, am ehesten wie hoch?

Bi2

Beide Eltern eines zweieiigen Zwillingspaares haben die durch die kodominanten Allele M und N determinierte Blutgruppe MN. Wie groß etwa ist die Wahrscheinlichkeit, dass beide Zwillinge die Blutgruppe MN haben?

Bi3

In einer Familie weist der Vater eine autosomal-dominant vererbliche Skelettdysplasie auf. Seine Eltern und seine Ehefrau sind von dieser Krankheit nicht betroffen. Seine fünf Kinder sind jedoch alle ebenfalls von der Krankheit betroffen. Diese Verteilung bei den Kindern ist bei wie vielen aller solcher Familien mit 5 Kindern und einem erkrankten Elternteil zu erwarten?

Bi4

In einer Bevölkerung, die sich im Hardy-Weinberg-Gleichgewicht befindet, kommen die Allele A und a eines autosomalen Gens vor. Das Allel a weist die Häufigkeit von 0,3 auf. Welcher Genotyp ist in der Bevölkerung am häufigsten?

Die Lösungen dieser Aufgaben findest du ab Seite 42.

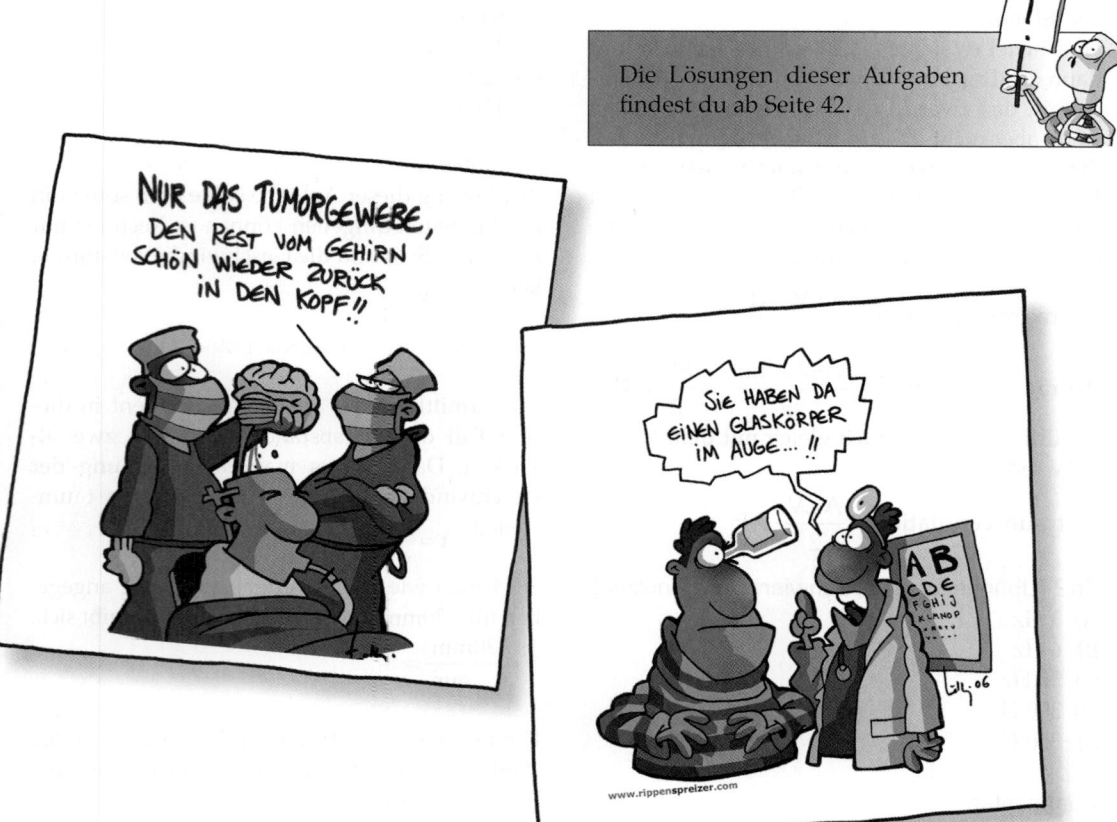

Diese und über 600 weitere Cartoons gibt es in unseren Galerien unter:

www.Rippenspreizer.com

Lösungsteil

Basics

Ba1 (Übungsaufgabe, Schwierigkeit: lösbar)
A) $1L \cdot min^{-1}$
B) $1,5L \cdot min^{-1}$
C) $2,5L \cdot min^{-1}$
D) $4L \cdot min^{-1}$
E) $8L \cdot min^{-1}$

Kommentar:
Vorsicht, diese Aufgabe ist schwieriger als sie auf den ersten Blick erscheinen.
Ventilation=AZV·AF → V=0,4L·20min⁻¹
= V=8L·min⁻¹
Hier bietet es sich an, 4·20 = 80 zu rechnen und dann das Ergebnis durch 10 zu teilen = 8. Ein Ergebnis, das zwar in den Antwortmöglichkeiten steht, aber nicht das gesuchte ist, denn nur etwa die Hälfte des AZV - und damit auch nur die Hälfte des Produkts aus AZV und AF - kommt wirklich in den Alveolen an, die andere Hälfte belüftet lediglich den Totraum.

$$\text{Totraumventilation} = \frac{AZV \cdot AF}{2}$$

$$\text{Totraumventilation} = \frac{\text{Ventilation}}{2} = \frac{8L}{2} = 4L$$

Natürlich dürft ihr auch gleich mit dem halben AZV rechnen.

$$\text{Totraumventilation} = \frac{AZV}{2} \cdot AF$$

Ba2 (Übungsaufgabe, Schwierigkeit: Routine)
A) 3 Hz
B) 6 Hz
C) 50 Hz
D) 300 Hz
E) 360 Hz

Kommentar:
Zur Lösung dieser Aufgabe müsst ihr wissen, dass die Frequenz (=f) in Hertz (=Hz) gemessen wird, und ein Hz eine Aktion pro Sekunde (= s) bedeutet:

$$1Hz = \frac{1}{s} = 1s^{-1}$$

Gefragt ist also, wie viele Aktionen pro Sekunde stattfinden. Da eine Minute 60 Sekunden hat, müssen die angegebenen 360 Zuckungen pro Minute durch 60s geteilt werden.

$$f = \frac{\text{Aktionen pro Minute}}{60s} \rightarrow f = \frac{360}{60s}\Big|:10$$

$$\rightarrow f = \frac{36\theta}{6\theta s} = f = \frac{36}{6s} = f = \frac{6}{s} = f = 6/s = f = 6s^{-1} = \mathbf{6Hz}$$

Übrigens...

Bitte achtet darauf, die Einheiten (hier: Sekunden) unter dem Bruchstrich stehen zu lassen, auch wenn ihr die Zahl davor kürzt.

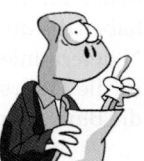

Ba3 (F09, Schwierigkeit: lösbar)
A) $50min^{-1}$
B) $60min^{-1}$
C) $100min^{-1}$
D) $120min^{-1}$
E) $150min^{-1}$

Kommentar:
Zur Lösung dieser Aufgabe sollte man souverän mit Einheiten umgehen können (s. Rechnen mit Einheiten, S. 6) und die Geschwindigkeitsformel kennen:

$$v = \frac{s}{t}$$

v = Geschwindigkeit, s = Strecke, t =Zeit

Zur Ermittlung der Herzfrequenz dient in diesem Fall der Zeitabstand t zwischen zwei R-Zacken. Daher muss man die Gleichung der Geschwindigkeitsformel zunächst nach t umstellen.
$$t = \frac{s}{v}$$

Setzt man wie in der Aufgabenstellung angegeben für s 30mm und für v 50mm/s ein, ergibt sich:
$$t = \frac{30mm}{50\frac{mm}{s}} =$$

Die mm kürzen sich raus und s wandert in den Zähler (denn s steht ja im Nenner des unteren Bruchs in diesem Doppelbruch):

$$t = \frac{30mm}{50\frac{mm}{s}} = t = \frac{30}{50}s$$

An dieser Stelle sieht man, dass für die Zeit tatsächlich eine Zeiteinheit und nicht etwa eine Strecke herauskommt.

Nach Kürzen mit dem größten gemeinsamen Teiler 10 lautet der Bruch

$$t = \frac{30}{50}s = t = \frac{3}{5}s$$

Jetzt habt ihr bereits den zeitlichen Abstand zwischen zwei R-Zacken berechnet. Gefragt ist aber wie viele dieser R-Zacken (= Herzaktionen) pro Minute stattfinden. Die Überlegung „Wie oft passen 3/5s in 60s?" hilft euch den nächsten Schritt zu formulieren:

$$\text{Puls} = \frac{60s}{\frac{3}{5}s}$$

Die Sekunden s lassen sich wegkürzen und die 5 wandert in den Zähler

$$\text{Puls} = \frac{60s}{\frac{3}{5}s} \text{ pro Minute} \to \text{Puls} = 60 \cdot \frac{5}{3} \text{ pro Minute}$$

$$60 \cdot 5 = 300 \to \text{Puls} = \frac{300}{3} \text{ pro Minute}$$

und $\frac{300}{3} = 100 \to \text{Puls} = 100 \text{ pro Minute}$

Übrigens...
Statt 100 pro Minute kann man auch 100/min oder wie meistens im Physikum 100min⁻¹ schreiben (s. S. 4).

Die gesuchte Herzfrequenz beträgt also 100min⁻¹.

Ba4 (F07, Schwierigkeit: teuflisch)
A) 0,4 mV
B) 10 mV
C) 0,4 V
D) 100 V
E) 2,5 kV

Kommentar:
Zur Beantwortung dieser Frage sind zwei Formeln von Nöten: die erste beschreibt den elektrischen Leitwert G, die zweite ist das Ohm-Gesetz. Der Leitwert **G** verhält sich reziprok (= ist der Kehrwert) zum Widerstand **R**. $\quad G = \frac{1}{R}$

Ziel ist es, mit dem in der Frage angegebenen Leitwert (2mS) den Widerstand R zu berechnen und in das Ohm-Gesetz einzusetzen. Dazu löst man Die Leitwert-Formel zunächst nach R auf.

$$R = \frac{1}{G}$$

Die Einheit für G ist Siemens (= S), die Einheit für R ist Ohm (= Ω).

Das Ohm-Gesetz lautet: $\quad U = R \cdot I$

U = Spannung in Volt (= V), R = Widerstand in Ω, I =Stromstärke in Ampère (= A).

Setzt man $\frac{1}{G}$ statt R in das Ohm-Gesetz ein, ergibt sich

$$U = \frac{1}{G} \cdot I$$

Mit den Zahlen aus der Frage bestückt, lautet die Formel:

$$U = \frac{1}{2mS} \cdot 0,2A$$

Nun gilt es, die mS in S umzuformen, was mit dem Wissen „milli" = 1/1000 oder 10^{-3} nicht allzu schwer fallen sollte:

$$U = \frac{1}{2 \cdot 10^{-3}S} \cdot 0,2A$$

Da ein S = 1/Ω ist und Ω als Einheit des Widerstands benötigt wird, um die Spannung U zu errechnen, sollte man die Formel so umschreiben:

$$U = \frac{1}{2 \cdot 10^{-3} \cdot \frac{1}{\Omega}} \cdot 0,2A$$

Nun kommt wieder euer Wissen um das Auflösen von Doppelbrüchen zum Einsatz: Die Einheit Ω wandert in den Zähler

$$U = \frac{1 \cdot \Omega}{2 \cdot 10^{-3} \cdot 1} \cdot 0,2A$$

Das ·1 im Nenner kann man weglassen

$$U = \frac{1 \cdot \Omega}{2 \cdot 10^{-3}} \cdot 0,2A$$

Übrigens...
Offiziell müsste man einen Wert immer mit der Einheit multiplizieren. Allerdings ist diese Schreibweise beim Rechnen sehr mühselig, und der Malpunkt wird daher fast immer weggelassen. Der besseren Übersichtlichkeit wegen, ist der Malpunkt hier nur beim 1·Ω eingezeichnet. Dadurch soll deutlich werden, dass im folgenden Schritt die 1 nicht etwa im Nirwana verschwindet oder ohne Rechenzeichen dasteht.

Und jetzt?
Wie kann man $\frac{1}{2 \cdot 10^{-3}}$ im Kopf rechnen?

Hier empfiehlt es sich, diesen Term sinnvoll aufzuteilen: $\frac{1}{2} \cdot \frac{1}{1 \cdot 10^{-3}}$

da $\frac{1}{2} = 0,5$ ergibt und $\frac{1}{1 \cdot 10^{-3}} = \frac{1}{0,001} = 1000$

lautet das Zwischenergebnis 0,5·1000 = 500. Eingesetzt in das Ohm-Gesetz ergibt sich:

$$U = 500\,\Omega \cdot 0,2\,A$$

Um das Rechnen mit 0,2 einfacher zu gestalten, könnt ihr es in einen Bruch umwandeln (= mit der Zahl 5 erweitern) $0,2 = \frac{1}{5}$ eingesetzt in die Formel liefert euch das:

$$U = 500\,\Omega \cdot \frac{1}{5}\,A = U = \frac{500\,\Omega \cdot 1}{5\,A} = U = 100\,\frac{\Omega}{A}$$

Wenn ihr jetzt noch wisst, dass $\frac{\Omega}{A} = V$ ist,

habt ihr die lange gesuchte Antwort gefunden: Die elektrische Spannung zwischen Ein- und Austrittspunkt des Körpers beträgt **100 V**.

Ba5 [H10, Schwierigkeit:IMPP-Hammer]

(A) 0,3 mS
(B) 0,4 mS
(C) 2,5 mS
(D) 3 mS
(E) 4 mS

Kommentar:
Gefragt ist in dieser Aufgabe nach dem Gesamtleitwert. Der Kehrwert des Leitwertes ist der Widerstand $(G_{ges} = \frac{1}{R_{ges}})$ und umgekehrt.

In einer Serienschaltung addieren sich die einzelnen Widerstände zum Gesamtwiderstand.

$(R_{ges} = R_1 + R_2 + R_3 + ... + R_n)$.

Damit ist es möglich, die angegebenen Leitwerte zu Widerständen umzuformen, den Gesamtwiderstand durch simple Addition zu errechnen und durch erneutes Bilden des Kehrwertes den Gesamtleitwert zu erhalten.
Die Kehrwerte der vorliegenden Leitwerte sind

$$\frac{1}{1mS}\,;\frac{1}{2mS}\ \text{und}\ \frac{1}{1mS}$$

Daraus errechnet sich der Gesamtwiderstand:

$$R_{ges} = \frac{1}{1mS} + \frac{1}{2mS} + \frac{1}{1mS} = \frac{2}{2mS} + \frac{1}{2mS} + \frac{2}{2mS}$$

$$= \frac{2+1+2}{2mS} = \frac{5}{2}mS^{-1}$$

Hieraus bildet ihr wiederum den Kehrwert und erhaltet so prompt den Gesamtleitwert, nach dem in der Aufgabe gefragt wird:

$$\frac{2}{5}mS = \frac{4}{10}mS = \mathbf{0,4mS}$$

Rechnen mit Einheiten

E1 [H07; Schwierigkeit: lösbar]

(A) 0,08 kPa²·L⁻¹·s
(B) 0,1 kPa·L·s⁻¹
(C) 0,4 kPa·L⁻¹·s
(D) 2,5 L·s⁻¹·kPa⁻¹
(E) 12,5 L·s⁻¹·kPa⁻²

Kommentar:
Die Tatsache, dass hier nach einem Widerstand gefragt wird und unter anderem eine Stromstärke angegeben ist, sollte hellhörig machen. Der Schlüssel zur Lösung einer solchen Aufgabe ist im Regelfall die physikalische Formel

$$\text{Widerstand} = \frac{\text{Spannung}}{\text{Stromstärke}}\ \text{oder kurz}\quad R = \frac{U}{I}$$

Die Ausatemstromstärke **0,5 L s⁻¹** wird für die Stromstärke in den Nenner eingesetzt, nach dem Atemwegswiderstand ist gefragt und für die Spannung darf der Umgebungsluftdruck **0,2 kPa** als Zähler in die Formel gestellt werden:

$$\text{Atemwegswiderstand} = \frac{\text{Umgebungsluftdruck}}{\text{Ausatemstromstärke}}$$

$$= \frac{0,2kPa}{0,5 \cdot L \cdot s^{-1}} = \frac{2}{5} \cdot kPa \cdot L^{-1} \cdot s = \mathbf{0,4kPa \cdot L^{-1} \cdot s}$$

Übrigens...

Die Umrechnung von $\frac{2}{5}$ zu 0,4 ist in diesem Fall nicht zwingend nötig.
Ein Blick auf die Einheiten, die in dieser Aufgabe für jede Lösung einmalig sind, verrät die richtige Lösung ohnehin.

E2 [H08; Schwierigkeit: teuflisch]

(A) 0,11 Nm
(B) 1,1 Nm
(C) 2,2 Nm
(D) 11 Nm
(E) 2,2 kNm

Kommentar:
Voraussetzung zur Lösung dieser Aufgabe ist das Wissen, dass

$$\text{Druck} = \frac{\text{Kraft}}{\text{Fläche}}\ \text{ist.}$$

In Einheiten ausgedrückt sieht das so aus

$$Pa = \frac{N}{m^2}$$

Viel mehr muss man zur Lösung dieser Aufgabe auch gar nicht wissen. Mit einem Blick auf die in der Frage genannten Einheiten kPa (was für die Drücke steht, die auch durch $\frac{N}{m^2}$ ausgedrückt werden können) und ml (die Volumina bezeichnen, welche sich auch durch m^3 beschreiben lassen) sowie auf die Einheit Nm in den Lösungen kann man zügig formulieren:

$$Nm = \frac{N}{m^2} \cdot m^3 \quad \text{oder} \quad \text{Arbeit} = \text{Druck} \cdot \text{Volumen}$$

Bezogen auf die Tatsache, dass nach beiden Ventrikeln gefragt wird, lässt sich die letzte Formel umschreiben zu:

$$\text{Arbeit} = \text{Druck}_1 \cdot \text{Volumen}_1 + \text{Druck}_2 \cdot \text{Volumen}_2$$

Jetzt heißt es nur noch Werte einsetzen und aufmerksam umformen:

$$\text{Arbeit} = 14\,kPa \cdot 70\,mL + 2\,kPa \cdot 70\,mL$$
$$\text{Arbeit} = 70\,mL \cdot (14\,kPa + 2\,kPa)$$
$$\text{Arbeit} = 70\,mL \cdot 16\,kPa$$

1L entspricht 1 dm^3, 1mL sind folglich $1 \cdot 10^{-3}\,dm^3$; 1Pa entspricht 1Nm^2, 1kPa sind folglich $1 \cdot 10^3$ Nm^2. Daher kann man schreiben:

$$\text{Arbeit} = 70 \cdot 10^{-3}\,dm^3 \cdot 16 \cdot 10^3 \frac{N}{m^2}$$

So umgeformt, lassen sich die Zehnerpotenzen 10^3 und 10^{-3} wie folgt miteinander verrechnen:
$$10^3 \cdot 10^{-3} = 10^0 = 1 \quad (s.S.10)$$

$$\text{Arbeit} = 70 \cdot dm^3 \cdot 16 \cdot \frac{N}{m^2}$$

$$\text{Arbeit} = 70 \cdot 10^{-3} \cdot m^3 \cdot 16 \cdot \frac{N}{m^2}$$

Übrigens...

Die Vorsilbe „dezi-" ist im Normalfall gleichzusetzen mit der Zehnerpotenz 10^{-1}. Aufgrund der Tatsache, dass wir hier mit einem Volumen rechnen, müssen wir jedoch den Faktor 3 in dieser Umformung berücksichtigen: $dm^3 = 10^{-1 \cdot 3}\,m^3 = 10^{-3}$.

$$\text{Arbeit} = 70 \cdot 10^{-3} \cdot m^2 \cdot 16 \cdot \frac{N}{m^2} = 70 \cdot 16 \cdot 10^{-3}\,Nm$$

Jetzt habt ihr schon mal die richtige Einheit, was noch fehlt ist die Verrechnung der einzelnen Werte. Am leichtesten fällt das Kopfrechnen wenn ihr dazu die Zahlen zerlegt:

$$70 \cdot 16 = 70 \cdot 10 + 70 \cdot 6 = 700 + 420 = 1120$$

Eingesetzt in die Formel ergibt dies

$$\text{Arbeit} = 1120 \cdot 10^{-3}\,Nm = 1{,}12\,Nm \approx \mathbf{1{,}1\,Nm}$$

und damit die richtige Lösung.

E3 (F09; Schwierigkeit: lösbar)
(A) 0,05 s^{-1}
(B) 0,5 s^{-1}
(C) 1 s^{-1}
(D) 2 s^{-1}
(E) 20 s^{-1}

Kommentar:
In dieser Aufgabe sind nur 2 Werte angegeben: $2 \cdot 10^7\,L \cdot mol^{-1} \cdot s^{-1}$ und $10^6\,L \cdot mol^{-1}$. Ein Blick auf die Lösungsmöglichkeiten verrät euch, dass daraus am Ende s^{-1} werden soll. Die Formel, die euch zum gewünschten Ergebnis führt, lautet daher:

$$k_{\leftarrow} = \frac{2 \cdot 10^7\,L \cdot mol^{-1} \cdot s^{-1}}{10^6 \cdot L \cdot mol^{-1}}$$

So könnt ihr die Einheiten L und mol^{-1} leicht weg kürzen. Nach Verrechnung der Zehnerpotenzen ($10^7 / 10^6 = 10^{7-6} = 10^1$, s. S. 10) bleibt noch folgender Ausdruck stehen:

$$k_{\leftarrow} = 2 \cdot 10^1 \cdot s^{-1} = \mathbf{20\,s^{-1}}$$

und damit auch schon die Lösung der Aufgabe. Hierfür musstet ihr also weder von Myoglobin noch von Geschwindigkeitskonstanten Ahnung haben...

E4 (F09; Schwierigkeit: teuflisch)
(A) 2 mmol/L Erythrozyten
(B) 5 mmol/L Erythrozyten
(C) 10 mmol/L Erythrozyten
(D) 20 mmol/L Erythrozyten
(E) 50 mmol/L Erythrozyten

Kommentar:
Diese Frage hat es in sich. Schaut man sich die in der Frage angegebenen Einheiten u und g/L und die Einheiten der Lösungsmöglichkeiten mol/L an, so scheinen sie auf den ersten Blick nicht viel miteinander gemein zu haben. Auf den zweiten Blick sollte euch jedoch auffallen, dass der Zahlenwert einer Molekülmasse u immer gleich dem der molaren Masse mit der Einheit g/mol ist (zur Erinnerung: wenn 1 Molekül Wasser 18 u wiegt, dann wiegt ein Mol Wasser 18g, s. Skript Chemie 1). Nach diesem Gedankenblitz, könnt ihr folgende (vereinfachte) Formel aufstellen:

$$\frac{mol}{L} = \frac{\frac{g}{L}}{\frac{g}{mol}} \quad , \text{d.h.} \quad \frac{Sauerstoff}{Erythrozyt} = \frac{MCHC}{Molekülmasse}$$

Zur Verdeutlichung der Formel sei angefügt:

$$\frac{\frac{g}{L}}{\frac{g}{mol}} = \frac{g \cdot mol}{g \cdot L} = \frac{g \cdot mol}{g \cdot L} = \frac{mol}{L}$$

Setzt ihr nun die angegebenen Werte ein, ergibt sich:

$$\frac{320\frac{g}{L}}{64 \cdot 10^3 \frac{g}{mol}} = \frac{\frac{320}{64} \cdot 10^{-3} \cdot g \cdot mol}{g \cdot L} = 5\frac{mmol}{L}$$

An diesem Punkt könnte man aufhören und meinen, (B) sei das richtige Ergebnis. Entsprechend kreuzten auch viele Physikumskandidaten diese Antwort an, was leider falsch war, da ein Hämoglobintetramer ja 4 mol O_2 binden kann. Entsprechend lautet auch die richtige Lösung dieser Aufgabe

$$4 \cdot 5\frac{mmol}{L} = 20\frac{mmol}{L}$$

und damit Lösungsmöglichkeit (D).

E5 (F08; Schwierigkeit: IMPP-Hammer)
(A) 10 m/s
(B) 25 m/s
(C) 40 m/s
(D) 50 m/s
(E) 70 m/s

Kommentar:
Geschwindigkeiten sind definiert als zurückgelegte Strecke pro Zeit. Dabei ist es völlig egal, ob es sich um die Geschwindigkeit eines Autos handelt (hier wird die Geschwindigkeit normalerweise in km/h angegeben) oder – wie in der Aufgabe – um einen Nervenimpuls (die Einheit ist hier m/s).
Beide in der Frage genannten Werte für Strecken müssen daher in der Formel im Zähler des Bruches stehen, beide Zeitwerte im Nenner.
Zugegebenermaßen sehr indirekt gefragt ist nach der Geschwindigkeit auf der Strecke zwischen Handgelenk und Ellenbogen. Zeit und Strecke sind dabei nicht direkt, sondern jeweils zum Daumen gemessen. Die gefragten Werte erhält man, wenn man die kürzere Strecke und – logischerweise – die kleinere Zeit (= Daumen –Handgelenk) von den jeweils größeren Werten (=Daumen – Ellenbogen) abzieht. In einer Formel zusammengefasst, würde das ganze folgendermaßen aussehen:

$$\text{Nervenleitgeschwindigkeit} =$$
$$\frac{Strecke_{Daumen \to Ellenbogen} - Strecke_{Daumen \to Handgelenk}}{Zeit_{Daumen \to Ellenbogen} - Zeit_{Daumen \to Handgelenk}}$$

Daraus ergibt sich nach Einsetzen der Werte:

$$\text{Nervenleitgeschwindigkeit} = \frac{40cm - 10cm}{10ms - 4ms} = \frac{30cm}{6ms}$$

$$= \frac{30 \cdot 10^{-2} m}{6 \cdot 10^{-3} s} = 5 \cdot \frac{1}{10^{-1}} \cdot \frac{m}{s} = 5 \cdot 10^1 \frac{m}{s} = 50\frac{m}{s}$$

und damit Antwort (D).

E6 (F08; Schwierigkeit: IMPP-Hammer)
(A) 0,1 L
(B) 0,2 L
(C) 0,3 L
(D) 0,4 L
(E) 0,5 L

Kommentar:
Eine wesentliche Voraussetzung zur Lösung dieser Aufgabe ist die Kenntnis der Osmolarität des Blutes von 300 mosmol/L. Dieser Wert bezeichnet den osmotischen Druck des Blutes, was bedeutet, dass in einem Liter Blut 300 mmol Teilchen gelöst sind. Von der dem Blut isotonen Lösung aus der Physikumsaufgabe haben wir allerdings keinen ganzen Liter, sondern lediglich 0,6 Liter mit

$$300 \frac{mmol}{L} \cdot 0,6L = 180 mmol$$

Zu diesen $\dfrac{180 mmol}{0,6L}$

werden 60 mmol Teilchen zugegeben, ohne dass eine Veränderung im Volumen zu erkennen wäre. Damit habt ihr also

$$\frac{180 mmol + 60 mmol}{0,6L} = \frac{240 mmol}{0,6L}$$

Die Veränderung der Osmolarität wird offensichtlich, wenn man diesen Bruch einmal ausrechnet: $\dfrac{240 mmol}{0,6L} = \dfrac{2400 mmol}{6L} = 400 \dfrac{mmol}{L}$

statt der ursprünglichen 300 mmol/L. (Dieser Schritt soll hier nur der Veranschaulichung dienen und ist für den Rechenweg im Physikum nicht zwingend notwendig.)
Laut Aufgabe soll nun reines Wasser zugegeben werden, um die Osmolarität der Lösung wieder auf das Niveau des Blutes abzusenken. Dies lässt sich in einer Formel so ausformulieren:

$$\frac{240 mmol}{0,6L + x} = 300 \frac{mmol}{L}$$

Um diese Gleichung nach x aufzulösen, könnt ihr auf beiden Seiten durch $300 \dfrac{mmol}{L}$ dividieren und mit 0,6L + xL multiplizieren:

$$\frac{240 mmol}{300 \dfrac{mmol}{L}} = 0,6L + x$$

Als nächstes kürzen sich die mmol weg und die Liter wandern in den Zähler. Damit steht die Einheit Liter sowohl auf der linken als auch auf der rechten Seite des Gleichheitszeichens und es muss nur noch gerechnet werden...

$$\frac{24}{30}L = 0,6L + x$$

kürzt ihr den linken Bruch mit 3 und erweitert den rechten mit 10, so steht noch da

$$\frac{8}{10}L = \frac{6}{10}L + x$$

aufgelöst nach x ergibt dies

$$\frac{8}{10}L - \frac{6}{10}L = x \qquad \frac{2}{10}L = \mathbf{0,2L} = x$$

Man muss also 0,2L reines Wasser zugeben, um wieder eine isotone Lösung zu haben.

E7 (H07; Schwierigkeit: lösbar)
(A) 4 kJ
(B) 40 kJ
(C) 60 kJ
(D) 120 kJ
(E) 600 kJ

Kommentar:
Auch hier solltet ihr euch zunächst wieder einmal einen Überblick über die in der Aufgabe enthaltenen Informationen verschaffen:
Aufgeführt ist der spezifische Brennwert von Bier mit $2000 \dfrac{kJ}{kg}$
und die Wärmekapazität mit $4 \dfrac{kJ}{kg \cdot K}$.

Zudem erhaltet ihr den Hinweis, dass die Dichte näherungsweise so groß wie die von Wasser sei, was bedeutet, dass ihr die 0,5 L mit **0,5 kg** gleichsetzen dürft. Zu guter Letzt folgt noch die Angabe, dass ihr die Temperatur des Bieres von 7°C auf 37°C erhöhen sollt, was einer Differenz von 30°C oder **30 K** (37°C–7°C=30°C oder 310 K–280 K=30 K) entspricht.
Gesucht wird eine Angabe in **kJ**.

Nun gibt es mehrere Möglichkeiten die angegebenen Zahlen zu verrechnen:

1. Beim Gleichsetzen von $4\dfrac{kJ}{kg \cdot K}$ und $2000\dfrac{kJ}{kg}$

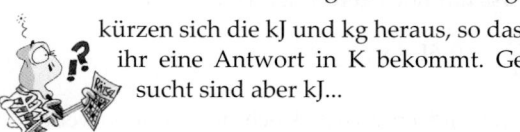 kürzen sich die kJ und kg heraus, so dass ihr eine Antwort in K bekommt. Gesucht sind aber kJ...

2. Bei der Multiplikation

$$\text{Energie} = 2000\frac{kJ}{kg} \cdot 0,5kg = 1000kJ$$

erhält man zwar eine Angabe in kJ, jedoch taucht diese nicht in den vorgegebenen Antworten auf. Zudem muss man den Temperaturunterschied irgendwie mit in diese Formel einbringen. Denn um ein Bier von 7°C auf 37°C zu bringen, braucht man sicherlich eine größere Menge an Energie als wenn man es von 7°C auf 8°C erwärmt.

3. Die dritte und richtige Möglichkeit ist der zweiten sehr ähnlich, berücksichtigt allerdings zusätzlich die spezifische Wärmekapazität des Bieres:

$$\text{Energie} = 4\frac{kJ}{kg \cdot K} \cdot 0,5kg \cdot 30K = 60\frac{kJ}{kg \cdot K} \cdot kg \cdot K = \mathbf{60kJ}$$

Wie ihr an diesem Beispiel sehen könnt, lässt sich manchmal die richtige Lösung (hier: C) allein durch das „Spielen" mit den Einheiten finden.

E8 (H10, Schwierigkeit: teuflisch)

(A) 12 m·s^{-2}
(B) 60 m·s^{-2}
(C) 3,6·10^3 m·s^{-2}
(D) 1,8·10^4 m·s^{-2}
(E) 4,5·10^5 m·s^{-2}

Kommentar:
Dies ist eine Aufgabe, die im Herbst 2010 wohl so manchen Physikumskandidaten ordentlich schlucken ließ. Nicht einmal die Hälfte aller Teilnehmer konnte sie richtig beantworten. Dabei kann man sie mit ein bisschen Routine im Umgang mit den Einheiten recht einfach lösen.
Angegeben sind hier eine Strecke von 20cm sowie mit der Winkel- oder Rotationsgeschwindigkeit von 300 s^{-1} ein Wert mit Zeiteinheit, analog der Einheit Hertz für die Frequenz.
Ein Blick auf die Lösungsmöglichkeiten verrät euch, dass nach einer Länge (in den Lösungsmöglichkeiten in Metern) multipliziert mit einer solchen Rotationsgeschwindigkeit zum Quadrat (denn: s^{-2}=s$^{-1\cdot2}$=(s^{-1})^2) gefragt wird.
Damit liegt des Rätsels Lösung auch schon auf der Hand: beide in der Aufgabe genannten Werte müssen miteinander multipliziert, die 300 s^{-1} noch quadriert und die 20 cm in Meter umgeformt werden:
20cm·(300s^{-1})^2= 0,2·m·300^2·(s^{-1})^2
= 0,2·90000·m·s$^{-1\cdot2}$ = 18000·m·s^{-2} = **1,8·10^4·m·s^{-2}**
was Lösungsmöglichkeit (D) zur gesuchten richtigen Antwort macht.

Übrigens...

Die hier angesprochene Winkelgeschwindigkeit bezeichnet im Grunde nichts anderes, als die Anzahl der Umdrehungen pro Sekunde mit denen sich z.B. eine Zentrifuge um ihre eigene Achse dreht und heißt in Wirklichkeit Drehzahl. Wie in der Aufgabe wird sie durch s^{-1} (oder Hz) ausgedrückt. Für den findigen Mathematiker oder auch den sadistischen Physiklehrer ist eine solche Aussage übrigens grundlegend falsch. Er rechnet die Drehzahl – indem er mit 2π multipliziert – in den Radianten pro Sekunde um, was er dann mit rad·s^{-1} ausdrückt und was für ihn die „wahre" Winkelgeschwindigkeit ist. Durch Ableiten findet aber auch er dann schließlich den Weg zur Winkelbeschleunigung. Das braucht euch fürs Physikum aber nicht weiter zu interessieren...

Zehnerpotenzen und Logarithmen

Z1 (F07; Schwierigkeit: lösbar)

(A) 4,5 µs
(B) 15 µs
(C) 30 µs
(D) 45 µs
(E) 0,3 ms

Kommentar:

Im Aufgabentext angegeben sind die Schallgeschwindigkeit im Auge mit 1,5 km/s und der Abstand zwischen den Vorderflächen von Cornea und Retina mit 22,5 mm.

Gesucht wird die Laufzeit des Signals von Cornea zur Retina UND wieder zurück.

Mit einem Blick auf die Einheiten aller in Aufgabenstellung und Lösung angegebenen Zahlen kann folgende Formel aufgestellt werden (s. Rechnen mit Einheiten, S. 6):

$$\frac{\text{Wegstrecke}}{\text{Schallgeschwindigkeit}} = \text{Laufzeit}$$

Beim Einsetzen der Zahlen ist jedoch Vorsicht geboten. Die Strecke, die das Signal zurücklegen muss, ist die doppelte Entfernung zwischen Cornea und Retina: also 2·22,5mm. In der Frage wird das zwar angesprochen, jedoch überliest man diesen Hinweis in der Prüfung leicht.

$$\frac{2 \cdot 22,5\text{mm}}{1,5\frac{\text{km}}{\text{s}}} = \text{Laufzeit}$$

Nun heißt es Einheiten vereinheitlichen. In diesem Beispiel sollen es mit Hilfe von Zehnerpotenzen Meter werden:

$$\frac{2 \cdot 22,5\text{mm}}{1,5\text{km}} = \frac{2 \cdot 22,5 \cdot 10^{-3}\text{m} \cdot \text{s}}{1,5 \cdot 10^{3}\text{m}} = \frac{45 \cdot 10^{-3}\text{m} \cdot \text{s}}{1,5 \cdot 10^{3}\text{m}} = \text{Laufzeit}$$

Schon zu Beginn passiert hier etwas Interessantes mit der „Sekunde". Sie verlässt den Nenner des unteren Bruchstrichs und rutscht in den Zähler des Gesamtbruchs (s. Doppelbrüche, S. 3). Die Meter lassen sich kürzen. So vorbereitet lässt sich der Bruch weiter umformen:

$$\frac{45 \cdot 10^{-3}\text{s}}{1,5 \cdot 10^{3}} = \frac{45}{1,5} \cdot \frac{10^{-3}}{10^{3}}\text{s} = 30 \cdot \frac{10^{-3}}{10^{3}}\text{s} = \text{Laufzeit}$$

Durch Anwendung der Zehnerpotenz-Rechenregeln (s. S. 10) kann dieser Bruch vollständig aufgelöst und die Zehnerpotenzen zusammengefasst werden:

$$30 \cdot 10^{-3} \cdot 10^{-3}\text{s} = 30 \cdot 10^{-3+(-3)}\text{s} = 30 \cdot 10^{-6}\text{s} = \text{Laufzeit}$$

Mit dem Wissen, dass 10^{-6} für µ steht, habt ihr auch schon die Lösung gefunden, die da lautet: 30µs.

Übrigens...

Die Lösungsmöglichkeiten A, B und D scheinen aus der Luft gegriffen und gelten, wenn man einmal den richtigen Weg eingeschlagen hat, als recht unwahrscheinlich. Als kniffliger entpuppt sich Antwort (E) mit 0,3ms. Obwohl diese Möglichkeit als einzige eine andere Einheit hat, ergeben sich umgerechnet 300µs, also eine Zahl, die nur eine Zehnerpotenz von der richtigen Antwort entfernt liegt und um diese eine Zehnerpotenz verrechnet man sich schon mal schnell...

Z2 (F08; Schwierigkeit: teuflisch)
(A) 150 mL
(B) 250 mL
(C) 350 mL
(D) 450 mL
(E) 550 mL

Kommentar:
Bevor man sich bei dieser Aufgabe ins mathematische Getümmel stürzen kann, gilt es einige physikalische Klippen zu umschiffen. Sicherheit im Umformen physikalischer Einheiten ist hier ebenso Voraussetzung wie die Kenntnis, dass ein Liter Wasser ein Gewicht von einem Kilogramm hat. Auch in diesem Fall lohnt es sich, mit den Angaben im Fragentext zunächst eine Formel aufzustellen. Angegeben sind der Energieumsatz von 100W und die spezifische Verdunstungswärme von Wasser mit 2,4MJ/kg. Gefragt ist nach dem Volumen, das der Körper durch Verdunstung in einer Stunde verliert. Dadurch, dass nach dem Volumen pro Stunde gefragt ist, muss im Nenner der zu bildenden Gleichung eine Zeiteinheit stehen. Die Einheit Watt kann man umformen zu Joule/Sekunde. Setzt man Watt (= Energieumsatz) in den Zähler, rutschen die Sekunden in den Nenner und schon ist die Zeiteinheit da, wo sie hin soll. Die spezifische Verdunstungswärme, die in Joule/Kilogramm ausgedrückt wird, schreibt man in den Nenner, denn so wandern die im Nenner stehenden Kilogramm in den Zähler des Gesamtbruchs:

$$\frac{\text{Energieumsatz}}{\text{spezifische Verdunstungswärme}} = \frac{\text{Volumen}}{h}$$

Setzt man die Werte aus der Frage ein, sieht das ganze so aus:

$$\frac{100W}{2,4\frac{MJ}{kg}} = \frac{\text{Volumen}}{h}$$

Auch hier bietet es sich an, zunächst den Doppelbruch zu entschärfen, indem ihr die Kilogramm in den Zähler steckt (s. Doppelbrüche, S. 3):

$$\frac{100W}{2,4\frac{MJ}{kg}} = \frac{100W \cdot kg}{2,4MJ} = \frac{\text{Volumen}}{h}$$

Nun müsst ihr noch die Einheiten passend umformen. Da ihr wisst, dass Watt eine andere Bezeichnung für Joule/Sekunde ist, dass M für Mega steht und 10^6 bedeutet, dass eine Stunde 60 Minuten hat und diese wiederum jeweils 60 Sekunden dauern (s. Rechnen mit Einheiten, S. 6), sollte auch dies kein Problem darstellen.

$$\frac{100W \cdot kg}{2,4MJ} = \frac{100\frac{J}{s} \cdot kg}{2,4 \cdot 10^6 J} = \frac{\text{Volumen}}{60 \cdot 60s}$$

Löst man die Gleichung nach dem gefragten Volumen auf (geschieht durch Multiplikation mit $60 \cdot 60s = 3600s$) und entfernt den Doppelbruch (Sekunden wandern vom Zähler in den Nenner), lassen sich die Sekunden und die Joule kürzen:

$$\frac{100J \cdot kg \cdot 3600s}{2,4 \cdot 10^6 J \cdot s} = \text{Volumen}$$

Im letzten Schritt wandelt man alle Zahlen in Zehnerpotenzen um und rechnet mit Hilfe der Rechenregeln (s. S. 10) das gefragte Volumen aus:

$$\frac{1 \cdot 10^2 \cdot kg \cdot 3,6 \cdot 10^3}{2,4 \cdot 10^6} = \frac{3,6 \cdot 10^5 \cdot kg}{2,4 \cdot 10^6} = \frac{3,6}{2,4} \cdot 10^{5-6} kg$$

$$= 1,5 \cdot 10^{-1} kg = 0,15kg = \text{Volumen}$$

Die Angabe 0,15 kg als Volumen erscheint zunächst unpassend. Da ihr ja aber wisst, dass 1L Wasser 1kg wiegt, könnt ihr die 0,15 kg zu 0,15L und die wiederum zu **150mL** und damit zum gesuchten Ergebnis umwandeln.

Z3 (H09; Schwierigkeit: Routine)
(A) $9 \cdot 10^3$
(B) $9 \cdot 10^4$
(C) $9 \cdot 10^5$
(D) $9 \cdot 10^6$
(E) $9 \cdot 10^7$

Kommentar:
Eine recht klassische Frage zu den Zehnerpotenzen, für deren Beantwortung man jedoch ebenfalls grundlegende physikalische und chemische Kenntnisse als Voraussetzung braucht. In diesem Fall müsst ihr wissen, was ein Mol ist: Diese Einheit steht stellvertretend für ungefähr $6 \cdot 10^{23}$ Teilchen und bezeichnet somit eine Anzahl, ähnlich wie das Dutzend für die Zahl 12 steht. Auch hier empfiehlt es sich wieder, zunächst alle Informationen zu extrahieren und anschließend damit eine Formel

aufzustellen. Angegeben ist die Natriumkonzentration mit 15mmol/L, gesucht ist die Anzahl an Natriumionen in 1fL, die sich zum Beispiel durch Mol ausdrücken lässt. Mol erhält man, wenn Konzentration und Volumen multipliziert werden, da sich die L im Nenner der Konzentration und die L des Volumens wegkürzen. Die Formel, die ihr in dieser Aufgabe benötigt, sieht daher wie folgt aus:

$$\text{Ionenzahl} = \text{Konzentration} \cdot \text{Volumen}$$

Ist diese Formel aufgestellt, dürft ihr die Zahlen einsetzen:

$$\text{Ionenzahl} = 15\,\frac{\text{mmol}}{\text{L}} \cdot 1\text{fL}$$

Zum Rechnen braucht ihr wieder euer Wissen um die Zehnerpotenzen. Statt m (= Milli) schreibt ihr 10^{-3}, statt Mol $6 \cdot 10^{23}$ und statt f (= Femto) 10^{-15} und ab geht's:

$$= \frac{15 \cdot 10^{-3} \cdot 6 \cdot 10^{23}}{\text{L}} \cdot 1 \cdot 10^{-15}\text{L} = 90 \cdot 10^{(-3)+23+(-15)}$$

$$= 90 \cdot 10^5 = \mathbf{9 \cdot 10^6}$$

Z4 (H06; Schwierigkeit: Routine)
(A) 200 L
(B) 2.000 L
(C) 5.000 L
(D) 20.000 L
(E) 50.000 L

Kommentar:
Zur Lösung dieser Aufgabe braucht man eine der hinsichtlich des Physikums wichtigsten physikalischen Formeln überhaupt:

$$V \cdot p = n \cdot R \cdot T$$

Sie besagt, dass das Produkt aus Volumen und Druck bei konstanter Teilchenanzahl, dem Vorliegen eines idealen Gases (davon dürft ihr im Physikum immer ausgehen...) und konstanter Temperatur, immer gleich ist. In dieser Aufgabe verändern sich während des Ausströmens des Gases aus der Sauerstoffflasche weder die Teilchenanzahl noch die Temperatur oder die Tatsache, dass es sich um ein ideales Gas handelt. Damit sind die Produkte aus Druck und Volumen außerhalb und innerhalb der Gasflasche gleich, was sich durch folgende Formel ausdrücken lässt:

$$V_0 \cdot p_0 = V_U \cdot p_U$$

V_0 = Anfangsvolumen
p_0 = Anfangsdruck
V_U = Umgebungsvolumen
p_U = Umgebungsdruck

Aufgelöst nach dem gefragten V_U lautet die Formel:

$$V_U = \frac{V_0 \cdot p_0}{p_U}$$

Setzt man jetzt die Zahlen aus der Frage ein, ergibt sich:
$$\frac{10\text{L} \cdot 2 \cdot 10^7 \cdot \text{Pa}}{1 \cdot 10^5 \text{Pa}}$$

Nach Kürzen der „Pascales" und Anwendung der Zehnerpotenzrechneregeln gelangt ihr auch schon zum gesuchten Ergebnis:

$$10\text{L} \cdot 2 \cdot 10^7 \cdot 10^{-5} = 20\text{L} \cdot 10^2 = \mathbf{2000L}$$

Z5 (F07; Schwierigkeit Routine)
(A) -120 mV
(B) -60 mV
(C) -6 mV
(D) +6 mV
(E) +60 mV

Kommentar:
$$U_G = 60\text{mV} \cdot \lg\frac{c_a}{c_i} = 60\text{mV} \cdot \lg\frac{100\text{mmol/L}}{10\text{mmol/L}}$$

$$= 60\text{mV} \cdot \lg 10$$

Der Logarithmus $\lg 10$ ist 1, denn $10^1 = 10$

$$U_G = 60\text{mV} \cdot 1$$

Und fertig ist die Rechnerei!

Übrigens…
Die Nernst-Gleichung solltet ihr auswendig wissen. Die Fragen und Antworten sind im Physikum nämlich oft so ausgerichtet, dass euch beim Erinnern der Formel, dem Einsetzen der Werte und beim Rechnen leicht kleine Fehler unterlaufen. Wo beispielsweise stand die intrazelluläre Ionenkonzentration und wo war noch gleich die extrazelluläre? Macht ihr hierbei Fehler bekommt ihr das gleiche Ergebnis, nur mit anderem Vorzeichen:

$$U_G = 60\text{mV} \cdot \lg\frac{c_i}{c_a} = 60\text{mV} \cdot \lg\frac{10\text{mmol/l}}{100\text{mmol/l}}$$

$$= 60\text{mV} \cdot \lg 0,1 = 60\text{mV} \cdot (-1) \cdot = -60\text{mV}$$

Z6 (F10; Schwierigkeit: IMPP-Hammer)
(A) 1μm
(B) 12μm
(C) 25μm
(D) 12cm
(E) 100cm

Kommentar:
Und wieder wird physikalisches Grundlagenwissen versehen mit einer Prise Zehnerpotenzen geprüft. In dieser Aufgabe wird nach der Wellenlänge gefragt und eine Frequenz angegeben. Zum Physikum sollte man daher auch folgende Formel parat haben:

Ausbreitungsgeschwindigkeit = Wellenlänge · Frequenz

oder kurz $\quad c = \lambda \cdot f$

Diese Formel lässt sich leicht nach der Wellenlänge auflösen:

$$\text{Wellenlänge} = \frac{\text{Ausbreitungsgeschwindigkeit}}{\text{Frequenz}}$$

oder eben $\quad \lambda = \dfrac{c}{f}$

Zur Frequenz: Was war eigentlich noch einmal ein Hertz (Hz)? Ein Hertz ist eine Bezeichnung dafür, wie häufig etwas pro Zeiteinheit (bei Hertz = in Sekunden) passiert oder auftaucht, in diesem Fall sind es elektromagnetische Wellen. Per definitionem gilt daher:

$$Hz = \frac{1}{s} = s^{-1} \quad \text{und} \quad GHz = 10^9 \cdot \frac{1}{s} = 10^9 \cdot s^{-1}$$

So vorbereitet, könnt ihr den, in der Aufgabe genannten Wert von 2,5 GHz in die Formel einsetzen:

$$\text{Wellenlänge} = \frac{\text{Ausbreitungsgeschwindigkeit}}{2,5 \cdot 10^9 \cdot s^{-1}}$$

Was jetzt noch fehlt und aus der Aufgabenstellung ärgerlicherweise auch nicht hervorgeht, ist die Ausbreitungsgeschwindigkeit. Hier wird von euch erwartet zu wissen, dass sich Mikrowellen mit Lichtgeschwindigkeit ausbreiten, also mit etwa $3 \cdot 10^8 m \cdot s^{-1}$ (ganz genau sind es zwar 299 792 458ms^{-1}, aber da war man dann doch großzügig…). Der Rest sollte kein Problem mehr darstellen:

$$\text{Wellenlänge} = \frac{3 \cdot 10^8 m \cdot s^{-1}}{2,5 \cdot 10^9 \cdot s^{-1}} = \frac{3}{2,5} \cdot 10^8 \cdot 10^{-9} m = \frac{3}{2,5} \cdot 10^{-1} m$$

Die Sekunden hoch -1 wurden weggekürzt.
Zu diesem Zeitpunkt lässt sich bereits anhand der Einheit in Verbindung mit der Zehnerpotenz abschätzen, dass die richtige Antwortmöglichkeit wohl 12cm sein wird. Aber auch die Kopfrechnung des Bruchs $\quad \dfrac{3}{2,5} = 1,2$

sollte nicht schwerfallen, verdeutlicht man sich,

dass $\quad \dfrac{3}{2,5} = \dfrac{30}{25} = \dfrac{6}{5}$ ist. Und dass $\quad \dfrac{1}{5} = 0,2$ ist.

$1,2 \cdot 10^{-1} m$ sind dann 0,12m und damit lautet die korrekte Antwort tatsächlich **12cm**.

Z7 (F09, Schwierigkeit: teuflisch)
(A) 6,6 μm
(B) 15 μm
(C) 66 μm
(D) 150 μm
(E) 1,5 mm

Kommentar:
Hier ist es notwendig, sicher mit Zehnerpotenzen umgehen zu können, und die Formel für die Ausbreitung von Wellen zu kennen. Alternativ könnt ihr sie euch auch durch Erkennen der Einheiten herleiten: In der Aufgabenstellung findet ihr eine Zeitangabe in Form der Einheit Hz, die ja „übersetzt" 1/s bedeutet und eine Geschwindigkeitsangabe in km/s. Gefragt ist nach der Wellenlänge, die z. B. durch Meter oder entsprechende abgeleitete Einheiten wie μm ausgedrückt werden kann. Eine solche abgeleitete Einheit findet sich mit den km auch im Zähler der Geschwindigkeitseinheit. Ihr müsst nun lediglich versuchen, die Sekunden aus dem Nenner weg zu bekommen. Das gelingt euch durch Verrechnung mit den Hz: Teilt man nämlich km/s durch 1/s wandern die Sekunden aus dem Nenner des unteren Doppelbruchs wieder in den Zähler des Gesamtbruchs und lassen sich prima mit den Sekunden im Zähler kürzen. Was bleibt, sind die km, die nur noch in μm umgeformt werden müssen.

$$c = \lambda \cdot f$$

c = Schallgeschwindigkeit,
λ = Wellenlänge, f = Frequenz

Da nach der Wellenlänge gefragt ist, löst man die Formel nach λ auf.

$$c = \lambda \cdot f \,\big|: f \rightarrow \frac{c}{f} = \lambda$$

Nach Einsetzen der Zahlen steht da:

$$\lambda = \frac{1,5\text{km}}{10\text{MHz} \cdot \text{s}}$$

(die Sekunde darf ja zum Vermeiden eines Doppelbruchs in den Nenner des Gesamtbruchs wandern, s. S. 3)
Die 10MegaHertz lassen sich zu $10 \cdot 10^6$Hz oder $1 \cdot 10^7$Hz umwandeln.

$$\lambda = \frac{1,5\text{km}}{1 \cdot 10^7\,\text{Hz} \cdot \text{s}}$$

Ein Hz ist dasselbe wie $\dfrac{1}{\text{s}}$

Was in die Formel eingesetzt ergibt:

$$\lambda = \frac{1,5\text{km}}{1 \cdot 10^7 \dfrac{1}{\text{s}} \cdot \text{s}}$$

Die Sekunden kürzen sich raus und stehen bleibt

$$\lambda = \frac{1,5\text{km}}{1 \cdot 10^7 \cdot 1}$$

1,5 Kilometer können ausgedrückt werden durch

$$1,5 \cdot 10^3\text{m} \rightarrow \lambda = \frac{1,5 \cdot 10^3\,\text{m}}{1 \cdot 10^7}$$

$$\rightarrow \lambda = \frac{1,5 \cdot 10^3\,\text{m}}{1 \cdot 10^7} = \lambda = \frac{1,5\text{m}}{1 \cdot 10^4} \rightarrow \lambda = 1,5 \cdot 10^{-4}\text{m}$$

$= 150 \cdot 10^{-6}$ m und da 10^{-6} micro bedeutet, **150μm**. Die gesuchte Wellenlänge im Gewebe beträgt also 150μm.

Z8 (F10; Schwierigkeit: IMPP-Hammer)
(A) 3cm/s
(B) 7cm/s
(C) 0,7m/s
(D) 2m/s
(E) 20m/s

Kommentar:
Bevor man sich ans Lösen einer solchen Aufgabe macht, heißt es: tief durchatmen und erst mal angegebene Zahlen und Einheiten sichten.
Gesucht wird die Strömungsgeschwindigkeit mit der Einheit $\dfrac{\text{m}}{\text{s}}$

Dass für die Geschwindigkeit, mit der eine Flüssigkeit durch ein Rohr oder eine Kanüle fließt, die

Länge dieses Rohrs irrelevant ist, wird hoffentlich nach kurzem Nachdenken klar. Wissenswert ist hier nur, wie viel Flüssigkeit in welcher Zeit durch welchen Querschnitt „gepresst" wird:

$$\text{Strömungsgeschwindigkeit} = \frac{\text{Flüssigkeitsmenge}}{\text{Zeit}} \cdot \text{Querschnitt}$$

An verwertbarem Zahlenmaterial bleibt daher die Zeitangabe von 10s, die man für den Nenner in $\dfrac{\text{m}}{\text{s}}$ gut brauchen kann, das Volumen von 10ml und die Querschnittsfläche von 0,5mm². Anstatt nun schwierige Überlegungen zu den physikalischen Zusammenhängen von Querschnitt und Volumen anzustellen, lohnt sich ein genauer Blick auf die Einheiten:

$$10\text{ml} = 10 \cdot 10^{-3}\text{l} = 10 \cdot 10^{-3} \cdot 10^{-3}\text{m}^3 = 10 \cdot 10^{-6}\text{m}^3 = 10^{-5}\text{m}^3$$

Diese Umformung von Litern in Kubikmeter ermöglicht die Division durch die Querschnittsfläche von 0,5mm². Teilt man eine „Längeneinheit" mit 3 im Exponenten (z.B. Kubikmeter) durch eine „Längeneinheit" mit 2 im Exponenten (z.B. Quadratmeter), erhält man eine einfache Länge (z.B. Meter):

$$\frac{10^{-5}\,\text{m}^3}{0,5\text{mm}^2} = \frac{10^{-5}\,\text{m}^3}{0,5 \cdot 10^{-6}\,\text{m}^2} = \frac{10^{(-5+6)}}{0,5}\text{m} = 20\text{m}$$

und damit den Zähler, den ihr zur Lösung der Aufgabe braucht. Setzt ihr jetzt 20m als Zähler und 10s als Nenner in die Formel ein, ergibt sich

$$\frac{20\text{m}}{10\text{s}} = 2\frac{\text{m}}{\text{s}}$$ und damit die gesuchte Antwort.

Übrigens...
Zur Erinnerung: Bei Flächen und Volumina müssen bei der Umwandlung der Vorsilben kilo-, centi-, milli-, mikro- usw., die Exponenten der Einheiten mit berücksichtigt werden: bei Flächen ist dies der Faktor 2, bei Volumina der Faktor 3. 4cm² sind also nicht $4 \cdot 10^{-2}$m², sondern $4 \cdot 10^{-2 \cdot 2}$m² und damit $4 \cdot 10^{-4}$m². 16μm³ werden entsprechend zu $16 \cdot 10^{-6 \cdot 3}$m³ = $16 \cdot 10^{-18}$m³.

MERKE:
1L = 1dm³ = 0,001 m³

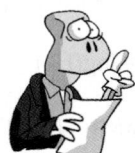

Z9 (H06; Schwierigkeit: teuflisch)

(A) 20 nmol/L

(B) 2 µmol/L

(C) 200 µmol/L

(D) 20 mmol/L

(E) 2 mol/L

Kommentar:

Auch in diesem Fall, solltet ihr mit dem Erstellen einer Formel beginnen. Am einfachsten fällt dies, wenn ihr euch dazu die Antwortmöglichkeiten anseht (s. Rechnen mit Einheiten, S. 6): Gesucht ist eine Konzentration mit der Einheit Mol pro Liter. Angegeben sind das Gewicht der eingenommenen Tablette mit 20mg, ihre molare Masse von 200g pro Mol und die 50L Körperwasser, in denen sich das Medikament verteilt. Um die Einheit Mol/L zu erlangen, müssen die Gramm irgendwie verschwinden und das geht so:

$$\frac{20mg}{50L \cdot 200\frac{g}{mol}} = \frac{(20 \cdot 10^{-3}g) \cdot mol}{50L \cdot 200g} = \frac{(2 \cdot 10^{-2}) \cdot mol}{(5 \cdot 10^1)L \cdot (2 \cdot 10^2}$$

$$= \frac{10^{-2} \cdot 10^{-2} \cdot 10^{-1}mol}{5L} = \frac{1}{5} \cdot 10^{-5}\frac{mol}{L} =$$

$$0,2 \cdot 10^{-5}\frac{mol}{L} = 2 \cdot 10^{-6}\frac{mol}{L} = 2\frac{\mu mol}{L}$$

Z10 (F10; Schwierigkeit: teuflisch)

(A) Sie ist etwa halb so groß.

(B) Sie ist etwa 5% kleiner.

(C) Sie ist etwa 5% größer.

(D) Sie ist etwa 35% größer.

(E) Sie ist etwa doppelt so groß.

Kommentar:

Der pH-Wert ist definiert als der negative Zehnerlogarithmus der Protonen-Konzentration. Da sich die Protonen (= Wasserstoffionen) aber in Säuren nicht einfach frei aufhalten, sondern sich an Wassermoleküle hängen, wird die Wasserstoffionenkonzentration der H_3O^+-Ionenkonzentration gleichgesetzt. Das bedeutet:

$$pH = -\log(H^+) = -\log(H_3O^+)$$

aber auch $[H_3O^+] = 10^{-pH}$

Im Normalfall ist die Konzentration von Protonen in einer Säure also denkbar gering (=10 hoch minus irgendetwas). Damit lässt sich der pH-Wert ganz einfach aus dieser, die Konzentration beschreibenden Zehnerpotenz ablesen: er ist das „irgendetwas" hinter dem Minus im Exponenten. Für Probe 1 mit pH=6,1 bedeutet das eine H_3O^+-Konzentration von $10^{-6,1}$ mol/L, für Probe 2 mit pH=6,4 eine H_3O^+-Konzentration von $10^{-6,4}$mol/L. Der Quotient dieser beiden Konzentrationen, nach dem hier gefragt ist („Wie groß ist die Konzentration von 1 im Vergleich zu 2?") sieht daher folgendermaßen aus:

$$\frac{Probe1}{Probe2} = \frac{10^{-6,1}\frac{mol}{L}}{10^{-6,4}\frac{mol}{L}} = 10^{-6,1} \cdot 10^{6,4} = 10^{0,3}$$

Freundlicherweise war in der Frage angegeben, dass $10^{0,3}$ in etwa 2,0 sind, was bedeutet, dass

$$\frac{Probe1}{Probe2} = \frac{2,0}{1}$$

gilt und damit die H_3O^+-Konzentration in Probe 1 doppelt so groß ist wie in Probe 2.

Prozentrechnung

P1 (H07; Schwierigkeit: lösbar)

(A) 1,8g

(B) 4,5g

(C) 18g

(D) 45g

(E) 180g

Kommentar:

Let`s Dreisatz: In einer 100%igen Kochsalzlösung mit 2l Wasser wären 2kg NaCl (bei einem Liter Wasser = 1kg), in einer 0%igen Lösung gar kein Kochsalz zu finden.

1. Satz: $100\% = 2kg = 2000g | : 100$

2. Satz: $1\% = 20g$

In einer 1%igen Lösung befinden sich also 20g Kochsalz. (Und schon ist klar, dass nur Antwort C) als richtige Lösung in Betracht kommt…)

Hier aber dennoch Satz 3 des Dreisatzes, der das genaue Ergebnis liefert:

$$1\% = 20g \,|: 10$$
$$0,1\% = 2g$$
$$0,1\% = 2g \,|\cdot 9$$
$$0,9\% = 18g$$

P2 (F09; Schwierigkeit: lösbar)
(A) 17 kPa
(B) 20 kPa
(C) 23 kPa
(D) 26 kPa
(E) 29 kPa

Kommentar:

Der Schlüssel zur Beantwortung dieser Frage ist die Kenntnis der Zusammensetzung der Luft: Stickstoff ~75%, Sauerstoff ~21% und Edelgase ~1%. Der O_2-Partialdruck beschreibt den Anteil des Sauerstoffs am Gesamtdruck eines Gasgemischs und ist proportional zum prozentualen Anteil des Sauerstoffs an diesem Gemisch.

Der angegebene Gesamtdruck der Luft beträgt 80 kPa. Etwas mehr als 20% davon entfallen auf den Sauerstoff. Wie viel das genau ist, erfahrt ihr mit Hilfe des Dreisatzes:

$$100\% = 80kPa \,|: 5$$
$$20\% = 16kPa$$

Somit ist die Lösung auch schon gefunden: es ist (A) mit **17 kPa**.

Übrigens...
Man kann die letzte Rechnung 80:5 auch in zwei Einzelschritten rechnen:
50 geteilt durch 5 = 10, verbleiben noch 30 →
30 geteilt durch 5 = 6, und 10+6 = 16.

Fehlerrechnung

F1 (F09; Schwierigkeit: lösbar)
(A) ±1,5%
(B) ±6,0%
(C) 6,7%
(D) ±15%
(E) ±60%

Kommentar:

Auch diese Aufgabe lässt sich Schritt für Schritt mit dem Dreisatz lösen: Der Ausgangswert (= 100%) sind die angegebenen 20mmHg. Der ebenfalls angegebene absolute Fehler von ±3mmHg führt zu einem Fehlerintervall zwischen 17mmHg (-) und 23mmHg (+).

$$20mmHg = 100\% \,|: 10$$
$$2mmHg = 10\%$$
$$2mmHg = 10\% \,|: 2$$
$$1mmHg = 5\%$$
$$1mmHg = 5\% \,|\cdot 3$$
$$3mmHg = 15\%$$

Der relative Fehler beträgt also ±15%.

F2 (H06; Schwierigkeit: Routine)
(A) 37,3°C
(B) 37,4°C
(C) 37,5°C
(D) 37,6°C
(E) 37,7°C

Kommentar:

Um diese Frage möglichst schnell zu lösen, gibt es einen kleinen Trick. Bevor ihr den kennenlernt kommt hier aber erst mal der ausführliche Weg zum warm werden:

$$\text{Mittelwert} = \frac{37,2°C + 37,8°C + 37,2°C + 37,5°C + 37,3°C}{5}$$

$$\text{Mittelwert} = \frac{187°C}{5}$$

aufgeteilt in kleine Schritte zum leichteren Rechnen:

$$\frac{150°C}{5} = 30°C \text{, verbleiben } 37,$$

$$\frac{35°C}{5} = 7°C \text{, verbleiben noch } 2:$$

$$\frac{2°C}{5} \text{ bei } \frac{1}{5} = 0,2 \rightarrow \frac{2°C}{5} = 0,4°C$$

Die Zwischenwerte addiert ergeben:
30°C + 7°C + 0,4°C = **37,4°C**.
Somit ist B die korrekte Lösung.

Bei diesem Rechenweg müssen relativ große Dezimalzahlen im Kopf addiert werden, was leicht zu Fehlern führen kann. Schaut man sich die angegebenen Temperaturen jedoch genauer an, fällt auf, dass sich die 37°C in den unterschiedlichen Messungen nie verändern, lediglich die Dezimalstellen variieren.

Daher könnt ihr davon ausgehen, dass auch das Endergebnis 37, irgendwas °C sind und einfach nur den arithmetischen Mittelwert der Dezimalstellen berechnen:

$$\text{Mittelwert} = \frac{0,2°C+0,8°C+0,2°C+0,5°C+0,3°C}{5}$$

$$\text{Mittelwert} = \frac{2,0°C}{5}$$

Auch hier ergibt $\frac{2}{5} = 0,4°C$

Der gesuchte Mittelwert ist damit auch hier $37°C+0,4°C = \textbf{37,4°C}$.

Halbwertszeitrechnung

H1 (F09; Schwierigkeit: Routine)
(A) 3 Tage
(B) 8 Tage
(C) 22 Tage
(D) 27 Tage
(E) 80 Tage

Kommentar:
Gesucht wird die Zeit, nach der noch 10% der Aktivität verbleiben. Gegeben ist die Halbwertszeit von 8 Tagen, was bedeutet, dass nach 8 Tagen noch 50 % der Ursprungsaktivität vorhanden sind. Somit fallen die Antworten A) und B) schon mal weg, da hier die Aktivität nach den angegebenen Zeiträumen größer oder gleich 50% ist. Auch Antwort E) scheidet aus, da 80 Tage = 10 Halbwertszeiten sind und somit nur 0,1% der Ursprungsaktivität entsprechen (s. Übrigens, S. 16). Bleiben noch C) und D). Hier lohnt es sich eine kleine Tabelle aufzustellen:

Anzahl Halb-wertszeiten	0	1	2	**3**	**4**	5
Zeit in Tagen	0	8	16	**24**	**32**	40
Ursprungs-aktivität in %	100	50	25	**12,5**	**6,25**	3,13

Tabelle 7: Halbwertszeiten Aufgabe H1

Die gesuchten 10% der Ursprungsaktivität liegen zwischen 3 (= 12,5%) und 4 (= 6,25%) Halbwertszeiten. Ein Blick auf die Lösungen zeigt, dass nur D) **27 Tage** richtig sein kann. Die Antwort C) mit 22 Tagen liegt nämlich zwischen 2 und 3 Halbwertszeiten.

H2 (H08; Schwierigkeit: lösbar)
(A) 10^{-3}s
(B) 0,5s
(C) 0,2min
(D) 2min
(E) 1000min

Kommentar:
Bei dieser Frage muss man das Pferd von hinten aufzäumen: Gesucht wird die Halbwertszeit bei gegebener Zeit und Aktivität. Auch hier ist eine Tabelle der Übersichtlichkeit dienlich:

Anzahl Halbwerts-zeiten	Zeit	Ursprungsaktivität in %
0	?	100
1	?	50
2	?	25
3	?	12,5
4	?	6,25
5	?	3,13
6	?	1,56
7	?	0,78
8	?	0,39
9	?	0,19
10	20	0,1

Tabelle 8: Halbwertszeiten Aufgabe H2

In der Zeile der Ursprungsaktivität halbiert man wie gewohnt von Halbwertszeit zu Halbwertszeit bis man bei 0,1% ankommt und findet bestätigt, dass dies 10 Halbwertszeiten dauert. Erinnert man sich an die Formel

$$\text{Zeit} = \text{Anzahl Halbwertszeiten} \cdot \text{Halbwertszeit} \,\,|: \text{Anzahl Halbwertszeiten}$$

$$\frac{\text{Zeit}}{\text{Anzahl Halbwertszeiten}} = \text{Halbwertszeit}$$

muss man nur noch die angegebenen Werte einsetzen und hat das Ergebnis damit gefunden:

$$\text{Halbwertszeit} = \frac{20\,\text{min}}{10} \rightarrow \text{Halbwertszeit} = 2\,\text{min}$$

H3 (H06; Schwierigkeit: lösbar)
(A) $1/\sqrt{5}$
(B) $1/5$
(C) $1/16$
(D) $1/25$
(E) 1/32

Kommentar:
Die Halbwertszeit spielt nicht nur im Zusammenhang mit radioaktiven Stoffen eine Rolle, sondern überall dort, wo es zu einem exponentiellen Abfall von irgendetwas kommt. In dieser Aufgabe taucht die Halbwertszeit z.B. als Halbwertstiefe auf. Angegeben ist eine Halbwertstiefe von 1,2cm. Gefragt wird, um wie viele Halbwertstiefen die Schallintensität in 6cm Tiefe abgenommen hat.
Auch hier hilft die Halbwertszeitformel weiter, wenngleich auch in abgewandelter Form (einfach das Wort Zeit ersetzen durch Tiefe):

$$\text{Tiefe} = \text{Anzahl Halbwertstiefen} \cdot \text{Halbwertstiefe} \mid : \text{Halbwertstiefe}$$

$$\rightarrow \text{Anzahl Halbwertstiefen} = \frac{\text{Tiefe}}{\text{Halbwertstiefe}}$$

Mit den angegebenen Werten versehen, sieht das dann so aus:

$$\text{Anzahl Halbwertstiefen} = \frac{6cm}{1,2cm}$$

Um die Dezimalzahl 1,2 zu vermeiden, könnt ihr den Bruch mit 10 erweitern:

$$\text{Anzahl Halbwertstiefen} = \frac{6cm}{1,2cm} \mid \cdot 10$$

$$\text{Anzahl Halbwertstiefen} = \frac{60cm}{12cm} = \frac{5cm}{1cm} = 5$$

Damit ist schon mal klar, dass 6cm 5 Halbwertstiefen entsprechen. Als Lösungsmöglichkeiten sind jedoch nur Brüche angegeben. Daher empfiehlt sich auch hier wieder das Anlegen einer kleinen Tabelle:

Halbwerts-tiefen	0	1	2	3	4	5
Schallintensi-tät in %	100	50	25	12,5	6,25	3,12
Schallintensi-tät im Bruch	$\frac{1}{1}$	$\frac{1}{2}$	$\frac{1}{4}$	$\frac{1}{8}$	$\frac{1}{16}$	$\frac{1}{32}$

Tabelle 9: Halbwertstiefen Aufgabe H3

Und schon habt ihr die richtige Lösung vor Augen: Nach 6cm = 5 Halbwertstiefen ist die Schallintensität auf

$$3,12\% = \frac{1}{32}$$

gefallen, was Möglichkeit **(E) 1/32** zur korrekten Lösung macht.

Optik

Op1 (H08; Schwierigkeit: Routine)
(A) +1dpt
(B) +2dpt
(C) +4dpt
(D) +6dpt
(E) +7dpt

Kommentar:
Bei dieser Aufgabe ist es wie bei allen Optik-Aufgaben sinnvoll, die angegebenen cm in m umzurechnen bevor man die Werte einsetzt. Der Nahpunkt wird mit 50cm angegeben. Gefragt ist, wie sich die Brechkraft verändern muss, um diesen Punkt bis auf 25cm an das Auge heranzuholen? Benötigt wird dazu die Formel:

$$D = \frac{1}{N}$$

D = Brechkraft, N = Nahpunkt

Ein Nahpunkt von 50cm = 0,5m entspricht einer Brechkraft von

$$D = \frac{1}{0,5m}$$

Erweitert man mit 10 im Zähler und Nenner, lässt sich dieser Bruch leicht ausrechnen:

$$D = \frac{1}{0,5m} \mid \cdot 10 \rightarrow D = \frac{1 \cdot 10}{0,5m \cdot 10} = \frac{10}{5m} = 2m^{-1} = 2dpt$$

Ein Nahpunkt von 25cm = 0,25m entspricht einer Brechkraft von

$$D = \frac{1}{0,25m}$$

Da sich hier zwei Dezimalstellen im Nenner befinden, erweitert ihr am besten mit 100.

$$D = \frac{1}{0,25m} \mid \cdot 100 \rightarrow D = \frac{100}{25m} = 4m^{-1} = 4dpt$$

Um den Nahpunkt von 50cm auf 25 cm zu bringen, muss die Brechkraft also von 2dpt auf 4dpt verdoppelt werden.

Dies gelingt mit einer Sammellinse (Sammellinsen besitzen immer eine positive Brechkraft) von 4dpt-2dpt = **+2dpt**.

Übrigens...

Da in der Aufgabe von Weitsichtigkeit gesprochen wird, muss man sich keine Gedanken über den Fernpunkt machen.
Dieser liegt beim Normalsichtigen und beim Weitsichtigen im Unendlichen und der Ausdruck $\frac{1}{F}$ F=Fernpunkt, nähert sich daher Null.

Op2 (H08; Schwierigkeit: teuflisch)

(A) 1,0
(B) 1,5
(C) 2,5
(D) 4,1
(E) 6,0

Kommentar:
Diese Aufgabe erfordert einen sicheren Umgang mit der Einheit Dioptrie. In der Aufgabe ist die Entfernung eines Gegenstands zum Auge mit 25cm angegeben. Die Brechkraft um diesen Gegenstand scharf auf der Retina abzubilden, beträgt wieder (s. Aufgabe Op1)

$$D = \frac{1}{0,25m} \bigg| \cdot 100 \rightarrow D = \frac{100}{25m} = 4m^{-1} = 4dpt$$

Der Proband hält nun eine Lupe mit +6dpt vor das Auge und akkommodiert auf einen unendlich weiten Fernpunkt. Daher müsst ihr nun die 4dpt mit den 6dpt vergleichen, was am einfachsten mit dem guten alten Dreisatz funktioniert:

$4dpt = 100\%$
$1dpt = 25\%$
$6dpt = 150\%$

Da die Brechkraft mit der Bildgröße auf der Retina korreliert, erzielt der Propand mit seiner Lupe eine Vergrößerung von **1,5**.

Übrigens...

Einige Physikumsteilnehmer addierten einfach die 6dpt zu den errechneten 4dpt hinzu und kreuzten so fälschlicherweise Antwort C) an. (10dpt verglichen mit 4dpt würde eine Vergrößerung um den Faktor 2,5 ergeben.) In der Aufgabe ist aber die Rede von einem entspannten, fernakkomodierten Auge NACHDEM der Proband den Gegenstand in 25cm Entfernung, also mit einer Brechkraft von 4dpt betrachtet hat. Also bitte immer genau lesen, was da steht...

Op3 (F07; Schwierigkeit: lösbar)

(A) 2dpt
(B) 7dpt
(C) 14dpt
(D) 49dpt
(E) 93dpt

Kommentar:
Eine süße Frage, die es aber mathematisch in sich hat. Die Formel der Akkommodationsbreite ist nicht unbedingt Voraussetzung um zur Lösung zu gelangen, aber hilfreich:

$$\text{Akkommodationsbreite} = \frac{1}{N} - \frac{1}{F}$$

N = Nahpunkt, F = Fernpunkt

Der Enkel ist zum Glück emmetrop und hat damit einen Fernpunkt im Unendlichen, was die Rechnung vereinfacht.

Der Ausdruck $\frac{1}{F}$ strebt mit $F = \infty$ gegen Null:

Mit $\frac{1}{\infty} = 0$ fällt dieser Teil der Formel weg und es

bleibt nur noch $\text{Akkommodationsbreite} = \frac{1}{N}$

Der Nahpunkt wird mit 7cm angegeben. Daher solltet ihr auch hier zunächst die cm in m umrechnen: 7cm=0,07m.

$$\text{Akkommodationsbreite} = \frac{1}{0,07m}$$

erweitert mit 100 steht da:

$$\text{Akkommodationsbreite} = \frac{1}{0,07m} \bigg| \cdot 100$$

$$\rightarrow \text{Akkommodationsbreite} = \frac{100}{7m}$$

An dieser Stelle solltet ihr es mit mehreren kleinen Schritten versuchen: $\frac{70}{7m} = 10m^{-1}$

Verbleiben noch 30. Das nächste Vielfache von 7 in der Nähe von 30 ist die 28: $\frac{28}{7m} = 4m^{-1}$

Da ihr die Werte fast nie auf mehrere Nachkommastellen genau ausrechnen müsst, reicht diese Annäherung für die richtige Lösung:
$10m^{-1} + 4m^{-1} = 14m^{-1} = $ **14dpt**.

Geometrie

G1 (F07; Schwierigkeit: teuflisch)
(A) $\sqrt{5}$ fache
(B) 5fache
(C) 6 fache
(D) 25fache
(E) 36fache

Kommentar:

Hier darf man nicht den Fehler machen, 1,5mm direkt mit 7,5mm zu vergleichen. Sonst stellt man nämlich fest, dass sich beide bloß um den Faktor 5 unterscheiden und locht damit die falsche Antwort B) ein.

Vielmehr solltet ihr euch verdeutlichen, dass der Radius in die Formel der Kreisfläche im Quadrat eingeht. $\quad A = \pi \cdot r^2$

Bevor ihr jetzt wertvolle Zeit damit verschwendet, die Kreisfläche für 1,5mm und anschließend für 7,5mm exakt auszurechnen, um diese miteinander zu vergleichen, solltet ihr euch klar machen, was es bedeutet, wenn man eine Formel mit nur einem einzigen variablen Wert hat (π ist ja eine Konstante): Es ermöglicht euch, die ganze Formel zu vereinfachen, indem ihr die Konstante π willkürlich als 1 definiert. Den Ausgangsradius der Pupille könnt ihr in diesem Gedankenspiel auch einfach willkürlich auf 1 festlegen und die Einheiten lasst ihr weg.

Damit lautet die Formel: $A_1 = \pi \cdot r_1^2 \rightarrow A_1 = 1^2 = 1$

Da der Endradius der Pupille (= 7,5cm) 5fach größer ist als der Anfangsradius (= 1,5cm), beträgt der Zielradius in diesem Gedankenspiel 5.

$$A_2 = \pi \cdot r_2^2 \rightarrow A_2 = 1 \cdot 5^2 \rightarrow A_2 = 5^2 = 5 \cdot 5 = 25$$

Vergleicht ihr jetzt A2 mit A1, fällt auf, dass A2 = **25mal** größer ist als A1. Und damit habt ihr die richtige Lösung dieser Aufgabe auch schon gefunden.

Übrigens...

Wird nach einem Verhältnis gefragt und in einer Formel nur ein Wert verändert, darf man den Rest gleich 1 setzen. Dieser Weg ist um einiges einfacher und zeitsparender als das genaue Ausrechnen der Formel.

Oxidationszahlen

Ox1 (Übungsaufgabe)
a) HCl (H: +I, Cl: -I)
b) NH_3 (H: +I [mal3], N: -III),
c) H_2O (H: +I [mal2], O: -II)
d) CH_4 (H: +I [mal4], C: -IV)
e) CO (O: -II, C: +II)
f) CO_2 (O: -II [mal2], C: +IV)
g) MgO (O: -II, Mg: +II)
h) Fe_2O_3 (O: -II [mal3], Fe: +III [mal2])
i) H_2S (H: +I [mal2], S: -II)
j) $NaNO_2$ (O: -II [mal2], Na: +I, N: +III)
k) NH_4Cl (H: +I [mal4], N: -III, Cl: -I)
l) HCO_3^- (H: +I, O: -II [mal3], C: +IV)
m) HSO_4^- (H: +I, O: -II [mal4], S: +VI)
n) HPO_4^{2-} (H: +I, O: -II [mal4], P: +V)

Ox2 (F09, Schwierigkeit: teuflisch)
(A) Ammoniumchlorid
(B) Kaliumcyanid
(C) Lachgas
(D) Stickstoff
(E) Stickstoffmonoxid

Kommentar:

Eine zugegebenermaßen nicht ganz unchemische Frage. Zunächst wird vorausgesetzt, dass ihr wisst, welche Formeln sich hinter diesen Bezeichnungen verbergen. Habt ihr die richtige Formel, könnt ihr auch schon jedem Atom eine Oxidationszahl zuordnen. Vom Einfachen zum Schwierigen sieht das so aus:

Stickstoff (= N_2) ist ein Element und erhält damit die Oxidationszahl 0.

Beim Stickstoffmonoxid (=NO) ist eine ganz klassische Aufteilung der Oxidationszahlen möglich: O bekommt wie gewohnt die Oxidationszahl -II und das N-Atom daraus resultierend die Oxidationszahl +II.

Auch im Lachgas (=N_2O) ist O wieder mit -II dabei. Für die Ergänzung zur 0 muss das N-Atom, weil es doppelt vorhanden ist, die Oxidationszahl +I bekommen.

Im Ammoniumchlorid (=NH_4Cl) wird zunächst den H-Atomen die Oxidationszahl +I zugeordnet, was insgesamt 4 positive Ladungen ergibt, anschließend erhält das Halogen Chlor eine –I.

Übrig bleibt der Stickstoff, der dieser Verbindung mit einer –III zur gewünschten 0 verhilft. Kaliumcyanid (=KCN): Hier wird's bitter. Weit und breit sind weder Wasserstoff- noch Sauerstoffatome zu sehen. Einziger Anhaltspunkt ist das Alkalimetall Kalium mit seiner Oxidationszahl +I. Was den Kohlen- und den Stickstoff angeht, muss man sich an die Elektronegativität halten: die Elektronegativität von C liegt bei etwa 2,6 und die von N bei 3,0. Das Stickstoffatom hat damit also das höchste Potential Elektronen zu binden. Damit ist klar, dass ihm eine negative Oxidationszahl zugeordnet werden muss und KCN nicht die korrekte Antwort auf diese Frage sein kann.

Fazit:

(A) Im Ammoniumchlorid hat N die Oxidationszahl –I,
(B) im Kaliumcyanid ist die Oxidationszahl von N negativ,
(C) im Lachgas liegt sie bei +I,
(D) im Stickstoff beträgt sie 0, da ja ein Element vorliegt und
(E) im Stickstoffmonoxid schließlich +II, was die höchste der hier aufgeführten Oxidationszahlen und damit auch die richtige Antwort ist.

Ox3 (H09; Schwierigkeit: lösbar)

Welche Aussage trifft zu?

(A) In H_2O_2 hat jedes der beiden O die Oxidationszahl –2.
(B) **In HPO_4^{2-} hat P die Oxidationszahl +5.**
(C) In MnO_4^- hat Mn die Oxidationszahl +5.
(D) In N_2 hat jedes der beiden N die Oxidationszahl +1.
(E) In SO_2 hat S die Oxidationszahl +2.

Kommentar:

Üblicherweise hat Sauerstoff die Oxidationsstufe -II, in Wasserstoffperoxid hat er jedoch -I. Eine Ausnahme, die man sich auf jeden Fall merken sollte und euch hier schon mal Antwort (A) ausschließen lässt. In (B) verhält sich alles regelgerecht: H hat die Oxidationszahl +I und O hat -II, was bei einem H (+I) und vier O (-VIII) in der Summe -VII ergibt. Unter Berücksichtigung der Gesamtladung des Moleküls von -2 kann man sich die Oxidationszahl des Phosphors von +V errechnen und hat damit die gesuchte richtige

Lösung auch schon gefunden. In (C) und (E) fällt die Bestimmung noch etwas leichter: Zielwert bei (C) ist eine Ladung von -1. Die vier Sauerstoffatome ergeben eine Oxidationszahl von insgesamt viermal -II, also –VIII, was für Mn +VII übrig lässt. Bei (E) ergibt sich mit zwei Sauerstoffatomen eine Gesamtoxidationszahl des Sauerstoffs von –IV. Da der Zielwert hier 0 ist (= ungeladenes Molekül), muss S die Oxidationszahl +IV haben. Der N_2 in (D) schließlich ist ein Element, das per definitionem die Oxidationszahl 0 hat.

Biologie

Bi1 (F08; Schwierigkeit: teuflisch)

(A) 1/4
(B) 1/3
(C) 1/2
(D) 2/3
(E) 3/4

Kommentar:

Der Träger einer autosomal-rezessiven Erkrankung muss den Genotyp aa besitzen. Seine Geschwister, die phänotypisch gesund sind, haben dementsprechend entweder AA (=gesund, nicht heterozygot) oder Aa (= heterozygot) als Genotyp. Da im Fragentext weder kranke Geschwister noch kranke Eltern erwähnt werden, muss man davon ausgehen, dass es auch keine gibt. Aus diesen Angaben lässt sich schließen, dass beide Eltern den Genotyp Aa besitzen. Zur Veranschaulichung empfiehlt sich wieder, das Anlegen einer Tabelle:

		Vater	
		A	a
Mutter	A	AA	Aa
	a	aA	aa

Tabelle 10: autosomal-rezessiver Erbgang Aufgabe Bi1

Und/oder einer Skizze:

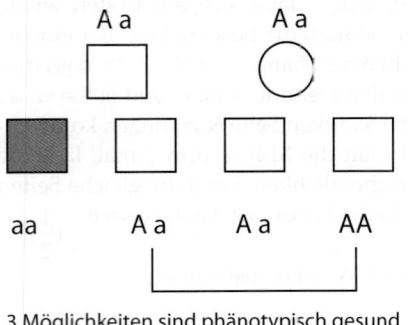

3 Möglichkeiten sind phänotypisch gesund

2 von den 3 Möglichkeiten sind heterozygot

Abbildung 5: autosomal-rezessiver Erbgang Aufgabe Bi1

Die zwei heterozygoten Möglichkeiten muss man in Bezug setzen zu den drei Möglichkeiten der Geschwister phänotypisch gesund zu sein. Dies ergibt eine Wahrscheinlichkeit von **2/3**, dass eines der Geschwister heterozygot für diese autosomal-rezessive Krankheit ist.

Bi2 (F09; Schwierigkeit: teuflisch)

(A) 1/16

(B) 1/8

(C) 1/4

(D) 1/2

(E) 1

Kommentar:

Die Blutgruppenmerkmale M und N sind kodominant, was bedeutet, dass sie beide gleich stark auf den Phänotyp einwirken. Auch zur Lösung dieser Aufgabe ist es wieder sinnvoll, die möglichen Blutgruppen der Kinder mithilfe einer Tabelle darzustellen:

		Vater	
		M	**N**
Mutter	**M**	MM	(MN)
	N	(NM)	NN

Tabelle 11: kodominanter Erbgang Aufgabe Bi2

Die Chance des Paares ein Kind mit der Blutgruppe MN zu bekommen beträgt demnach

$$\frac{1}{4} + \frac{1}{4} = \frac{1}{2}$$

Doch Vorsicht: Auch hier musste man die Aufgabe wieder genau lesen, um nicht an dieser Stelle mit dem Rechnen aufzuhören und fälschlicherweise (D) anzukreuzen. Gefragt ist hier nicht nach einem Kind, sondern nach zweien…

Wie bei einem Münzwurf besteht eine 50%ige Chance ein Kind mit der Blutgruppe MN und eine 50%ige Chance ein Kind nicht mit der Blutgruppe MN zu bekommen.

Die Wahrscheinlichkeit einer Münze, **n** mal auf derselben Seite zu liegen zu kommen wird mit

$$(\frac{1}{2})^n \quad \text{errechnet.}$$

In dieser Aufgabe soll die Münze zweimal mit der gleichen Seite nach oben zu liegen kommen oder auf die Frage bezogen, beide Zwillinge die Blutgruppe MN haben:

$$(\frac{1}{2})^n = \frac{1}{2} \cdot \frac{1}{2} = \frac{1}{4}$$

Zur Erinnerung: Brüche werden multipliziert indem man den Zähler mit dem Zähler und den Nenner mit dem Nenner multipliziert.

Die Wahrscheinlichkeit, dass die beiden Kinder die Blutgruppe MN besitzen, beträgt also ¼.

Übrigens...

Eineiige Zwillinge haben immer dieselbe Blutgruppe. Zweieiige Zwillinge hingegen können wie zwei Nichtzwillinge auch die gleiche oder eine andere Blutgruppe haben.

Bi3 (H09; Schwierigkeit: teuflisch)

Diese Schilderung

(A) ist nicht mit den Mendelschen Vererbungsregeln vereinbar

(B) ist bei 1/4 aller solcher Familien mit 5 Kindern und einem erkrankten Elternteil zu erwarten

(C) ist bei 1/8 aller solcher Familien mit 5 Kindern und einem erkrankten Elternteil zu erwarten

(D) ist bei 1/32 aller solcher Familien mit 5 Kindern und einem erkrankten Elternteil zu erwarten

(E) ist nur möglich, wenn auch die Mutter die gleiche Krankheit aufweist

Kommentar:

Diese Frage hat es wirklich in sich. Eine autosomal-dominante Erkrankung des Vaters, bei gesunden Eltern? Wie kann das funktionieren? Eine seltene Neumutation, die beim Vater zu dieser vererblichen Skelettdysplasie führt, ist die Ursache. Zudem betrifft diese Neumutation in fast allen Fällen nur ein Allel, was den Vater heterozygot macht. Konntet ihr diesen Eisberg umschiffen, dürft ihr euch jetzt der Mathematik in dieser Aufgabe widmen. Für den Weg zum Ziel braucht ihr hier zweierlei: Potenzen und Brüche. Das ist aber nicht halb so schlimm wie es sich anhört...

Ein autosomal-dominanter Erbgang bei einem heterozygoten Elternteil und homozygot gesundem Partner sieht folgendermaßen aus:

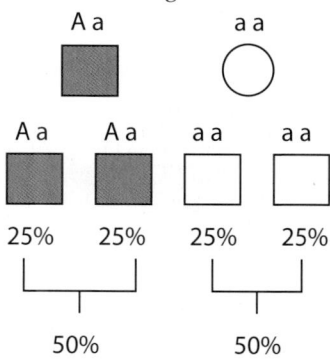

Abbildung 6: autosomal-dominanter Erbgang Aufgabe Bi3

Folglich besteht eine 50%ige Chance auf ein gesundes und eine 50%ige Chance auf ein krankes Kind (bei einer autosomal-dominanten Erkrankung reicht bereits Heterozygotie, um die Krankheit manifest werden zu lassen). Diese „Fifty-Fifty-Chance" lässt sich am Besten wieder mit einem Münzwurf beschreiben. Bei einem Wurf besteht eine Chance von 50% = ½, dass die Münze auf der gesunde Seite G und 50% = ½, dass sie auf der kranken Seite K zu liegen kommt.

Wirft man die Münze nun 5 mal, lässt sich die Wahrscheinlichkeit 5 mal die gleiche Seite zu sehen (KKKKK oder GGGGG) durch $(\frac{1}{2})^n$

mit n = 5 Würfen ausrechnen.

In dieser Aufgabe hat der Familienvater großes Pech und es zeigt immer die „kranke" Seite nach oben (=KKKKK).

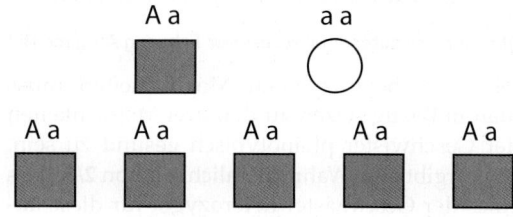

Abbildung 7: autosomal-dominanter Erbgang Aufgabe Bi3

$$(\frac{1}{2})^n = (\frac{1}{2})^5$$

Um diesen Bruch mit Potenz einfacher rechnen zu können, schreibt man ihn erst einmal aus:

$$(\frac{1}{2})^5 = \frac{1}{2} \cdot \frac{1}{2} \cdot \frac{1}{2} \cdot \frac{1}{2} \cdot \frac{1}{2}$$

Und rechnet ihn dann Schritt für Schritt aus.

$$\frac{1}{2} \cdot \frac{1}{2} \cdot (\frac{1}{2})^3 = \frac{1 \cdot 1}{2 \cdot 2} \cdot (\frac{1}{2})^3 = \frac{1}{4} \cdot (\frac{1}{2})^3 \rightarrow \frac{1}{4} \cdot \frac{1}{2} \cdot (\frac{1}{2})^2 = \frac{1}{4}$$

$$= \frac{1 \cdot 1}{4 \cdot 2} \cdot (\frac{1}{2})^2 = \frac{1}{8} \cdot (\frac{1}{2})^2 \rightarrow \frac{1}{8} \cdot \frac{1}{2} \cdot (\frac{1}{2})^1$$

$$= \frac{1 \cdot 1}{8 \cdot 2} \cdot (\frac{1}{2})^1 = \frac{1}{16} \cdot (\frac{1}{2})^1 \rightarrow \frac{1}{16} \cdot \frac{1}{2}$$

$$\frac{1 \cdot 1}{16 \cdot 2} = \frac{1}{32}$$

Zu solch einer Konstellation kommt es also statistisch nur in **einem von 32 Fällen**,

$$(\frac{1}{32} = 3,125\%)$$

was Lösungsmöglichkeit (D) zur gesuchten richtigen Antwort macht.

Bi4 (H08; Schwierigkeit: lösbar)
(A) A
(B) a
(C) AA
(D) Aa
(E) aa

Kommentar:
Am besten ihr schreibt euch zunächst die beiden Hardy-Weinberg-Formeln auf:

$$p^2 + 2pq + q^2 = 1 \text{ und } p + q = 1$$

Angegeben ist **a = q** mit einer Häufigkeit von 0,3. Gesucht wird der häufigste Genotyp. Dies bedeutet, dass ihr alle Häufigkeiten ausrechnen und miteinander vergleichen müsst.
Die möglichen Antworten AA, Aa und aa werden in der Hardy-Weinberg-Schreibweise dargestellt als p^2, 2pq (denn der Genotyp Aa kommt zweimal vor, einmal als Aa und einmal als aA) und q^2.

Übrigens...

Die als Lösung (A) und (B) vorgegebenen Genotypen A und a existieren beim Menschen überhaupt nicht, da ein Mensch immer **zwei** Allele besitzt.

Der einfachste Weg ist, zunächst mithilfe von **q** die Häufigkeit **p** auszurechnen:

$$p + q = 1 \rightarrow p = 1 - q \rightarrow p = 1 - 0,3 = 0,7$$

Jetzt lässt sich der Anteil der Heterozygoten Aa/aA berechnen mit 2·p·q:

$$\text{Aa / aA} = 2 \cdot 0,7 \cdot 0,3 = 2 \cdot 0,21 = 0,42 = 42\%$$

Für die zwei homozygoten Möglichkeiten müsst ihr **q** und **p** potenzieren:

$$\text{aa} = q^2 = 0,3^2 = 0,3 \cdot 0,3 = 0,09 = 9\%$$
$$\text{AA} = p^2 = 0,7^2 = 0,7 \cdot 0,7 = 0,49 = 49\%$$

Damit ist klar, dass der Genotyp **AA** in unserer Bevölkerung am häufigsten vorkommt und somit Lösung (C) richtig ist.

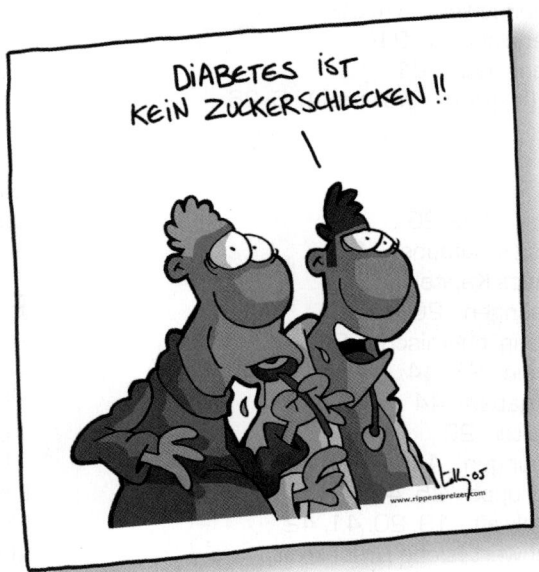

Diese und über 600 weitere Cartoons gibt es in unseren Galerien unter:

www.Rippenspreizer.com

Index

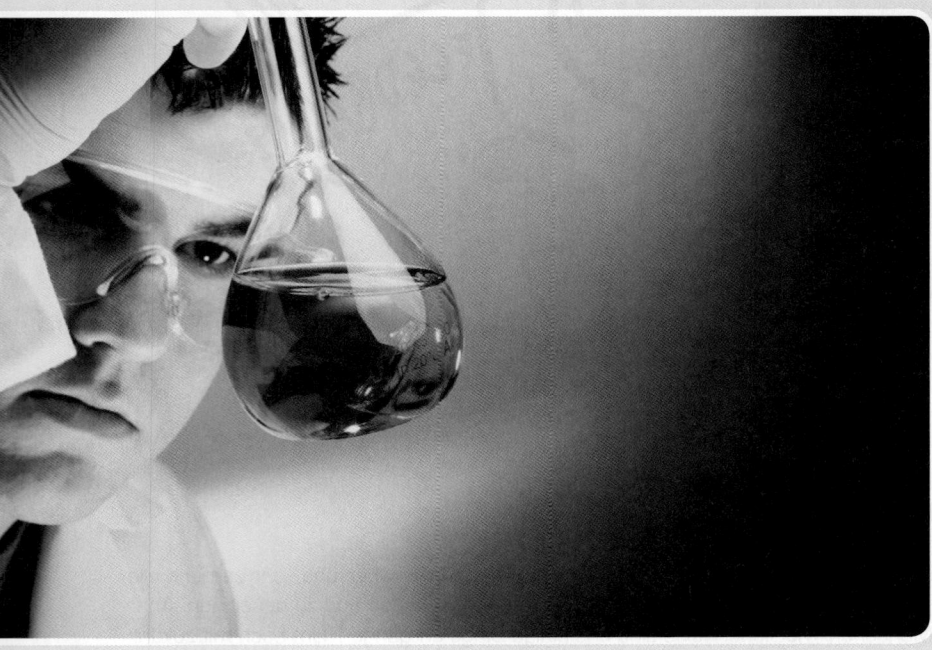
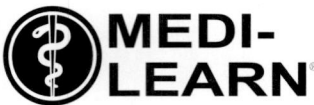

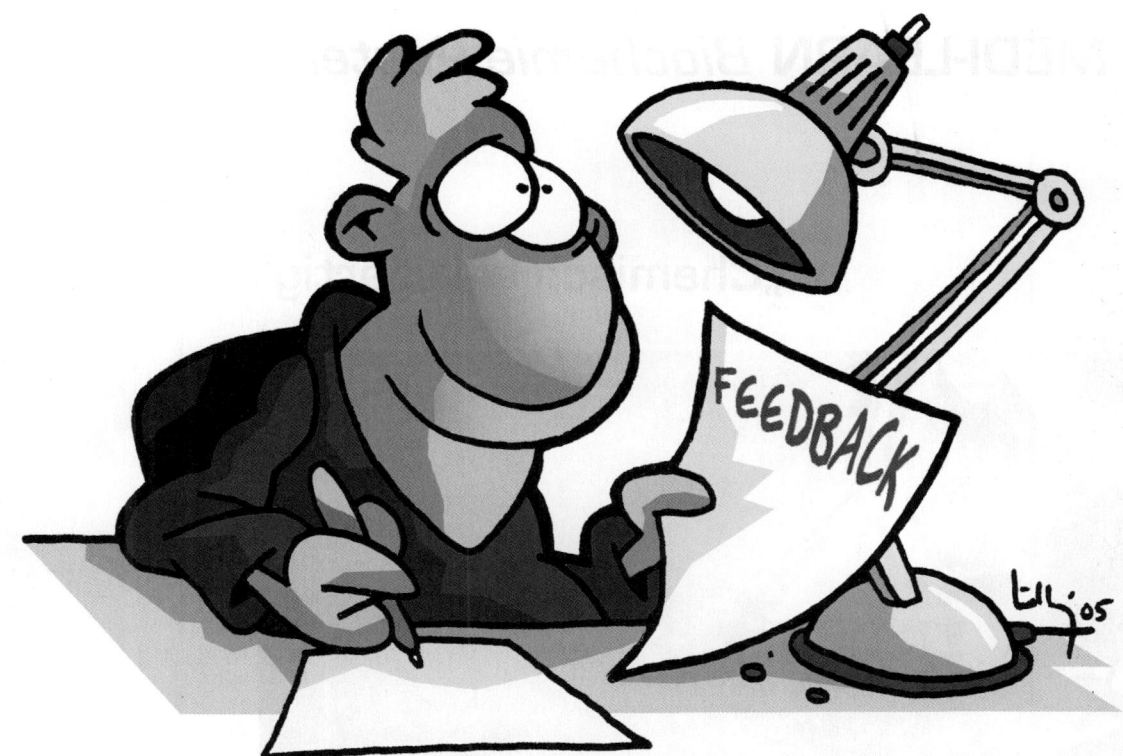

Eure Meinung ist gefragt

Unser Ziel ist es, euch ein perfektes Skript zur Verfügung zu stellen. Wir haben uns sehr bemüht, alle Inhalte korrekt zu recherchieren und alle Fehler vor Drucklegung zu finden und zu beseitigen. Aber auch wir sind nur Menschen: Möglicherweise sind uns einige Dinge entgangen. Um euch mit zukünftigen Auflagen ein optimales Skript bieten zu können, bitten wir euch um eure Mithilfe.

Sagt uns, was euch aufgefallen ist, ob wir Stolpersteine übersehen haben oder ggf. Formulierungen präzisieren sollten. Darüber hinaus freuen wir uns natürlich auch über positive Rückmeldungen aus der Leserschaft.

Eure Mithilfe ist für uns sehr wertvoll und wir möchten euer Engagement belohnen: Unter allen Rückmeldungen verlosen wir einmal im Semester Fachbücher im Wert von 250,- EUR. Die Gewinner werden auf der Webseite von MEDI-LEARN unter www.medi-learn.de bekannt gegeben.

Schickt eure Rückmeldungen einfach per Post an MEDI-LEARN, Dorfstraße 57, 24107 Kiel-Ottendorf oder tragt sie im Internet in ein spezielles Formular ein, das ihr unter der folgenden Internetadresse findet: www.medi-learn.de / rueckmeldungen

Vielen Dank
Euer MEDI-LEARN Team

ISTRIEN GESTERN & HEUTE

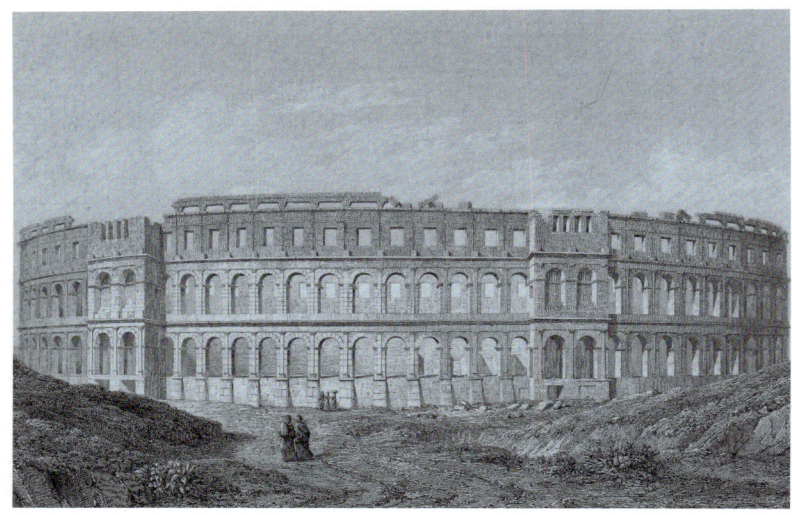

Das **Amphitheater in Pula** (▶ MERIAN TopTen, S. 99) ist nicht nur das bedeutendste Wahrzeichen der Stadt, sondern auch untrüglicher Zeitzeuge der römischen Macht auf der Halbinsel. Im 2. Jh. genossen hier rund 23 000 Zuschauer das gebotene Spektakel. Ein Kupferstich aus dem Jahr 1855 zeigt das fünftgrößte Amphitheater der Welt umgeben von grünen Hügeln, heute sieht man meist Reisebusse unweit der Sehenswürdigkeit – die Hügel wurden begradigt und asphaltiert.

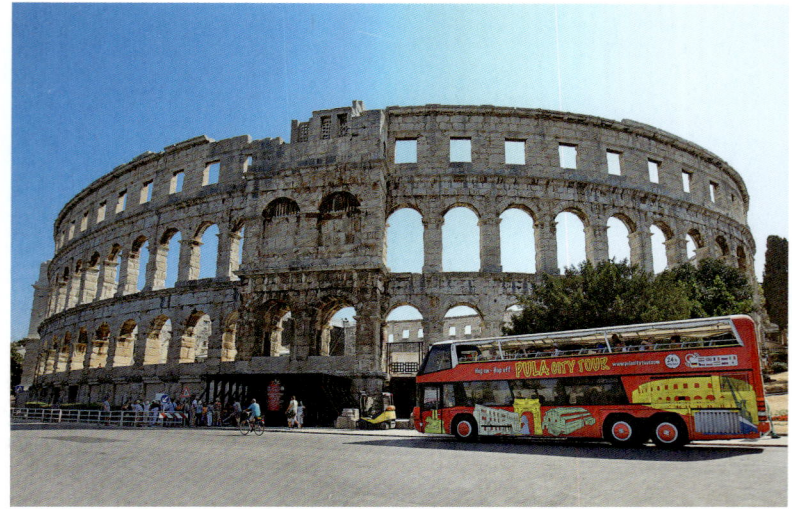